COLEÇÃO EXPLOSANTE

ubu

TRADUÇÃO
SEBASTIÃO NASCIMENTO

ORGANIZAÇÃO
JEAN KHALFA E
ROBERT J. C. YOUNG

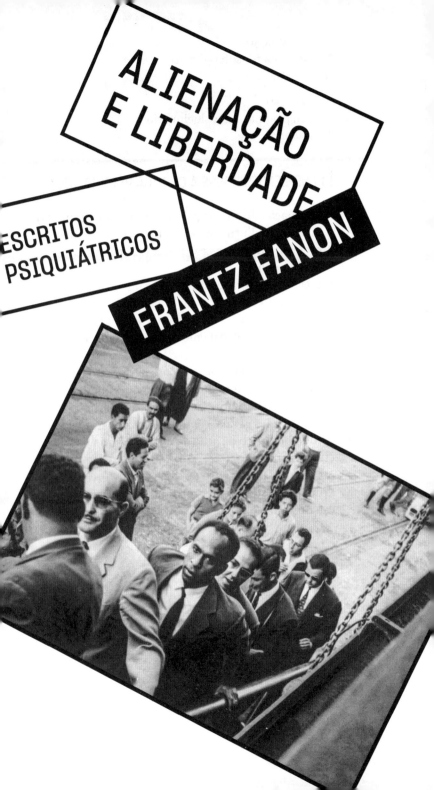

ALIENAÇÃO E LIBERDADE

ESCRITOS PSIQUIÁTRICOS

FRANTZ FANON

APRESENTAÇÃO
7   Fanon: uma filosofia para *reexistir*
    Renato Noguera

INTRODUÇÃO
21 Fanon, psiquiatra revolucionário
    Jean Khalfa

[1] REFLEXÕES SOBRE A CLÍNICA PSIQUIÁTRICA

61   A internação diurna na psiquiatria: valor e limites (1)
85   A internação diurna na psiquiatria: valor e limites (2)
102 A propósito de alguns casos tratados pelo método de Bini
109 Indicações da terapêutica de Bini no quadro das terapêuticas institucionais
118 Sobre uma tentativa de readaptação de uma paciente com epilepsia morfeica e transtornos de natureza grave
125 Nota sobre as técnicas terapêuticas do sono com condicionamento e controle eletroencefalográfico
129 O fenômeno da agitação no meio psiquiátrico: considerações gerais, significado psicopatológico
142 Estudo biológico da ação do citrato de lítio nas crises maníacas
147 A propósito de um caso de espasmo de torção
159 Primeiros testes do meprobamato injetável nos estados hipocondríacos

[2] DIMENSÕES SOCIAIS DO SOFRIMENTO PSÍQUICO

- 171 A socioterapia numa ala de homens muçulmanos: dificuldades metodológicas
- 194 A vida cotidiana nos *douars*
- 209 Introdução aos transtornos da sexualidade do norte-africano
- 220 Aspectos atuais da assistência mental na Argélia
- 232 Considerações etnopsiquiátricas
- 236 Condutas confessionais na África do Norte (1)
- 241 Condutas confessionais na África do Norte (2)
- 245 Atitude do muçulmano magrebino diante da loucura
- 251 O TAT em mulheres muçulmanas: sociologia da percepção e da imaginação

[3] CURSO DE PSICOPATOLOGIA SOCIAL E OUTROS TEXTOS

- 261 Traço de união
- 268 Encontro entre a sociedade e a psiquiatria
- 292 Carta ao ministro residente

[4] TESE DE EXERCÍCIO

- 297 Um caso de doença de Friedreich com delírio de possessão: alterações mentais, modificações de caráter, distúrbios psíquicos e déficit intelectual na heredodegeneração espinocerebelar.

- 387 Índice onomástico
- 395 Sobre o autor

APRESENTAÇÃO
FANON: UMA FILOSOFIA PARA *REEXISTIR*

RENATO NOGUERA

Em 1951, aos 25 anos de idade, o martinicano Frantz Fanon escreveu *Essai sur la désaliénation du Noir* [Ensaio sobre a desalienação do negro], seu trabalho de conclusão do curso de medicina na área de psiquiatria. A comissão julgadora não o aprovou, ponderando que um estudo clínico seria mais adequado. Essa reprovação diz muito mais sobre a universidade francesa do que sobre o candidato, que reagiu apresentando outra tese em pouco tempo.

O que esse episódio revela? Antes de mais nada, que o estreitamento cognitivo da academia francesa dos anos 1950 impediu de vir à tona um trabalho autêntico de tema urgente e incômodo. Fanon lançava mão de um repertório criativo e de uma estratégia de sobrevivência típica de pessoas negras em contextos de colonização e de opressão racial. Ele precisou se adaptar e se reinventar e chegar aos limites da exaustão para ser aceito. Num prazo curtíssimo – duas semanas –, ele submeteu à banca uma nova tese, *Alterações mentais, modificações de caráter, distúrbios psíquicos e déficit intelectual na heredodegeneração espinocerebelar: um caso de doença de Friedreich com delírio de possessão*. Na arguição, Fanon, extremamente articulado, rebateu as objeções com segurança e erudição.

Em 1952, parte da tese reprovada foi revisada e publicada sob o título *Pele negra, máscaras brancas*, livro que se tornou um marco do século XX para estudos de relações étnico-raciais, racismo, colonização, descolonização, antirracismo, abusos psiquiátricos e interfaces entre estudos da subjetividade e da política. Fanon faz uma análise crítica do projeto colonial racista, examinando seus dispositivos de "vendas" de máscaras brancas para incluir as populações negras no rol do "mundo civilizado".

Fanon procurou o intelectual e ativista político francês Francis Jeanson, um dos editores da revista *Les Temps Modernes* – lançada em outubro de 1945, a publicação dava voz a intelectuais que discutiam filosofia, política, arte e cultura no período do pós-guerra. O filósofo martinicano queria pleitear que sua obra fosse resenhada na revista e pedir uma sugestão de um nome para prefaciar seu livro. Jeanson acabou por aproximá-lo de Jean-Paul Sartre, que prefaciou *Pele negra, máscaras brancas* e, mais tarde, em 1961, *Os condenados da terra*. Coube ao autor estreante a honra de ter sido introduzido pelo mais célebre filósofo francês de seu tempo.

Na Europa, a recepção da obra foi sintomática: como é que o que mais chamou a atenção dos intelectuais não foi o conteúdo da obra, mas a autoria do prefácio? Sartre desfrutava de grande popularidade, sem dúvida, no entanto por que não se falava do livro? Ele estaria sendo desprezado em razão de seu autor ser um homem negro nascido na Martinica?

A análise da filósofa alemã Hannah Arendt, por exemplo, ressaltou certa glamourização da violência no pensamento de Fanon. A violência torna a política impossível,[1] sustenta ela, que vê na argumentação do autor uma defesa da violência revolucionária – que Arendt desaprova como estratégia política.

Pois bem, uma leitura detida de Fanon não revelaria outra coisa? Não se trata exatamente de propor a violência, mas de compreender que a colonização é um sistema predatório e a violência faz parte de sua dinâmica. Arendt, bem como outros comentadores, em sua crítica, não percebeu que, para Fanon, a violência é (uma forma de fazer) política. A modernidade ocidental perpetrada pela Europa seria indissociável da violência, direcionada contra a colônia, gente não branca –

---

[1] Ver Hannah Arendt, *Crises da república*, trad. José Volkmann. São Paulo: Perspectiva, 1973; e id., *Sobre a violência*, trad. André de Macedo Duarte. Rio de Janeiro: Civilização Brasileira, 2009.

contra gente bárbara e incivilizada. Não se trata de endossar a violência ou propô-la, e sim de constatar sua realidade. Tanto que, em *Os condenados da terra*, ela é vista como um elemento desintoxicante para quem sofre a opressão colonial. Enfim, a violência escraviza ou liberta? Na introdução de *Pele negra, máscaras brancas*, Fanon dá uma pista:

> Por que escrever esta obra? Ninguém me pediu que o fizesse. Muito menos aqueles a quem ela se dirige.
> E então? Então respondo calmamente que existem imbecis demais neste mundo. E, tendo dito isso, compete a mim demonstrá-lo.
> Rumo a um novo humanismo...[2]

O novo humanismo não encampa violência essencial porque faz parte da resistência anticolonial. A violência não é um fim em si. O perigo tanto da opressão colonial quanto da resistência anticolonial é sucumbir à adicção. A metrópole quer o controle da colônia; não pretende destruí-la integralmente, mas extrair suas riquezas naturais e explorar o trabalho, fazendo das pessoas suas ferramentas. A colônia pretende se libertar, virar as costas para a metrópole e gerir seu destino. Para a metrópole, o risco da violência é exterminar a colônia. Para a colônia, o perigo é ter seu projeto de liberdade inviabilizado pelo fato de ela só saber viver sob o regime da violência.

A invocação "Ó meu corpo, faz sempre de mim um homem que questiona!", presente em *Pele negra, máscaras brancas*, abre caminho para uma metáfora. A metrópole é o corpo, a colônia é o corpo do outro. A relação entre esses corpos conhece apenas a língua da violência. Além do idioma, a violência é uma substância que vicia. A metrópole só pode perdurar por meio da violência; a colonização é a expressão político-econômica e social dessa relação. O corpo adicto da colônia agoniza enquanto a metrópole goza. A violência anticolonial de Fanon

---

2   Frantz Fanon, *Pele negra, máscaras brancas*, trad. Sebastião Nascimento e Raquel Camargo. São Paulo: Ubu Editora, 2020, p. 21.

não seria um capricho, mas um antídoto dialético contra a perversidade do gozo canalha da metrópole.

Leitor de Hegel, Fanon entende a dialética como um processo de tese, antítese e síntese, quando então nasceria um novo momento. Ora, a violência da metrópole tem como antítese a violência revolucionária da colônia. E o resultado pode ser a descolonização. A violência da colônia não é uma antipolítica; é, sim, a língua nativa da metrópole e a forma como esta faz política. O fim da violência só pode ocorrer com a demolição das fronteiras entre metrópole e colônia: é isso que Fanon argumenta tanto em *Os condenados da terra* como em *L'An V de la révolution algérienne* [Ano V da Revolução Argelina], publicado em 1959, dois anos antes de sua morte. Mas essa questão já está em *Pele negra, máscaras brancas*, quando o filósofo insiste que a retirada das máscaras brancas constitui o ponto de partida para as pessoas negras superarem os efeitos do racismo. Se o humano é sinônimo de branco, restaria às pessoas negras buscar essa máscara. A colonização é racista, o racismo é colonial, um alimenta o outro.

A análise do racismo inclui as estruturas da colonização, além da psicopatologia. O contato de uma pessoa negra com o mundo branco já a prejudica: "Uma criança negra normal, tendo crescido em uma família normal, passará a ser anormal ao menor contato com o mundo branco".[3] Para Fanon, o racismo é determinado historicamente e funciona para a opressão sistemática de um povo, uma opressão que passa por instâncias políticas, jurídicas, econômicas e psicológicas. A práxis revolucionária é um antídoto. Ou seja, uma organização política que promova a destituição do poder racista colonial pode expulsar o colonizador das estruturas do poder.

Mas existe outra dimensão do racismo que não pode ser combatida pelas armas. As patologias psicológicas decorrentes de um mundo branco produzido como único e verdadeiro acabam por impor transtornos de outra ordem às pessoas negras. O branco colonizado pode escapar aos olhares do

---

3 Ibid., p. 159.

branco colonizador e, mediante uma "boa educação", estabelecer um diálogo com a metrópole. O homem negro, por sua vez, não pode fingir; mesmo que use uma eficiente "máscara branca", ele se denuncia à primeira vista. O racismo é "epidérmico" – essa "epidermização da inferioridade" que recai sobre as pessoas negras é um dos aspectos ressaltados por Fanon. O racismo é um sistema que facilita a exploração por meio da identificação de gente "civilizada" e "incivilizada". Para a metrópole branca, esse modo de situar as populações é mais fácil, uma vez que evidente.

O racismo antinegro difere de outros racismos. Sartre disse que um judeu pode negar sua condição.[4] Se uma mulher branca cigana do Leste Europeu usar as roupas certas, pode se disfarçar numa multidão branca. Quando se trata de uma pessoa negra, não é necessário verificar sobrenome ou buscar um código cultural disfarçado: a negritude está sempre anunciada na pele, está na cara.

A práxis revolucionária pela descolonização da periferia do capitalismo é um aspecto da filosofia de Fanon que ganhou muito destaque. No entanto, sem se esquivar da centralidade do tema na obra do autor, há outros aspectos marcadamente relevantes em seu pensamento. A resistência não se dá somente pela luta armada, pois a colonização não é apenas política e social: tem uma natureza profunda e silenciosa, apresenta raízes psicológicas que não se deixam enxergar a olho nu.

À primeira vista poderia parecer que o fim da colonização política libertaria a subjetividade. As contribuições do primeiro livro do autor, porém, ajudam a entender outra coisa. A subjetividade – aqui compreendida de modo amplo como o aparelho psíquico, modos de pensar, de sentir e de desejar – fica comprometida a despeito das bandeiras hasteadas e dos hinos entoados. O veneno da colonização não se expurga meramente com a saída das tropas francesas da Argélia.

---

4 Jean-Paul Sartre, *Reflexões sobre o racismo*, trad. Jacó Guinsburg. São Paulo: Difel, 1965.

Outra questão importante é a recepção de Fanon no Brasil. De modo geral, o martinicano propôs um deslocamento da Europa: não mais o centro filosófico, político, econômico e cultural do planeta, mas uma simples província. Tal transposição ajudou a enviesar a recepção de sua obra no contexto europeu. Todavia, no Brasil da década de 1950, a situação era ainda mais grave. O pensamento de Fanon nem ecoou no mundo acadêmico brasileiro, que parecia desconhecer seu trabalho. O difícil acesso às publicações poderia ser uma hipótese razoável para explicar esse silêncio, porém isso não corresponderia à realidade. Naquele momento, no país, cinco intelectuais que pensavam as relações étnico-raciais – Clóvis Moura, Florestan Fernandes, Octavio Ianni, Roger Bastide e Sérgio Milliet – não ignoravam a existência de Frantz Fanon, embora de 1952 a 1960 nenhum deles tenha publicado uma linha sequer sobre o filósofo martinicano, como atesta o cuidadoso levantamento bibliográfico feito pelo sociólogo Antonio Sérgio Alfredo Guimarães.[5]

Qual seria o motivo da indiferença desses intelectuais brancos em relação a Fanon? Bem, naquela época, a influência marxista inseria a questão racial no contexto da luta de classes. O racismo não era necessariamente visto como um sistema à parte da opressão social. Embora Fanon desse muita importância à dominação econômica, ele privilegiava o enredo racial, que a luta de classes não podia suplantar ou subsumir. De algum modo, os estudos das relações étnico-raciais, coordenados principalmente por Bastide e Fernandes, não trabalhavam o racismo como uma categoria totalmente independente das questões de classe social.

Em 2008, Guimarães publicou o artigo "A recepção de Fanon no Brasil e a identidade negra", trabalho útil para entender por que a obra do filósofo só passou a ser comen-

---

5 Antonio Sérgio Alfredo Guimarães, "A recepção de Fanon no Brasil e a identidade negra". *Novos Estudos – Cebrap*, São Paulo, n. 81, pp. 99-114, jul. 2008.

tada entre nós depois da vinda de Jean-Paul Sartre e de Simone de Beauvoir ao país, em agosto e setembro de 1960. Não é de estranhar que tenha sido a visita dos intelectuais franceses a chancelar Fanon? Seu nome passou a ser ouvido depois da chegada do casal, ainda que não tenha sido tema de nenhuma de suas palestras no Rio de Janeiro, São Paulo, Ouro Preto, Salvador, Recife, Belo Horizonte, Fortaleza, Porto Alegre, Belém e Manaus. Os escritos de Sartre e de Beauvoir foram o foco da atenção dos acadêmicos brasileiros.

Não surpreende que um pensador branco francês de algum modo precisasse referendar Fanon: o racismo é a resposta a essa equação. Somente com a leitura do prefácio de Sartre à obra *Os condenados da terra* surgiram os primeiros comentários sobre o autor entre nós. O minucioso balanço que o cientista social Mário Augusto Medeiros da Silva[6] fez da recepção crítica de Fanon, de 1960 até o final do século XX, nos ajuda a entender como o impacto do autor foi mais intenso no movimento social negro brasileiro. Não é equivocado dizer que foi o ativismo negro antirracista que o recebeu de braços abertos.

Em 1956, o artista visual e ativista negro Wilson Tibério participou do I Congresso de Escritores e Artistas Negros, realizado na Sorbonne, em Paris. Três anos depois, a segunda edição do congresso, realizada em Roma, contou com a participação do intelectual ativista Geraldo Campos de Oliveira, representante da Associação Cultural do Negro (ACN), fundada em 1954. A ACN foi um grupo influente que, por dentro da produção antirracista e anticolonial do continente africano, do Caribe e dos Estados Unidos, impulsionou a interlocução afro-atlântica. Promovendo o diálogo com organizações em nível interna-

---

6   Mário Augusto Medeiros da Silva, *A descoberta do insólito: literatura negra e literatura periférica no Brasil (1960–2000)*. Rio de Janeiro: Aeroplano, 2013; id., "Frantz Fanon e o ativismo político-cultural negro no Brasil: 1960/1980". *Estudos Históricos*, Rio de Janeiro, v. 26, n. 52, pp. 369-90, 2013.

cional, o grupo, cujos ativistas conheciam Fanon, contribuiu para manter vivo o ativismo negro antirraciasta brasileiro.

Décadas depois, nos anos 1980, o Movimento Negro Unificado (MNU), entre outros, indicava obras de Fanon na bibliografia de formação de ativistas. Ou seja, parte do ativismo negro brasileiro já mantinha contato com o pensamento fanoniano. Na academia, porém, a primeira tese de doutorado sobre o autor só foi defendida em 2013 (*Fanon, o reconhecimento do negro e o novo humanismo: horizontes descoloniais da tecnologia*) por Ivo Pereira de Queiroz, na Universidade Tecnológica Federal do Paraná (UTFPR). Passados dois anos, Deivison Mendes Faustino (Deivison Nkosi) defendeu na Universidade Federal de São Carlos (UFSCar) a tese de doutorado *Por que Fanon, por que agora?: Frantz Fanon e os fanonismos no Brasil*. Ambos são negros e comprometidos com o ativismo antirracista. De lá para cá, multiplicaram-se os trabalhos sobre o pensamento fanoniano.

O levantamento de Medeiros da Silva revela que foram os ativistas negros os primeiros a recepcionar a obra no país. Mesmo no âmbito da academia, foi por intermédio de intelectuais negros engajados no antirracismo que os estudos fanonianos floresceram mais efetivamente, em particular aqueles associados aos temas da descolonização e do antirracismo. Sob o impacto do pensamento de Fanon e em busca de ferramentas teóricas para pensar a sociedade brasileira e seu racismo estrutural, os intelectuais negros e negras fizeram com que a obra do filósofo circulasse amplamente.

Em 2018, Faustino publicou um livro fundamental: *Frantz Fanon: Um revolucionário particularmente negro*, no qual ele desenvolve uma tese muito especial que o filósofo explana sobretudo no primeiro livro. Tendo por tema a sociogênese do racismo, Faustino dialoga com muitos autores. Mostra como Stuart Hall e Lewis Gordon, por exemplo, iluminam a trajetória do filósofo, cujo leque de interrogações atravessadas por uma ânsia revolucionária de descolonização antirracista do mundo todo deixou profundas marcas na academia. E concorda com a comentadora Sylvia Wynter, que ressalta o princípio sociogênico do pensamento de Fanon.[7] Em *Pele negra, máscaras brancas*, as questões mais candentes dizem respeito à sociogenia, pois tratam de subjetividade, identidade, processos de identificação e cultura. Enquanto a sociogenia é um fenômeno central para analisar o racismo e a colonização, o sociodiagnóstico enxerga a colonização como um fenômeno histórico-social.

Se a fenomenologia existencialista, o marxismo e a psicanálise foram referências caras a Fanon, a diversidade cultural negra foi muito marcante em seus escritos e trabalhos psiquiátricos. Mesmo na condição de leitor de psicanálise, Fanon relativiza aspectos centrais da teoria freudiana, por exemplo, o complexo de Édipo – como "coisa de branco", é praticamente isso que ele diz em *Pele negra, máscaras brancas*: "Queira-se ou não, o complexo de Édipo está longe de ser uma realidade entre os negros".[8] Em seu conhecido *O mal-estar na civilização*, Freud apresenta a neurose como constitutiva da condição humana. Porém, para Fanon, psiquiatra como seu colega austríaco, ela não o é, e por essa razão ele prefere falar em psicopatologia. A psicanálise sai de cena, cedendo espaço a uma psicopatologia que se serve de elementos psicanalíticos.

Fanon recorre à sociogênese de todos os fenômenos. Nas sociedades africanas e nos contextos negros afrodiaspóricos, a dinâmica social não é marcada pelos mesmos códigos judaico-cristãos, pelos mesmos mitos de fundação. A subjetividade branca comporta o complexo de Édipo, mas os contextos africanos são historicamente, de modo geral, matrifocais.[9] Por razões culturais, no âmbito das populações

---

7 Sylvia Wynter, "Towards the Sociogenic Principle: Fanon, the Puzzle of Conscious Experience, of 'Identity' and What It's Like to Be 'Black'", em Mercedes Durán-Cogan e Antonio Gómez-Moriana (orgs.), *National Identity and Sociopolitical Change: Latin America between Marginizalization and Integration*. Minneapolis: University of Minnesota Press, 1999.
8 F. Fanon, *Pele negra, máscaras brancas*, op. cit., p. 167.
9 Cheikh Anta Diop, *A unidade cultural da África negra*, trad. Silvia Cunha Neto. Luanda: Edições Mulembra, 2014.

negras – e algo semelhante poderia ser dito dos povos originários da América –, não encontramos terreno fértil para o florescimento de síndromes e de distúrbios frequentes e estruturais na província Europa, em seu projeto da modernidade ocidental.

As diferenças culturais não podem ser desprezadas, a existência do mundo branco antinegro impõe distúrbios à população negra em estado de colonização. Numa atmosfera racista, o auto-ódio passa a ser a única oportunidade de se tornar um ser humano. Pensando em termos de psicopatologia, a colonização, mais que um envenenamento político, é, sobretudo, uma intoxicação psíquica. Contra o caráter brutalmente tóxico da colonização racista, Fanon levanta a voz e defende o uso de armas. Seu clamor é pela libertação negra na África e no mundo.

Não custa repetir que, embora as análises de Fanon tenham se concentrado na libertação do continente africano e de todos os povos colonizados, isso não quer dizer que seu pensamento possa ser reduzido a essa temática; sua relevância, assim como sua atualidade, ultrapassa as reflexões do contexto histórico de descolonização dos anos 1950. Sua obra inclui, além de *Pele negra, máscaras brancas* (1952), *L'An V de la révolution algérienne* (1959), *Os condenados da terra* (1961), *Pour la Révolution africaine: Écrits politiques* [Rumo à revolução africana: Escritos políticos] (1964), *Écrits sur l'aliénation et la liberté* [Escritos sobre alienação e liberdade] (2015), do qual faz parte este *Alienação e liberdade: Escritos psiquiátricos*, e um conjunto de textos publicados na França na segunda década do século XXI, que retratam a ampla vocação do filósofo, psiquiatra e ativista da descolonização para conectar política e subjetividade.

Para analisar o racismo, não basta situá-lo como um fenômeno individual, ontogênico, tampouco como uma característica universal da espécie, filogênica:

> Freud, por meio da psicanálise, exigiu que se levasse em conta o fator individual. Ele substituiu uma tese filogenética pela perspectiva ontogenética. Veremos que a alienação do negro

não é uma questão individual. Além da filogenia e da ontogenia, existe a sociogenia.[10]

Segundo a perspectiva sociogênica, o racismo integra um complexo sócio-histórico que está na base da formação da subjetividade, no núcleo da cisão colonial que determina quem está fora e quem está dentro. A colonização divide o mundo em duas partes: em uma, vive o colonizador, a régua, o cânone, a imagem da humanidade, o branco; em outra, o inverso, o negativo. Se Fanon nos fala da revolução e ficou bastante conhecido por esse discurso, ele ressalva que nenhuma revolução pode acontecer sem a descolonização do pensamento. Ele seria, pois, um precursor daquilo que hoje chamamos de desintoxicação das subjetividades colonizadas.

E se o assunto é subjetividade, não há como não endossar a tese de que as questões psicanalíticas estão em todo o pensamento fanoniano – é o que defende Stuart Hall no artigo "The After-life of Frantz Fanon: Why Fanon? Why Now? Why Black Skin, White Masks?" [A vida pós-morte de Frantz Fanon: Por que Fanon? Por que agora? Por que pele negra, máscaras brancas?].[11] Outro trabalho vigoroso e incontornável é o já mencionado *Frantz Fanon: Um revolucionário particularmente negro*, de Deivison Mendes Faustino.[12] Ambos os autores discutem como a colonização das subjetividades produz patologias, tema que atravessa *Écrits sur l'aliénation et la liberté*, e desenvolvem tópicos da sociogênese desse fenômeno do racismo.

O desejo é um dos pontos de partida deste *Alienação e liberdade: Escritos psiquiátricos*. Tomando a subjetividade

---

10 F. Fanon, *Pele negra, máscaras brancas*, op. cit., p. 25.
11 A referência original do artigo é: Stuart Hall, "The After-life of Frantz Fanon: Why Fanon? Why Now? Why Black Skin, White Masks?", em Alan Read (org.), *The Fact of Blackness: Frantz Fanon and Visual Representation*. London: Institute of Contemporary Arts and International Visual Arts, 1996, pp. 12-37.
12 Deivison Mendes Faustino, *Frantz Fanon: Um revolucionário, particularmente negro*. São Paulo: Ciclo Contínuo Editorial, 2018.

como fio condutor, o livro politiza a sanidade, agora sinônimo de liberdade. O restabelecimento da sanidade não deixa de ser um projeto político. A ligação entre a dimensão histórica e político-social, por um lado, e a psíquica, por outro, é inescapável. E aqui Fanon explicita a questão que atravessa radicalmente toda a sua obra: a aspiração à liberdade. A denúncia insistente de métodos antiéticos de tratamento psiquiátrico é recorrente, seja na crítica ao choque, seja na denúncia de abordagens não exatamente clínicas, que reproduzem o racismo. Seu faro filosófico não o distancia do empenho em elaborar uma escrita mais clínica – as especulações e o espírito revolucionário estão presentes de algum modo e, de certa forma, politizam o trabalho psiquiátrico.

Dono de um repertório vasto, o autor nos oferece a descrição de situações socioterápicas. Ele aponta, entre outros, a falta de humildade do etnocentrismo, uma característica incorporada a uma psiquiatria que não consegue escutar. A diversidade cultural não pode ser tomada como loucura. A colonização infantilizou discursos e práticas em toda a África e nas populações negras em todas as regiões do mundo, muitas vezes deixando a internação psiquiátrica como única saída. *Alienação e liberdade* tece críticas a situações escandalosas, como a necessidade de intérpretes para médicos e enfermeiros em hospitais psiquiátricos na Argélia. Se um argelino, ou qualquer outro africano, trabalhasse em um hospital francês, o domínio da língua seria o primeiro requisito para sua admissão na instituição. A metrópole não sente necessidade de fazer nenhum esforço para se aproximar da colônia. O paciente argelino não precisa ser compreendido, sua cultura não é considerada. O hospital psiquiátrico não é exatamente uma instância de recuperação da sanidade mental, mas de assimilação.

Para além dos efeitos políticos da colonização, há as consequências psíquicas. *Alienação e liberdade* possui um mérito que deve ser ressaltado, ou seja, a obra propõe uma leitura política do hospital psiquiátrico e uma analogia entre as ações do psiquiatra e do colonizador diante da "loucura" do paciente/colonizado. Se uma pessoa nasce em uma terra explorada, sua sanidade já está em risco – a colonização pode acarretar baixa autoestima ou outras percepções de si igualmente nefastas. A toxicidade do sistema político se expressa sob as mais diversas formas de opressão psicológica, e uma delas é o projeto manicomial. Fanon nos convida a clamar pela recuperação da sanidade e, ao mesmo tempo, nos intima a buscar a liberdade. Liberdade e sanidade andam juntas.

A experiência clínica do escritor deixou marcas cruciais em seu trajeto intelectual: seja o reconhecimento de que o mundo branco adoece as pessoas negras, seja a identificação de que a cultura hegemonicamente cristã do colonizador transforma em paciente o muçulmano colonizado. Nos dois casos, o cotidiano do hospital psiquiátrico apresenta estudos de casos que ajudam a desenhar sua narrativa. É possível afirmar uma "psicopolítica" em sua obra, ainda que o termo seja extemporâneo a seu pensamento. A toxicidade da colonização é uma política enraizada no psiquismo. Os escritos a seguir mostram que o filósofo e psiquiatra enxergou na loucura um clamor por liberdade.

RENATO NOGUERA é doutor em filosofia, professor e pesquisador da Universidade Federal Rural do Rio de Janeiro (UFRRJ).

INTRODUÇÃO
FANON, PSIQUIATRA REVOLUCIONÁRIO

JEAN KHALFA

Os trabalhos psiquiátricos de Frantz Fanon costumam ser mencionados quando se comentam as passagens de seus livros sobre os efeitos psicológicos da colonização, mas esses textos, escritos entre 1951 e 1960, paralelamente à sua obra política e ao longo de sua carreira profissional de neuropsiquiatra, são pouco estudados em si ou pelo que dizem a respeito da evolução de seu pensamento. Há muitas razões para isso: sua natureza técnica, o interesse nunca desmentido de Fanon por terapias hoje frequentemente desacreditadas, como eletrochoques ou comas insulínicos (métodos que ele praticava e sobre os quais escreveu artigos científicos) ou, ainda, seus experimentos com os neurolépticos de primeira geração. Alguns também se incomodam com o fato de ele subordinar a psicanálise a uma abordagem neuropsiquiátrica mais geral, ao menos quando a considera de um ponto de vista clínico. Além disso, a riqueza e o impacto da obra política são tais, para uma vida tão curta, que é difícil acreditar que ele tenha tido tempo para produzir também uma obra científica de alguma importância. No entanto, ao lê-los em paralelo logo fica claro que a obra política encontra sua forma e seus fundamentos teóricos na obra científica.

Fanon, aliás, se considerava antes de tudo psiquiatra e poucas vezes interrompeu sua prática clínica, fosse na França, na Argélia ou na Tunísia. Se a psiquiatria constituísse apenas uma atividade profissional apartada de seus interesses principais, ele decerto teria aberto um daqueles consultórios particulares que floresciam na época.¹ Ora, ele privilegiou a clínica hospitalar, realizou pesquisas originais, que apresentou em congressos, publicou-as, dirigiu trabalhos universitários e exerceu um impacto considerável sobre a vocação e a carreira de internos e enfermeiros – o que muito cedo lhe granjeou a reputação de médico que revolucionava a prática dominante. Seus textos de psiquiatria contêm preciosas reflexões filosóficas, etnológicas, epistemológicas e jurídicas. Em termos de psiquiatria e de neurologia, remetem aos debates mais interessantes da área, e isso durante um período apaixonante de redefinição febril da disciplina. Também merecem ser estudados, se quisermos compreender o pensamento do autor na íntegra. Tendo reunido diversos de seus escritos políticos sob o título *Pour la Révolution africaine* [Rumo à revolução africana], o editor François Maspero chamou a atenção para esse corpus de documentos, observando que, ao mesmo tempo que redige seus textos políticos, Fanon

> realiza um notável trabalho médico, inovador em todos os aspectos, profunda e visceralmente próximo de seus doentes, em quem vê, acima de tudo, as vítimas do sistema que combate. Ele acumula as anotações clínicas e as análises sobre os fenômenos da alienação colonialista vista através das doenças mentais; também explora as tradições locais e suas relações com a colonização. Esse material capital está intacto, mas também disperso, e esperamos poder reuni-lo num volume à parte.²

---

1 Observação de Charles Geronimi, que foi um dos internos de Fanon, em conversa com Jean Khalfa datada de 24 de maio de 2014.
2 "Note de l'éditeur", em Frantz Fanon, *Pour la Révolution africaine: Écrits politiques* [1964]. Paris: La Découverte, 2006, p. 8; *Œuvres*. Paris: La Découverte, 2011, p. 686. A edição almejada por Maspero não foi produzida e esta é a primeira vez que os escritos psiquiátricos de Fanon são reunidos em um volume único, publicado originalmente como parte do livro que reúne o conjunto de textos inéditos ou não disponíveis de Fanon intitulado *Écrits sur l'aliénation et la liberté* (Paris: La Découverte, 2015), nos quais se encontram, ainda, seus

A obra científica de Fanon parte de uma reflexão fundamental sobre a especificidade da psiquiatria em relação à neurologia, tema de sua tese de medicina, defendida em 1951. Ele publicou em seguida artigos sobre os tratamentos neuropsiquiátricos que havia testado e seus limites, e depois orientou-se para uma abordagem socioterapêutica cujas dificuldades logo o levaram a estudar o papel crucial da cultura no desenvolvimento das doenças mentais. Fanon recusou desde o início qualquer naturalização das doenças mentais e rejeitaria com veemência aquelas que a etnopsiquiatria colonial, essencialmente biologizante e racista, havia inventado e encarnado na estrutura dos hospitais fundados antes da guerra, em especial o de Blida-Joinville, na Argélia. Elaborou, nessa ocasião, uma abordagem que fez dele um dos pioneiros da etnopsiquiatria moderna. Por fim, afastou-se da socioterapia ou terapia institucional para criar um serviço de tratamento mental fora do hospital psiquiátrico e propor um modelo para as futuras instituições de saúde mental.

A TESE FUNDADORA DE 1951 SOBRE AS "ALTERAÇÕES MENTAIS"

Seu primeiro texto importante é a tese de exercício em psiquiatria defendida em Lyon, em novembro de 1951, para atuar como médico – ele tinha então 26 anos de idade.[3] Essa tese costuma ser apresentada como um trabalho técnico produzido às pressas com o fim de obter uma qualificação no lugar de *Pele negra, máscaras brancas*, considerado ina-

---

textos políticos, suas peças teatrais, a correspondência com Maspero e um inventário de sua biblioteca particular.

Para uma visão de conjunto da prática e dos escritos psiquiátricos de Fanon, convém consultar a notável biografia que lhe foi consagrada por Alice Cherki, intitulada *Frantz Fanon: Portrait* (Paris: Seuil, 2000), e a de David Macey, *Frantz Fanon: A Life*, 2. ed. (London: Verso, 2012).

3   Ver p. 295 deste volume.

ceitável como tal, por ter sido redigida de um ponto de vista demasiado subjetivo.[4] Fanon apresenta um motivo diferente:

> Ao iniciarmos esta obra, concluída ao final de nossos estudos médicos, pretendíamos defendê-la como tese [de exercício]. E, por fim, a dialética exigiu que assumíssemos posições ainda mais resolutas. Por mais que nos dedicássemos, em certa medida, à alienação psíquica do negro, não podíamos deixar de contemplar alguns elementos que, por mais psicológicos que fossem, engendravam efeitos relacionados a outras ciências.[5]

Essa dialética é a da psiquiatria e da sociologia, da subjetividade e da história, e Fanon a havia destacado desde a introdução:

> Em reação à tendência constitucionalizante do final do século XIX, Freud, por meio da psicanálise, exigiu que se levasse em conta o fator individual. Ele substituiu uma tese filogenética pela perspectiva ontogenética. Veremos que a alienação do negro não é uma questão individual. Além da filogenia e da ontogenia, existe a sociogenia.[6]

Fanon, que não hesitava nem um pouco em se posicionar na esteira de filiações ilustres, desde o começo teve consciência do que viriam a constituir a força e a modernidade de seu pensamento político: tomar a noção de alienação num sentido forte, articulando essas três dimensões. Para isso, ainda era preciso provar que a alienação não pode se reduzir a distúrbios da constituição orgânica ou da história individual, fora de qualquer vínculo social. Tal é o objeto da tese de psiquiatria "estrita", texto que é preciso levar a sério, tanto em si

---

4 Ver Claudine Razanajao e Jacques Postel, "La Vie et l'œuvre psychiatrique de Frantz Fanon" (*Sud/Nord*, n. 22, pp. 147-74, 2007).
5 F. Fanon, *Pele negra, máscaras brancas* [1952], trad. Sebastião Nascimento e Raquel Camargo. São Paulo: Ubu Editora, 2020, p. 63; *Œuvres*, op. cit., p. 96.
6 Ibid., p. 25; *Œuvres*, op. cit., p. 66.

mesmo como em sua conexão fundamental com seus outros trabalhos, pelas razões indicadas a seguir.

Em primeiro lugar, o caso médico objeto da tese – uma doença neurológica hereditária muitas vezes, mas nem sempre, acompanhada de sintomas psiquiátricos, eles próprios variáveis – é o de uma paciente observada cuidadosamente e por um longo período. Fanon estudava num departamento de orientação neurológica e, portanto, tinha à sua disposição os recursos necessários para examinar o problema das relações entre causalidade neurológica e causalidade psiquiátrica. Supondo que essa doença lhe ofereceria uma chave para o problema, ele examinou todos os casos recentes, tanto na literatura médica desde o século XIX quanto nas clínicas próximas, tendo por objetivo explícito provar empiricamente a insuficiência do reducionismo organicista ainda dominante na psiquiatria do pré-guerra. Portanto, a resolução desse problema inicial pode ser considerada uma precondição teórica para seus trabalhos relativos ao impacto dos fatores sociais e culturais sobre o desenvolvimento das doenças mentais e, em consequência, para seu pensamento posterior sobre a alienação.

Em segundo lugar, Fanon indica em vários pontos importantes da tese as orientações futuras de seu próprio percurso profissional e intelectual. Sobre a natureza da neuropsiquiatria e as funções respectivas do neurologista e do psiquiatra, ele declara: "longe de propor uma solução – cremos ser necessário para isso uma vida de estudos e de observações".[7] Na parte consagrada à recusa do atomismo e das localizações cerebrais pelos psicólogos da *Gestalttheorie* (teoria psicológica da forma), notando a insistência do psiquiatra e médico suíço Constantin von Monakow (1853–1930) no tempo como fator crucial no desenvolvimento das doenças mentais, em oposição à localização espacial das lesões cerebrais, a tese anuncia uma obra futura, provavelmente *Pele negra, máscaras brancas*, publicada pouco depois: "Teremos ocasião, numa

---

7   Ver p. 350.

obra em que vimos trabalhando há algum tempo, de abordar o problema da história sob a perspectiva psicanalítica e ontológica. Mostraremos então que a história consiste na valorização sistemática dos complexos coletivos".[8]

Fanon tinha lido Jacques Lacan com muita atenção, talvez sob a influência de Maurice Merleau-Ponty, cujos cursos frequentava.[9] Consagrando uma seção de sua tese à teoria lacaniana de uma psicogênese pura da loucura (que ele opõe à organogênese moderada do grande psiquiatra do período, Henri Ey), Fanon destaca a insistência de Lacan na constituição social da personalidade ("ele considera a loucura de uma perspectiva intersubjetivista") e acrescenta, numa interessante preterição:

"A loucura", ele diz, "é inteiramente vivida no registro do sentido." [...] Gostaríamos de ter consagrado longas páginas à teoria lacaniana da linguagem, mas correríamos o risco de nos afastar demais de nosso propósito. A despeito disso, refletindo bem, devemos reconhecer que todo fenômeno delirante é, em última instância, um fenômeno manifesto, isto é, dito.[10]

Portanto, Fanon vê em sua pesquisa sobre esse grupo de doenças mentais irredutíveis à sua origem neurológica a ocasião de levar a cabo uma reflexão teórica de fundo e indica

---

8 Ver p. 363.
9 Ver Maurice Merleau-Ponty, *Psicologia e pedagogia da criança* (trad. Ivone C. Benedetti. São Paulo: Martins Fontes, 2006), em especial os cursos sobre Lacan. É provável que Merleau-Ponty tenha ministrado os cursos em Lyon, onde ocupava a cadeira de psicologia, ao menos alguns dos que versavam sobre psicologia da criança e pedagogia, realizados na Sorbonne entre 1949 e 1951, o que é sugerido por vários aspectos da tese de Fanon.
10 Ver p. 376. Em *Pele negra, máscaras brancas*, Fanon recorda a importância, a seu ver, da crítica lacaniana da ideia de morbidade constitucional (op. cit., p. 94; *Œuvres*, op. cit., p. 124). A citação de Lacan se encontra em sua intervenção no colóquio de Bonneval: Lucien Bonnafé, Henri Ey, Sven Follin, Jacques Lacan e Julien Rouart, *Le Problème de la psychogenèse des névroses et des psychoses* (Paris: Desclée de Brouwer, 1950), p. 34.

que ela o conduz aos trabalhos que pretende empreender mais tarde, mesmo em outras áreas.

Em terceiro lugar, não há por que subestimar o interesse continuado de Fanon pelos aspectos biológicos da clínica psiquiátrica. Maurice Despinoy, que foi seu supervisor de residência no Hospital Psiquiátrico de Saint-Alban, observa que ele manifestava grande interesse pelas experiências que fazia com sais de lítio. Despinoy, um dos pioneiros nessa área, estima que, se tivesse permanecido em Saint-Alban, Fanon "teria feito uma tese de bioquímica".[11]

Em quarto lugar, sabemos que Fanon trabalhava muito rápido, ditando seus livros sem usar anotações e raramente se corrigindo.[12] No entanto, a redação dessa tese talvez tenha levado tanto tempo, se não mais, que a de seus livros: o histórico dos casos pertinentes e a bibliografia são extensivos; as referências, esclarecedoras; as citações (em geral corretas) revelam uma leitura atenta da literatura, e suas análises vão ao ponto central das questões dominantes na época. É uma tese muito curta, sobretudo pelo número de casos resumidos ou estudados diretamente, e pouco conforme às convenções bibliográficas, mas vai sem desvios ao cerne do problema e é possível ver como o estilo de seu pensamento se define.

Por fim, não é evidente que um trabalho, ao incorporar algumas das análises na primeira e na terceira pessoas sobre o tema de *Pele negra, máscaras brancas* (cujo primeiro título havia sido "Ensaio sobre a desalienação do negro"), não pudesse ter

---

11 Jacques Tosquellas, "Entretien avec Maurice Despinoy" (*Sud/Nord*, n. 22, pp. 105-14, 2007). Em 1952, Despinoy saiu de Saint-Alban para dirigir o Colson, o hospital psiquiátrico da Martinica. Permaneceu em contato com Fanon, que continuou a fazer experiências com os sais de lítio, conforme relato de Charles Geronimi (*Fanon à Blida*, manuscrito inédito, gentilmente cedido pelo autor).
12 Marie-Jeanne Manuellan, a quem Fanon ditou boa parte de *L'An V de la révolution algérienne*, e de *Os condenados da terra* e que também os datilografou, descrevendo os métodos de trabalho dele ao longo de várias conversas que tivemos em 2013 e 2014. Sou profundamente grato por sua disponibilidade e generosidade.

sido defendido como tese numa época em que a necessidade de uma abordagem fenomenológica da doença mental estava no centro dos debates, impulsionada, entre outros, por Ey e Merleau-Ponty, ambos grandes leitores de Karl Jaspers (assim como Fanon). Sem dúvida, hoje tal tese na psiquiatria seria menos aceitável do que naquele tempo. David Macey observa que *Pele negra, máscaras brancas*, que Fanon havia começado a escrever antes de se lançar aos estudos de psiquiatria, não podia ter sido concebido inicialmente como tese de exercício.[13] O essencial é que as duas obras têm pontos de partida muito diferentes: é certo que a tese estabeleceu o fundamento ontológico de *Pele negra, máscaras brancas*, mostrando que, mesmo quando tem origem em problemas neurológicos, uma doença mental só costuma se desenvolver num espaço relacional socialmente determinado, que explica a forma que ela toma. Mas o livro é um estudo psicossócio-histórico particular sobre a alienação numa colônia do Antigo Regime, o Caribe francês, onde a dependência interna em relação à metrópole é absoluta, tanto, aliás, na forma de uma identificação quanto em identidades de oposição (como a negritude). Fanon poderia muito bem ter se servido dos dois capítulos mais "psicológicos", um subjetivo, "A experiência vivida do negro" (já publicado em *Esprit* em maio de 1951), e o outro, que poderíamos dizer mais objetivo, "O preto e a psicopatologia". Mas uma tese de medicina sobre a psicopatologia do "negro" separada dos contextos socioculturais e históricos concretos, que são o objeto essencial das análises de *Pele negra, máscaras brancas*, teria caído no essencialismo, já denunciado vivamente por Fanon em "Le Syndrome nord-africain" [A síndrome norte-africana], escrito na mesma época.[14] Do ponto de vista de Fanon, está claro que

---

13 David Macey, op. cit., p. 127.
14 Artigo publicado em *Esprit* em fevereiro de 1952 e retomado em *Pour la Révolution africaine* (op. cit., pp. 13-25; *Œuvres*, op. cit., pp. 691-703). Aí se pode encontrar a genealogia de uma atitude racista a partir do pressuposto de que todo sintoma implica lesão: "Perante essa dor sem lesão, essa doença espalhada por todo o corpo, esse sofrimento contínuo, a atitude mais fácil, e à qual chegamos mais

esse livro é também uma crítica da ideia de que construções patológicas atribuídas a uma "raça" possam ter outras fontes além da história.

Sustentar que as doenças mentais não são "entidades" naturais, reconhecendo ao mesmo tempo a possibilidade de sua origem orgânica, era, portanto, uma posição importante a ser tomada nos debates médicos da época, e Fanon a defendia com ainda mais vigor porque ela lhe permitia, além disso, solapar os fundamentos da etnopsiquiatria colonial. Preocupado com as relações entre o orgânico e o mental, mas igualmente apaixonado pelas relações entre a história e a alienação, e estudando num ambiente de pesquisa neurológica, Fanon enxergou em sua tese de exercício em psiquiatria a oportunidade de refletir sobre o problema filosófico que constituía seu horizonte: o espaço que uma prova empírica da distinção entre o neurológico e o psiquiátrico abriria à liberdade e à história.

---

ou menos rapidamente, é a negação de toda morbidez. No limite, o norte-africano é um simulador, um mentiroso, um vagabundo, um indolente, um preguiçoso, um ladrão. [...] O norte-africano instala-se nessa síndrome assintomática e situa-se automaticamente num plano de indisciplina (cf. disciplina médica), de inconsequência (relativamente à lei: todo sintoma supõe uma lesão), de insinceridade (diz sofrer quando sabemos não existirem razões para sofrer)". F. Fanon, *Pour la Révolution africaine*, op. cit., pp. 21 e 24; *Œuvres*, op. cit., pp. 694 e 697.

A Série D do capítulo 5 de *Os condenados da terra* é consagrada aos "Distúrbios psicossomáticos". Fanon emprega aí a terminologia materialista, "corticovisceral", da medicina psicossomática soviética, desenvolvida com base nos trabalhos de Pavlov. No entanto, ele se apressa em temperá-la por meio de uma crítica do essencialismo etnopsiquiátrico: no contexto colonial, o distúrbio psicossomático não é uma propriedade do espírito do indígena, mas uma adaptação fisiológica a uma situação histórica particular.

Organogênese e psicogênese da doença mental

A tese de Fanon utiliza uma doença neurodegenerativa hereditária, a ataxia de Friedreich, para interrogar sobre os limites da redução do mental ao neurológico. A conclusão, numa base experimental, é pela dimensão relacional (interpessoal e, por extensão, social) do desenvolvimento das doenças mentais e das formas que elas adquirem: a maioria dos casos sérios tem origem numa patologia neurológica que necessita de um ou vários tratamentos orgânicos, segundo os meios disponíveis em determinada época, mas estes não bastam para curar a doença mental. Logo, esta não se reduz à sua causa ocasional: ela tem dinâmica própria e requer um tratamento de ordem totalmente diversa. Mas, se não há organogênese pura das doenças mentais, tampouco há psicogênese pura. Para Fanon, a oposição é obsoleta, pois as formas que as doenças mentais tomam são determinadas pela estrutura das relações de que o indivíduo é capaz, ou incapaz, de participar, portanto, por fatores "externos", nem orgânicos nem psíquicos, mas institucionais e sociais. A partir de então, o distúrbio neurológico só será concebido como causa na medida em que a "dissolução" de certas funções superiores (como as que controlam o movimento ou a aprendizagem) altera a possibilidade e a *estrutura* das relações sociais; logo, em consequência, a personalidade. Com o tempo, o espírito reage e recompõe a personalidade utilizando o que dela resta depois da dissolução mental. As diversas formas possíveis dessa reconstituição são repertoriadas em diferentes tipos de doenças mentais.

O preâmbulo da tese anuncia desde logo essa dimensão epistemológica da pesquisa: entre 1861 e 1931, numa família de distúrbios neurológicos degenerativos hereditários, "determinados quadros clínicos tentaram alcançar a dignidade de ente específico".[15] Ora, essa longa e complexa história mostra que, nesses casos, sintoma neurológico e sintoma

---

15   Ver p. 299.

psiquiátrico "obedecem a um polimorfismo absoluto".[16] Em outras palavras, se era possível unificar as doenças neurológicas, essa tarefa se mostraria impossível para seus correlatos psiquiátricos. Sabe-se que a famosa "paralisia geral", descrita em 1822 pelo médico alienista francês Antoine Laurent Bayle (1799-1858), parecia tão claramente ligada a uma síndrome mental específica (o delírio megalomaníaco e a demência progressiva) que foi utilizada pelo psiquiatra Jacques-Joseph Moreau de Tours (1804-84), e seguida pelo positivismo médico do século XIX, como prova do substrato orgânico de toda doença mental e como fundamento de uma concepção organogenética da loucura.[17] Mas basta ampliar o campo para a família dos distúrbios neurológicos degenerativos hereditários ligados à ataxia de Friedreich para perceber que, se uma parte dos casos vinha acompanhada de doenças mentais, essas alterações raramente eram idênticas. De modo que essas doenças pareciam questionar as distinções rígidas e a simplicidade das "explicações causais e mecanicistas". Fanon viu aí a ocasião de uma refundação do campo:

> Numa época em que neurologistas e psiquiatras se esforçam para delimitar uma ciência pura, isto é, uma neurologia pura e uma psiquiatria pura, seria válido introduzir no debate um grupo de doenças neurológicas que são acompanhadas de distúrbios psíquicos e levantar a questão legítima a respeito da essência desses distúrbios.[18]

E, em uma parte importante da seção "Considerações gerais":

> Não acreditamos que um distúrbio neurológico, por mais que esteja inscrito no plasma germinativo de um indivíduo, possa

---

16 Ver p. 301.
17 Sobre a história da "paralisia geral", ver Jacques Postel e Claude Quétel, *Nouvelle Histoire de la psychiatrie* (Paris: Dunod, 2012), pp. 203-14.
18 Ver p. 301.

engendrar um quadro psiquiátrico determinado. Mas queremos mostrar que toda afecção neurológica incide de algum modo sobre a personalidade. E, quanto mais o distúrbio neurológico seguir uma semiologia rigorosa e irreversível, mais sensível será essa falha aberta no interior do ego. [...] Pensamos em órgãos e em lesões focais quando seria necessário pensar em funções e desintegrações. Nossa ótica médica é espacial e deveria se temporalizar cada vez mais.[19]

Essa preocupação epistemológica pode ser encontrada no conjunto dos trabalhos de Fanon: uma classificação pode ser cômoda, mas isso em nada prova uma ontologia. Deveríamos sempre poder pensar em termos de processo em vez de entidades. Esse rigor vem da fenomenologia e de uma reflexão sobre os debates principais da psiquiatria francesa da década anterior, especialmente aqueles que opunham Henri Ey a Jacques Lacan e aos neurologistas Julian de Ajuriaguerra e Henri Hécaen.[20] Esse ceticismo também alimenta os trabalhos de Gaston Bachelard e Georges Canguilhem e os primeiros escri-

---

19 Ver pp. 311-12.
20 Fanon leu e cita as atas dos famosos encontros que Ey organizou em Bonneval. Ver H. Ey, J. Ajuriaguerra e H. Hécaen, *Neurologie et psychiatrie* [encontros de 1943] (Paris: Hermann, 1947); e L. Bonnafé, H. Ey, S. Follin, J. Lacan e J. Rouart, op. cit. [encontros de 1946]. A biblioteca de Fanon, arquivada no Centre National de Recherches Préhistoriques, Anthropologiques et Historiques (CNRPAH), em Argel (disponível em: cnrpah.org/index.php/fonds-et-catalogues), contém os dois primeiros tomos de *Études Psychiatriques*, de Ey: 1: *Historique, méthodologie, psychopathologie générale*, 2. ed. (Paris: Desclée de Brouwer, 1952); 2: *Aspects séméiologiques* (Paris: Desclée de Brouwer, 1950). Fanon tinha interesse especial pelos estudos ligados à somatogênese da doença mental, em particular o terceiro, no qual Ey observa: "No entanto, não seria possível nos perguntarmos se a noção de 'psicose' não é precisamente contraditória com a ideia de 'entidade', e isso analisando simplesmente a patologia da paralisia geral" (t. I, p. 44; nova edição: Perpignan: CREHEY, 2006, p. 63).

tos de Michel Foucault.[21] Fanon vai derivar daí uma denúncia da vacuidade dos conceitos etnopsiquiátricos coloniais, mas no campo de estudo da tese esse ceticismo conduz a uma abordagem estrutural da doença mental.

Foi dito que a Universidade de Lyon era um deserto psiquiátrico nessa época.[22] O estudante que decidisse se dedicar a esse tipo de pesquisa demonstraria uma lucidez notável e uma capacidade espantosa de se envolver nos mais interessantes debates do período. No entanto, é provável que esses debates, amplamente documentados por Ey, tenham sido acessíveis a Fanon por meio dos cursos e dos trabalhos publicados de Merleau-Ponty. Além disso, em Lyon, Fanon descobriu também fora da universidade a corrente mais progressista da psiquiatria francesa.[23] Conhece, por meio de amigos comuns, Paul Balvet, renomado psiquiatra do Hospital Le Vinatier. Balvet havia publicado, no número de setembro de 1947 de *Esprit*, o importante artigo "La Valeur humaine de la folie" [O valor humano da loucura], que, em sua tese, Fanon compara com as análises de Lacan. Ele tinha sido o diretor da clínica de Saint-Alban, na qual Fanon faria mais tarde sua residência, sob a supervisão de François Tosquelles (recrutado por Balvet) e Maurice Despinoy. Em março de 1950, Balvet contribui para um número especial de *Esprit*, intitulado "Médecine, quatrième pouvoir? L'Intervention psychologique et l'"intégrité' de la personne" [Medicina, quarto poder?

---

21 A biblioteca de Fanon inclui um exemplar de *O novo espírito científico* (escrito em 1934, edição de 1949), de Gaston Bachelard, que defende uma epistemologia não substancialista e centrada em processos temporais. Foucault, também influenciado tanto pela fenomenologia quanto pelo ensino de Ey, nessa época está próximo das ideias de Fanon: "A dificuldade em reencontrar a unidade das perturbações orgânicas e das alterações da personalidade não provém do fato de se acreditar que elas possuem uma estrutura de mesmo tipo?". Michel Foucault, *Doença mental e psicologia*, trad. Lilian Rose Shalders. Rio de Janeiro: Tempo Brasileiro, 1975, p. 5.
22 C. Razanajao e J. Postel, op. cit., p. 148.
23 D. Macey, op. cit., p. 139.

A intervenção psicológica e a "integridade" da pessoa], que incluía artigos consagrados à neurocirurgia, às terapias de choque, à narcoanálise e à psicanálise.[24] Suas discussões se deram provavelmente em torno desses debates, que estavam no primeiro plano da vida intelectual da época. Fanon, leitor voraz de filosofia, literatura e psiquiatria, informado sobre essas questões, decidiu naturalmente tomar posição nesse campo de pesquisa e nele imprimir sua marca.

Portanto, a tese se inscreve, de saída, na perspectiva de uma comparação entre a filosofia e a psiquiatria e quase poderia ser contida nas duas epígrafes, à primeira vista contraditórias, que constituem seu *incipit*: uma de Nietzsche e a outra de Paul Guiraud e Julian de Ajuriaguerra.[25]

Paul Guiraud, neurologista de grande renome, trabalhava na conexão entre lesões neurológicas e distúrbios psicológicos, e Julian de Ajuriaguerra se tornaria autoridade mundial nessa área. Na mesma reunião da Sociedade Médico-Psicológica, Guiraud também apresentou, com Madeleine Derombies, "Un Cas de maladie familiale de Roussy-Lévy avec troubles mentaux" [Um caso de doença familiar de Roussy-Lévy com distúrbios mentais]. Essa enfermidade era acompanhada de uma síndrome psicológica que compreendia depressão, irritabilidade e afecção da sensibilidade muscular, repercutindo na síntese da personalidade:

> já não existe apropriação da atividade muscular por parte da personalidade, o sujeito tem a impressão de sofrer passivamente os movimentos da caminhada, ele não anda, mas, como disse, é 'transportado, como se estivesse num carro'. O resultado desse déficit é um declínio da noção do eu, da per-

---

24 *Esprit* publicaria, em dezembro de 1952, um importante número consagrado à reforma das instituições psiquiátricas sob o título "Misère de la psychiatrie", com artigos, entre outros, de Ey, Tosquelles, Sivadon e Daumézon, que Fanon conhecia.
25 Ver pp. 298-99.

sonalidade, a tal ponto, conforme disse o paciente, que, se ele não parar, chega a perder a consciência.[26]

Ora, a essa patologia se acrescentavam "ideias incipientes de grandeza de tipo infantil". Do ponto de vista neurológico, o jovem apresentava todos os sintomas musculares e fisiológicos da doença de Roussy-Lévy (distasia arrefléxica hereditária), confirmada pelo estudo de sua hereditariedade. Os autores concluíram que existia correlação entre síndrome mental específica e síndrome neurológica, mas enfatizaram, num texto que talvez tenha inspirado o tema da tese de Fanon, que essa correlação neuropsiquiátrica não é universal:

> Consideramos que, em nosso caso, a lesão ainda desconhecida (uma vez que a doença de Roussy-Lévy continua aguardando sua anatomia patológica) não se limita à medula, mas atinge as vias ou os centros terminais da proprioceptividade nessas mesmas regiões em que o neurológico se torna psíquico. De fato, está amplamente demonstrado que a simples privação de impressões cinestésicas, ou de outra ordem, não basta para provocar transtornos tais como a falha na apropriação pelo ego e o sentimento de passividade dos atos motores. É preciso outra coisa para explicar os distúrbios do caráter, a impulsividade, o estado depressivo etc.
>
> Em compensação, na doença de Friedreich, os distúrbios mentais são bastante conhecidos. Mollaret os estudou cuidadosamente em sua tese. Ele nota que os distúrbios do humor e do caráter, a impulsividade e a instabilidade estão muitas vezes associados à debilidade mental. Mas em nenhuma de suas observações encontramos uma ligação tão estreita quanto na nossa entre a síndrome neurológica e a síndrome mental.[27]

---

26 P. Guiraud e Madeleine Derombies, "Un Cas de maladie familiale de Roussy-Lévy avec troubles mentaux". *Annales Médico-psychologiques*, v. 92, n. 1, pp. 224-29, 1934.
27 Ibid., pp. 228-29.

Essas considerações sobre as diferenças entre as doenças neuropsiquiátricas esclarecem o pensamento de Fanon. O que está em jogo é a natureza do psíquico: a ataxia de Friedreich torna possível e até necessário compreender a independência do psíquico em relação ao neurológico no âmbito de uma abordagem científica, isto é, sem recurso a um dualismo espiritualista. Outro caso estudado por Guiraud na mesma reunião da Sociedade Médico-Psicológica, com Ajuriaguerra, apresentava uma síndrome de "arreflexia, amiotrofia acentuada, sinal de Argyll e distúrbios mentais". De novo, temos uma lista de distúrbios neurológicos ligados a distúrbios mentais (*desequilíbrio mental*, *distúrbios de caráter*, *surto ciclotímico* e, por vezes, *deficiência intelectual original*) no interior de uma síndrome ainda não plenamente definida, embora inegável, e bastante similar à doença de Friedreich. A conclusão dos autores compreende a frase que Fanon cita como segunda epígrafe: essas enfermidades nervosas hereditárias são acompanhadas por distúrbios mentais tão frequentes e tão significativos que não podem ser considerados fortuitos.

No entanto, no centro das três apresentações surgiu uma dúvida: essas ligações, que não são uma coincidência, bastam para explicar a forma e o conteúdo dos distúrbios mentais? Podemos nos contentar em falar de "processos cerebrais", como dizia Fanon para traduzir as "coisas que acontecem na cabeça", segundo Nietzsche, ou deveríamos estudar também as "coisas vividas", as formas e os estados de consciência em si? A análise atenta e detalhada da literatura sobre a ataxia de Friedreich, associada ao estudo do caso específico sobre o qual Fanon se debruçou (um "caso de delírio de possessão de estrutura histérica" com sintomas como "agitação, atitudes extáticas, elocuções sobre temas místicos ou eróticos"),[28] mostra que a extrema variedade dessas formas põe em dúvida de antemão qualquer reducionismo.

A solução se encontra numa longa seção da tese que compara as ideias de Ey, Goldstein (e Monakow) e Lacan. Ainda

---

28 Ver p. 345.

que tenha permanecido, ao que parece, mais próximo do *organodinamismo* de Ey e da compreensão da natureza da doença mental como reconstrução patológica da personalidade – trabalho de uma consciência afetada em primeira instância por problemas neurológicos subjacentes e em reação a eles –, Fanon enfatiza várias vezes a insistência de Lacan na dimensão social do complexo e seu impacto no desenvolvimento da doença mental.[29] No caso específico estudado por Fanon, a degeneração cerebral produzia demência e imaturidade mental, mas o delírio e as manifestações histéricas e místicas (*delírio de possessão*) deviam ser explicados como comportamento reativo de um eu privado de relações sociais. O distúrbio neurológico original havia inibido o desenvolvimento afetivo e cognitivo, impedindo a mobilidade e, portanto, a socialização (uma ideia que talvez revele a influência de Henri Wallon, pela via de Merleau-Ponty): "[...] os delírios sistematizados, as manifestações histéricas e os comportamentos neuróticos devem ser considerados condutas reacionais de um ego em ruptura de relações intersociais".[30]

Numa formulação famosa, Ey denominava "fosso organoclínico" o espaço dessa "trajetória psíquica" de autorreconstrução pela consciência, após uma dissolução mental.[31] Para Fanon, esse fosso será cada vez mais estruturado por uma multiplicidade de fatores externos, sociais e culturais. Por essa razão, suas publicações médicas e seus manuscritos sobre a necessidade dos tratamentos neuropsiquiátricos então disponíveis sublinham sempre seus limites. A partir do momento em que foi confrontado com as divisões sociais próprias do contexto colonial, ele se voltou mais diretamente para o papel da sociedade e da cultura na doença mental e passou a refletir sobre as vantagens e os limites da terapia social e da psicoterapia como tratamento no âmbito do hospital psiquiátrico.

---

29 Ver p. 374.
30 Ver p. 382.
31 Ver, por exemplo, Henri Ey, *Études Psychiatriques*, t. I, op. cit., p. 168.

VALOR E LIMITES DOS TRATAMENTOS NEUROPSIQUIÁTRICOS

A tese abria a possibilidade de pensar em uma abordagem propriamente neuropsiquiátrica no tratamento das doenças mentais. Em todos seus textos posteriores sobre o tema, Fanon explica que esse processo se dá em duas etapas: primeiro, um tratamento orgânico, baseado tanto nas terapias de choque – eletrochoques (terapêutica de Bini), comas insulínicos (cura de Sakel) ou uma combinação dos dois – como numa terapia do sono, com o objetivo de fazer tábula rasa das construções reativas anteriores. Esse tratamento, que consiste apenas em uma fase preliminar, é seguido por um longo trabalho psicoterapêutico com o propósito de reconstruir a personalidade e reconduzir o paciente a uma existência social o mais normal possível.[32] A doença mental nunca é vista como uma forma extrema de liberdade, mas antes como uma "patologia da liberdade", expressão que Fanon utiliza em vários textos, referindo-se a Ey, que, por sua vez, o havia tomado de empréstimo de um artigo epônimo de Günther Anders (1902–1992).[33] Ele opõe essa concepção da loucura como patologia da liberdade à de Lacan, que via na possibilidade da loucura uma dimensão essencial da existência humana, em certa proximidade com os surrealistas.[34]

---

32 Os neurolépticos ainda não eram utilizados, e esses novos métodos de choque suscitavam esperanças significativas. Para os eletrochoques, Fanon se apoia no livro *L'Electro-choc thérapeutique et la dissolution-reconstruction* (Paris: J.-B. Baillière et Fils, 1943), de Paul Delmas-Marsalet, em especial o capítulo VII, "La Théorie de la dissolution-reconstruction", que baseia sua descrição da doença mental numa metáfora arquitetônica: a doença vista como uma reorganização defeituosa dos blocos de alvenaria, que são as funções mentais. Para a dissolução por coma insulínico, Fanon se refere ao inventor do método, Manfred Sakel, que expôs o assunto em 1950 no Congresso Internacional de Psiquiatria em Paris.

33 Ver Günther Anders, "Pathologie de la liberté: Essai sur la non--identification" (*Recherches Philosophiques*, n. 6, pp. 2-54, 1936–37).

34 Fanon se pronuncia claramente a favor de Ey no debate com Lacan sobre esse ponto, ver nota 90 da p. 356.

Após seus estudos em Lyon e uma breve estada no Hospital Psiquiátrico Saint-Ylie, em Dole (Jura), e depois na Martinica, Fanon se transferiu, em abril de 1952, para o Hospital de Saint-Alban-de-Limagnole (Lozère), para trabalhar como residente com o psiquiatra revolucionário François Tosquelles, um dos inventores da "socioterapia" (subsequentemente, psicoterapia institucional). Logo publica com Tosquelles e seus colaboradores uma série de textos centrados nas terapias de choque. Esses tratamentos nunca são apresentados como remédios, mas como preparações necessárias ao trabalho psicoterápico propriamente dito.

Esse foi o caso de várias apresentações na 51ª sessão do Congresso de Médicos Alienistas e Neurologistas da França e dos Países de Língua Francesa, em Pau, de 20 a 26 de julho de 1953: "A propósito de alguns casos tratados pelo método de Bini", "Indicações da terapêutica de Bini no quadro da terapêutica institucional", "Sobre uma tentativa de readaptação de uma paciente com epilepsia morfeica e transtornos de natureza grave" (todos com Tosquelles) e "Nota sobre as técnicas terapêuticas do sono com condicionamento e controle eletroencefalográfico" (com Maurice Despinoy e Walter Zenner, que também eram de Saint-Alban).

Esses artigos descrevem casos de pacientes que sofriam de distúrbios psicóticos severos. Fanon e Tosquelles evocam longamente os diversos debates sobre os riscos e as questões éticas das terapias de choque e observam que um dos motivos da resistência em adotá-las (além de sua equiparação incorreta à lobotomia, então chamada leucotomia) é uma crença ingênua na permanência da personalidade: "não haverá por trás dessa atitude um desconhecimento do dinamismo da personalidade tal como nos mostra a psicanálise [...]?".[35]

A personalidade que as terapias de choque decompõem não é uma essência fixa, mas uma construção patológica em reação a um transtorno inicial e a uma "dissolução". As terapias de choque, que Fanon continuou a empregar em

---

35 Ver p. 111.

Blida e em Túnis, eram então o instrumento de escolha de uma segunda "dissolução", a das reconstruções patológicas; entretanto, essa dissolução implicava a criação de condições e processos especiais para ajudar o paciente a reconstruir sua personalidade. Tais são as funções da terapia institucional e da psicoterapia (em geral em forma de terapia de grupo) elaboradas e implantadas em Saint-Alban. A terapia institucional consistia em criar um microcosmo do "mundo real", uma abertura ao mundo no contexto hospitalar, em que o paciente desempenharia um papel ativo ao longo do dia, trabalhando e dando conta de múltiplas atividades. A construção de uma estrutura social era, portanto, fator essencial na reconstrução da personalidade:

> Insistimos no fato de que, para tratamentos nessa perspectiva, é preciso a um só tempo atribuir a maior importância ao dispositivo hospitalar, à classificação e ao agrupamento dos pacientes, assim como à organização concomitante das terapias de grupo. A coexistência do ateliê, dos dormitórios e da vida social do conjunto do hospital é tão indispensável quanto a etapa de *análise ativa*, intervencionista, que precede a cura. *A cura de Bini, fora dessa possibilidade de encadeamento terapêutico, parece-nos um contrassenso.*[36]

Como muitas vezes se disse, a terapia institucional se baseava na ideia de que primeiro era preciso tratar a própria instituição para depois tratar seus pacientes. O hospital era, em muitos casos, um simples lugar de internação perpétua.[37] Depois da Segunda Guerra Mundial, a lembrança da fome nos mani-

---

36 Ver p. 113.
37 Os primeiros neurolépticos foram introduzidos em meados dos anos 1950, e Fanon foi um dos primeiros a experimentá-los, sobretudo em Túnis. Ver F. Fanon e Lucien Lévy-Bruhl, "Premiers Essais de méprobamate injectable dans les états hypocondriaques" (*La Tunisie Médicale*, v. 37, n. 10, pp. 175-91, 1959).

cômios franceses[38] e as imagens de campos de concentração haviam tornado a realidade do hospital psiquiátrico particularmente inaceitável, mas a ideia de que a instituição engendrava, por sua própria estrutura, doenças mentais sem grande ligação com os problemas iniciais dos pacientes não era nova: já havia sido formulada em meados do século XIX por Maximien Parchappe, inspetor-geral dos abrigos para alienados, que havia supervisionado a segunda vaga de construção de manicômios na França e escrevera que a maioria das doenças mentais era causada pela internação. Fanon conhecia esses textos por intermédio de Philippe Paumelle, pioneiro da terapia institucional e da psiquiatria de setor em Paris.[39] Impunham-se reformas, e na França a solução veio, em parte, pelo trabalho desenvolvido por Tosquelles em Saint-Alban, que tinha por objetivos a abolição das estruturas coercitivas ligadas à internação (não só os instrumentos de contenção, como também o ócio forçado e a rotina) e a recriação, no interior hospitalar, e sob supervisão médica, das estruturas da sociedade exterior, com atenção particular à textura da vida cotidiana, em oposição à rotina tradicional da visita matinal do médico seguida por uma jornada inativa. Assim, o hospital seria administrado em todas as suas dimensões sociais e materiais pelos pacientes e enfermeiros, que receberiam nova formação. Lentamente, e de maneira controlada, a maioria dos pacientes se recompunha, ao menos até ser capaz de interagir. A terapia institucional foi uma das fontes da antipsiquiatria dos anos 1960, em particular as experiências de Jean Oury e Félix Guattari na Clínica de La Borde. Oury, que também tinha sido interno em Saint-Alban, conhecia bem Fanon.

---

38 Ver Isabelle von Bueltzingsloewen, *L'Hécatombe des fous: La famine dans les hôpitaux psychiatriques français sous l'Occupation* (Paris: Aubier, 2007).
39 De Philippe Paumelle, ver "Le Mythe de l'agitation des malades mentaux", em *Entretiens psychiatriques* [1953], sob a direção de H. Ey (Paris: L'Arche, 1954, pp. 181-93); e "Réflexion sur les *Principes à suivre dans la fondation et la construction des asiles d'aliénés* de Parchappe, 1853–1953" (*L'Information Psychiatrique*, v. 29, n. 10, pp. 270-77, 1953).

SOCIOTERAPIA E CULTURA

Tão logo chega ao Hospital Psiquiátrico de Blida-Joinville em novembro de 1953 (depois de ter trabalhado dois meses no Hospital de Pontorson, na Normandia), munido de sua concepção organodinâmica não essencialista da doença mental e de sua experiência com a terapia institucional, Fanon se descobre imerso em um ambiente que logo se transforma em uma situação experimental única e que teria um impacto decisivo na evolução de seu pensamento. Blida-Joinville era um hospital de "segunda linha", depois de Mustapha, em Argel, o que significava que boa parte de seus pacientes era considerada incurável. Desde sua chegada, Fanon se dedicou a reformar as alas sob sua responsabilidade. Os pacientes eram separados segundo um critério étnico em "europeus" e "nativos"; a ele foram confiados dois pavilhões, um de mulheres europeias e o outro de homens argelinos.[40] Se a socioterapia funcionava às mil maravilhas com as mulheres europeias, mostrou-se um fracasso completo com os homens argelinos. Fanon e seu interno Jacques Azoulay (1927–2011), que tinha decidido consagrar sua tese ao problema, publicaram um importante artigo sobre esse fracasso e suas lições.[41] Para além da especificidade da experiência colonial, eles tiveram uma chance única de refletir com profundidade sobre os processos da socioterapia. Se o cineclube, a associação de música

---

40 A psiquiatria na Argélia havia sido organizada por Antoine Porot (1876–1965), figura importante da etnopsiquiatria colonial, que assim justificava essa segregação: "Não podíamos assumir a responsabilidade por deixar juntos nativos e europeus; a comunidade hospitalar, aceitável e realizada em hospitais gerais, não podia intervir aqui: em mentes conturbadas, as divergências de concepções morais ou sociais, as tendências impulsivas latentes podem a qualquer instante perturbar a calma necessária, alimentar delírios, suscitar ou criar reações perigosas num meio eminentemente inflamável". Ver Antoine Porot, "L'Assistance psychiatrique en Algérie et le futur hôpital psychiatrique de Blida" (*L'Algérie Médicale*, n. 65, pp. 86-92, 1933).
41 Ver p. 171 neste volume.

ou o jornal do hospital (todos administrados por pacientes) poderiam ter uma função terapêutica, não era somente por causa dos filmes, das músicas ou dos textos em si, mas porque eram instrumentos que davam a eles a possibilidade de reaprender a atribuir sentido aos elementos constitutivos de um ambiente.

> O cinema não deve consistir numa sucessão de imagens com acompanhamento sonoro: é preciso que se converta no desenrolar de uma vida, de uma história. Assim, a respectiva comissão, ao escolher os filmes e ao comentá-los no jornal em uma coluna especial, conferia ao evento cinematográfico seu verdadeiro sentido.[42]

A experiência funcionava e logo, como em Saint-Alban, Fanon conseguiu descartar as camisas de força e outros instrumentos de contenção no pavilhão europeu. Mas por que essas reformas não deram certo com os homens "nativos", que permaneciam presos em seu ciclo de indiferença, retração e agitação, com seu correlato de repressão? A resposta não se encontrava em alguma característica racial, e sim no fato de que o trabalho cognitivo de atribuição de sentido só pode ser feito em certos contextos de referência, e estes não são universais, mas culturalmente determinados, fato que se manifesta claramente numa sociedade colonial. "Em razão de qual desvio de julgamento", escrevem Azoulay e Fanon, "podemos crer possível uma socioterapia de inspiração ocidental numa ala de alienados muçulmanos? Como seria possível uma análise estrutural se colocávamos entre parênteses os contextos geográficos, históricos, culturais e sociais?"[43]

---

42 Ver p. 174. O uso terapêutico do cinema nos hospitais psiquiátricos foi objeto de quatro textos publicados por André Beley em *L'Information Psychiatrique* entre 1955 e 1959.
43 Ver p. 182. Sobre o impacto significativo do fracasso dessas reformas, ver Alice Cherki, op. cit., p. 106.

Charles Geronimi sugere que esse fracasso foi desejado por Fanon como uma etapa necessária no estabelecimento das estruturas terapêuticas:

> É legítimo nos perguntar se Fanon de fato "se enganou" tentando aplicar as técnicas "europeias" numa ala de muçulmanos ou se ele se engajou de caso pensado no que desde o início sabia ser um impasse. Jacques Azoulay, segundo suas palavras, acredita que "ele tinha se enganado redondamente". Quando me mostrei surpreso com esse "desvio de julgamento", conforme sua expressão, pois vindo de quem havia acabado de escrever *Pele negra, máscaras brancas* ou o artigo de *Esprit* sobre a "síndrome norte-africana", trabalhos que punham em evidência a impossibilidade de um encontro autêntico num contexto colonial, ele sorriu e replicou: "Sabe, a gente só compreende com as entranhas. Para mim, não era uma questão de impor de fora métodos mais ou menos adaptados à 'mentalidade nativa'. Eu precisava demonstrar muitas coisas: que a cultura argelina era portadora de valores diferentes dos da cultura colonial; que esses valores estruturantes tinham de ser assumidos sem complexo por aqueles que os trazem: os enfermeiros ou os pacientes argelinos. Para ter a adesão dos argelinos, eu precisava suscitar neles um sentimento de revolta do tipo 'somos tão capazes quanto os europeus'. Cabia a eles sugerir as formas de sociabilidade específicas e integrá-las no processo de socioterapia. Foi o que ocorreu". E acrescentou: "A psiquiatria deve ser política".[44]

Blida oferece a Fanon a oportunidade ideal para esclarecer os dois problemas que o perseguiam desde sua tese e desde *Pele negra, máscaras brancas*, a saber, as relações entre o neurológico e o psiquiátrico e entre o psiquiátrico e o social. Com seus internos (especialmente Jacques Azoulay e François Sanchez), ele passou a estudar, na cultura local, a maneira como

---

44 C. Geronimi, op. cit.

as doenças mentais eram conceitualizadas.[45] Eles estudaram os exorcismos dos marabutos, baseados na crença em gênios (*djinns* ou, mais propriamente, *djnoun*, forças que, acredita-se, dominam os doentes mentais), mas também o impacto da colonização sobre essas culturas. De um ponto de vista institucional, a solução em Blida se tornou evidente, gerando, em seguida, uma reformulação completa das atividades socioterapêuticas: abertura de um café mouro, celebrações de festas tradicionais, encontros com contadores de histórias e grupos de música locais, envolvendo cada vez mais a participação dos pacientes. Futebolista apaixonado, Fanon também conseguiu que os pacientes construíssem um estádio do qual se orgulhava bastante, onde organizava jogos – e que ainda hoje é utilizado. No artigo escrito com Azoulay, essas soluções são descritas de forma muito breve enquanto o problema propriamente dito é analisado nos mínimos detalhes. O mais importante consistia em expor a necessidade de uma transformação conceitual cujo sucesso permitisse, por sua vez, enfraquecer o olhar etnopsiquiátrico dominante na época.[46]

Seus trabalhos psiquiátricos posteriores, em especial aqueles sobre a doença mental na África do Norte, confirmam na teoria o que essa experiência tinha revelado e atacam a psiquiatria colonial do pré-guerra, essencialmente viciada em naturalizar transtornos mentais que hoje parecem claramente determina-

---

45 Ver Numa Murard, "Psychiatrie institutionnelle à Blida" (*Tumultes*, n. 31, pp. 31-45, 2008), que se baseia numa entrevista de outubro de 2007 com Jacques Azoulay, da qual segue uma passagem: "Ele [Fanon] procurou em primeiro lugar se informar a respeito da cultura específica dos árabes argelinos e foi então que vivemos um período bastante pitoresco e estimulante, ele era muito ativo, eu menos, mas ele me levou a cerimônias de tratamento de histéricas nos povoados cabilas, onde mulheres se sucediam em crises catárticas durante toda a noite, e o impressionante é que ele era capaz de acompanhá-las a noite inteira, ele se interessava intimamente por essas práticas que eram a maneira tradicional de responder a certos aspectos da patologia mental".
46 Olhar ironicamente descrito em "Considerações etnopsiquiátricas", p. 232 neste volume.

dos por fatores sociais e culturais. Se é verdade que na gênese das doenças mentais muitas vezes estão problemas neurológicos, essa experiência terapêutica também confirma a irredutibilidade das síndromes psiquiátricas ao neurológico. O reducionismo científico só floresceu nas colônias, sobretudo sob a égide de Antoine Porot e de sua influente "escola de Argel", porque oferecia ao racismo um fundamento de aparência científica.

Em uma apresentação no Congresso de Médicos Alienistas e Neurologistas de setembro de 1955, em Nice, Fanon e seu colega Raymond Lacaton, de Blida, abordam o assunto da doença mental na África do Norte, sob o ângulo original de um problema de medicina legal: se a maioria dos criminosos "europeus" acaba confessando o crime após a apresentação de provas, a maioria dos criminosos "nativos" nega os fatos, mesmo diante de provas cabais, sem tentar provar sua inocência. A reação da polícia e da opinião pública é naturalizar esse comportamento, com o argumento de que o norte-africano é mentiroso por constituição. Os psiquiatras "primitivistas" explicavam o fato de maneira mais sutil. Para eles, antes de mais nada, a criminalidade está inscrita na "mentalidade" dos nativos:

> A *criminalidade dos nativos* tem um desenvolvimento, uma frequência, uma brutalidade e uma selvageria que surpreendem à primeira vista e que são condicionados por essa *impulsividade* especial para a qual um de nós já teve a ocasião de chamar a atenção [...].[47] Das 75 perícias psiquiátricas de indígenas solicitadas a um de nós nestes últimos dez anos, 61 tratavam de assassinatos ou tentativas de assassinato de aparência injustificada.
>
> Nos *douars*, só era possível defender-se desses doentes acorrentando-os; em nossos hospitais psiquiátricos modernos, foi preciso multiplicar os quartos de isolamento, que ainda são insuficientes para conter o número surpreendente de "agitados nativos" que devemos isolar.

---

47 Antoine Porot e Côme Arrii, "L'Impulsivité criminelle chez l'indigène algérien: Ses facteurs". *Annales Médico-psychologiques*, n. 5, dez. 1932 (nota de Porot e Sutter).

Ora, ainda é o primitivismo que nos fornece a explicação para essa tendência à agitação. Essas manifestações psicomotoras desordenadas devem ser consideradas, em nossa opinião, segundo a ideia de Kretschmer, como a libertação repentina de "complexos arcaicos" pré-formados; reações explosivas "tempestuosas" (medo, pânico, defesa ou fuga) no caso da agitação. Enquanto o indivíduo "evoluído" está sempre sob o domínio de faculdades superiores de controle, crítica e lógica, que inibem a libertação de suas faculdades instintivas, o primitivo reage além de certo limite, por meio de uma libertação total de seus automatismos instintivos, em que é possível constatar a lei do tudo ou nada: o nativo, em sua loucura, não conhece limites.[48]

A tendência a negar as evidências se explica, para Antoine Porot e seu discípulo Jean Sutter (1911–1998) – que começou sua carreira com Porot em 1938, como chefe de uma ala em Blida-Joinville –, por uma espécie de teimosia constitutiva, uma incapacidade de integrar os dados da experiência numa objetividade comum, assim como as crianças que negam sua desobediência mesmo quando viram seus pais observá-las (com a ressalva de que as crianças têm a capacidade de evoluir):

> A única resistência intelectual de que [os nativos] são capazes se dá na forma de uma *teimosia* tenaz e insuperável, de um *poder de perseverança* que desafia todas as iniciativas e que em geral só é exercido num sentido determinado pelos interesses, instintos ou crenças essenciais. O nativo lesado torna-se rapidamente um reivindicador tenaz e obstinado. Essa redução intelectual baseada na credulidade e na teimosia aproximaria, à primeira vista, a fórmula psíquica do nativo muçulmano à de uma criança. [No entanto, esse puerilismo mental difere do comportamento de nossas crianças, no sentido de que não encontramos no

---

[48] A. Porot e Jean Sutter, "Le 'Primitivisme' des indigènes nord-africains: Ses incidences en pathologie mentale". *Sud médical et chirurgical*, Marselha, Imprimerie marseillaise, pp. 11-2, 15 abr. 1939. A biblioteca de Fanon contém um exemplar desse fascículo.

nativo esse espírito curioso que as leva a questionamentos, a porquês intermináveis, incitando-as a conexões imprevisíveis, a comparações sempre interessantes, um verdadeiro esboço do espírito científico, do qual o nativo é destituído.][49]

Logo, os nativos estavam fixados não num estágio de desenvolvimento ontogenético anterior, mas numa profunda diferença filogenética. Porot e Sutter concluem assim seu ensaio:

> Pois o primitivismo não significa falta de maturidade, uma interrupção do desenvolvimento do psiquismo individual; [...] ele tem raízes muito mais profundas e pensamos até que seu substrato deve estar numa disposição particular se não da arquitetura, ao menos da hierarquização "dinâmica" dos centros nervosos.[50]

Em um documento datilografado não publicado, Fanon faz de novo tábula rasa dos pressupostos e parte de uma reflexão filosófica sobre as condições culturais e a história legal da confissão, citando Sartre, Bergson, Nabert, Dostoiévski e sobretudo Hobbes:

> Existe um polo moral da confissão: aquilo que se chamaria de sinceridade. Mas existe também um polo cívico, e é sabido que essa posição era cara a Hobbes e aos filósofos do contrato social.
> Confesso como homem e sou sincero. Confesso também na condição de cidadão e, assim, autentico o contrato social. Por certo, essa duplicidade está inserida na existência cotidiana, mas em determinadas circunstâncias é preciso saber invertê-la.[51]

---

49 A. Porot, "Notes de psychiatrie musulmane". *Annales Médico-psychologiques*, maio 1918. Entre colchetes está a nota acrescentada por A. Porot e J. Sutter, op. cit., pp. 4-5.
50 Ibid., p. 18.
51 Ver p. 243 neste volume. Alice Cherki (op. cit., p. 31) observa que, durante seus estudos, Fanon tinha se apaixonado pela medicina legal.

Portanto, a confissão só faz sentido num grupo que o indivíduo reconheça e que, por sua vez, o reconheça. Salvo nas jurisdições totalitárias, seu papel é mínimo nos procedimentos judiciários modernos, pois já não tem o estatuto de prova (é possível acusar a si mesmo sob coação ou para inocentar o culpado). O reconhecimento da culpa deve então ser compreendido como um meio de facilitar a reintegração no grupo social, uma vez provada a culpa. Ora, isso supõe a existência de um grupo homogêneo, contexto imprescindível, em que o indivíduo se inseriu em dado momento, mesmo que na prática esse contexto passe despercebido em virtude precisamente de sua evidência e necessidade. O texto publicado sobre essa intervenção começa neste ponto da reflexão: só pode haver reinserção num grupo se o indivíduo já for parte integrante dele. Como pertencem a um grupo distinto, com suas próprias normas éticas e sociais (entre as quais um código de honra diferente), os "nativos" norte-africanos não podem legitimar um sistema estrangeiro por meio da confissão. Eles podem se submeter ao julgamento, no qual veem apenas a decisão de Deus. Fanon não deixa de ressaltar que se submeter a um poder não significa aceitá-lo:

> Para o criminoso, reconhecer seu ato perante o juiz implica desaprovar esse ato, implica legitimar a irrupção do público no privado. O norte-africano, ao negar, ao se retratar, não estará se recusando a isso? Sem dúvida, vemos assim concretizada a separação total entre dois grupos sociais coexistentes – tragicamente, há que se lamentar –, mas cuja integração recíproca não foi iniciada. Essa recusa do acusado muçulmano em autenticar, pela confissão de seu ato, o contrato social que lhe é proposto significa que a submissão, por vezes profunda, que percebemos que ele demonstra perante o poder (judiciário, no caso) não pode ser confundida com uma aceitação desse poder.[52]

Ele a praticaria em seguida, segundo seu irmão Joby, por ocasião de sua estada na Martinica em 1952.
52 Ver p. 240.

Portanto, o interesse desse problema de medicina legal é revelar que na sociedade colonial não há contrato social compartilhado, não há adesão do indivíduo a um todo social e jurídico. Aqui se revela uma contradição inconciliável entre a compreensão contratual do social e o colonialismo, ainda que ele tivesse levantado essa bandeira como uma de suas justificativas. Mais uma vez, a ideologia de uma patologia mental e de um caráter naturalmente ligados a uma raça, por mais espontânea que tivesse parecido, não passava de um dispositivo destinado a mascarar essa contradição. Sob a capa da ciência, a naturalização da doença mental com base racial significava, na realidade, transformar em norma natural certa estrutura cultural importada da Europa.[53]

Fanon e Azoulay tinham observado que as dificuldades de aplicação da socioterapia para os homens argelinos na enfermaria de Blida vinham do fato de que "o biológico, o psicológico e o sociológico haviam se separado apenas por uma aberração do espírito".[54] Para explorar as relações reais dessas dimensões e compreender as conexões que unem os membros individuais de um grupo a um todo social, Fanon consultou seus livros, em especial de sociólogos e antropólogos, como André Leroi-Gourhan,[55] Georges Gusdorf e Mar-

---

53 Fanon atacou a neurologia da mesma maneira durante a Guerra da Argélia: "Essa forma particular de patologia (a contratura muscular generalizada) já chamara a atenção antes do começo da revolução. Mas os médicos que a descreviam diziam tratar-se de um estigma congênito do nativo, uma originalidade (?) do seu sistema nervoso, na qual afirmavam encontrar a prova de uma predominância, no colonizado, do sistema extrapiramidal. Na realidade, essa contratura é simplesmente o acompanhamento postural, a existência, nos músculos do colonizado, da sua rigidez, da sua reticência, da sua recusa diante da autoridade colonial". Frantz Fanon, *Les Damnés de la terre*, p. 280; *Œuvres*, op. cit., p. 658. [Ed. bras.: *Os condenados da terra*, trad. Enilce Albergaria Rocha e Lucy Magalhães. Juiz de Fora: Ed. UFJF, 2010, p. 336.]
54 Ver p. 183.
55 Fanon e Azoulay retomam quase *ipsis litteris* longas passagens de um texto de Leroi-Gourhan que traça um quadro da situação demo-

cel Mauss, cujo conceito de fato social total ele adota.[56] Para Fanon, entre as práticas cruciais que definem uma sociedade, na interseção entre a economia, a lei, a religião, a magia e a arte, as atitudes em relação à loucura tinham um papel essencial. Ele deixou vários textos interessantes nesse campo, dos quais o mais surpreendente é, sem dúvida, um artigo de 1956, escrito em colaboração com François Sanchez, sobre a "Atitude do muçulmano magrebino diante da loucura". Em vez de recorrer à grande tradição de escritos medievais árabes sobre a loucura como doença mental, Fanon e Sanchez se concentram nas reações populares perante os doentes, estudando-as por meio da observação dos procedimentos terapêuticos dos marabutos e encomendando traduções dos tratados de demonologia em que se fundamentavam essas práticas. O curioso, segundo eles, é que, apesar de na Europa a loucura ser encarada como doença, e não como perversão, as reações, tanto fora quanto no interior do hospital, ainda se baseiam num esquema mental moral e não médico. Os enfermeiros psiquiátricos tendem a "punir" pacientes que causam problemas, e os membros de sua família se sentem pessoalmente ofendidos por essa atitude:

> O ocidental crê, em geral, que a loucura aliena, que não seria possível compreender o comportamento do doente sem levar em conta a doença. Contudo, na prática essa crença nem sempre acarreta uma atitude lógica, e tudo se passa como se o ocidental com frequência se esquecesse da doença: o alienado parece experimentar alguma complacência na própria morbidez e tende a se aproveitar mais ou menos dela para abusar de seu entorno.[57]

---

gráfica, cultural e legal dos "nativos" da Argélia, mas os modificam sutilmente para ressaltar a natureza colonial dessa situação. Ver André Leroi-Gourhan e Jean Poirier, *Ethnologie de l'Union française*, v. 1, *Afrique* (Paris: PUF, 1953), p. 121 e ss.
56 Marcel Mauss, "Ensaio sobre a dádiva [1923-24]" in *Sociologia e antropologia*, trad. Paulo Neves. São Paulo: Ubu Editora, 2018.
57 Ver pp. 245-46.

A visão norte-africana sobre a loucura é diferente: "Se existe uma certeza bem assentada, é a do magrebino em relação à loucura e seu determinismo: o doente mental é absolutamente alienado, não tem responsabilidade por seus transtornos; somente os gênios detêm plena responsabilidade por eles".[58]

Se pensarmos realmente que o louco está doente por ser controlado por forças exteriores (os *djnoun*, ou gênios), não podemos atribuir intencionalidade, muito menos moralidade, aos comportamentos dos pacientes:

> A mãe insultada ou espancada pelo filho doente jamais vai ousar acusá-lo de desrespeito ou de desejos homicidas; ela sabe que o filho não seria capaz de desejar deliberadamente seu mal. Jamais se chega sequer a considerar a questão de lhe atribuir atos que não decorram de sua vontade, sujeita por completo ao domínio dos gênios.[59]

Fanon considera que essas sociedades estão mais avançadas em termos de "higiene mental", isto é, em cuidados dispensados localmente, do que as sociedades europeias, mas não em razão de algum fascínio pelo que a própria doença revelaria (e, nesse ponto, ele está muito longe do Foucault de *Folie et déraison* [Loucura e desrazão]): "Não é a loucura que suscita respeito, paciência e indulgência – é a pessoa acometida pela loucura, pelos gênios; é a pessoa como tal".[60]

A Europa deve então tirar lições dessas atitudes se deseja desenvolver sistemas de assistência melhores para os pacientes, mas isso não significa, segundo Fanon, ter que abandonar uma perspectiva científica em psiquiatria. O artigo termina com uma frase em destaque contendo a seguinte afirmação: "*Se a Europa recebeu dos países muçulmanos os primeiros rudimentos de uma assistência aos alienados, ela lhes*

---

58 Ver p. 247.
59 Ibid.
60 Ver p. 249.

ofereceu, em retribuição, uma compreensão racional das enfermidades mentais!".[61]

Para além da instituição

A reflexão sobre a experiência de Blida mostrara a Fanon que deviam ser considerados os aspectos culturais, e não só os sociais, para que o modelo da terapia institucional funcionasse. Ele se perguntou então se seria possível conceber outras estruturas de higiene mental que não a própria instituição hospitalar. Num artigo de 1957 escrito em colaboração com um dos internos de Blida, o dr. Slimane Asselah, sobre a agitação (a violência dos pacientes e sua ligação com a instituição), texto que indica pela primeira vez distância em relação a Tosquelles, Fanon questiona de novo a ideia de que o hospital pode substituir o meio exterior, acrescentando que, nesse caso, as relações de poder do exterior também seriam transpostas:

> Não nos parece de todo descabido relembrar aqui que a compreensão da necessidade de organizar o serviço clínico, de institucionalizá-lo e nele viabilizar condutas sociais não deve provocar uma mistificação fundada em referências externas. É assim que podem ser entendidas expressões como: hospital-aldeia; hospital reflexo do mundo exterior; dentro do hospital é como do lado de fora, o paciente deve se sentir em casa... É questionável se essas expressões não são uma tentativa de mascarar a realidade por trás de preocupações humanitárias falsamente psicoterapêuticas. E Le Guillant tem mil vezes razão ao condenar essas atitudes descoladas da realidade.[62]

Por isso, durante seus últimos anos em Túnis, além do trabalho no jornal *El Moudjahid* e das atividades políticas, Fanon

---

61 Ver p. 250.
62 Ver p. 139.

consagrou energia considerável à instalação e à direção de um centro-dia, ligado ao Hospital Charles-Nicolle, para substituir a hospitalização psiquiátrica. O último de seus artigos científicos, publicado em 1959, é um longo relatório sobre essa experiência de quase dois anos. Fanon parece ter ficado particularmente orgulhoso desse centro e o considerava um modelo avançado de assistência psiquiátrica a ser desenvolvido em qualquer lugar, sobretudo nos países descolonizados, em virtude de seu baixo custo e da grande eficácia terapêutica.[63] A vantagem de um centro-dia em comparação com uma instituição de internação é que a socioterapia pode ocorrer no ambiente social e cultural normal dos pacientes, que voltam para casa à noite, depois de terem se submetido a uma série de tratamentos apropriados durante o dia, compreendendo, se necessário, sessões iniciais de terapia de choque ou de hipnoterapia, e uma variedade de psicoterapias, individuais ou em grupo. Nesse artigo, para justificar sua recusa à internação, Fanon volta várias vezes à ideia, herdada de Ey, de que a loucura é uma patologia da liberdade:

> A doença mental, numa fenomenologia que deixaria de lado as grandes alterações da consciência, apresenta-se como uma verdadeira patologia da liberdade. A doença situa o doente num mundo em que sua liberdade, sua vontade e seus desejos são constantemente violados por obsessões, inibições, contraordens e angústias. A internação clássica limita con-

---

63 F. Fanon, "A internação diurna na psiquiatria: valor e limites", neste volume pp. 61-101. Fanon conhecia as clínicas psiquiátricas "de portas abertas" por intermédio do texto de Georges Boittelle e Claudine Boittelle-Lentulo "Quelques Réflexions sur le fonctionnement d'un *open-door*" (*L'Information Psychiatrique*, v. 29, n. 1, pp. 15-8, 1953), sobre uma experiência no Hospital Psiquiátrico de Cadillac, e também da pesquisa "L'Assistance psychiatrique hospitalière en Angleterre", de Henri Ueberschlag (*L'Information Psychiatrique*, v. 31, n. 7, pp. 332-47, 1955; v. 31, n. 9, pp. 476-98, 1955), que compreende uma seção sobre o Mapperley Hospital, de Nottingham, e seu diretor, o pioneiro da psiquiatria diurna, Duncan Macmillan.

sideravelmente o campo de ação do paciente e lhe interdita qualquer compensação e qualquer deslocamento, restringindo-o ao espaço fechado do hospital e condenando-o a exercer sua liberdade no mundo irreal dos fantasmas. Não surpreende, portanto, que o paciente só se sinta livre em sua oposição ao médico que o mantém preso. [...] No hospital-dia [...] a instituição, na verdade, não tem nenhum controle sobre a liberdade do paciente, sobre sua manifestação imediata. [...] Para o paciente, o fato de se cuidar por meio do vestir-se, do corte dos cabelos e, acima de tudo, da intimidade de toda uma parte do dia passada fora do ambiente hospitalar reforça e, em todo caso, mantém sua personalidade em contraposição à integração dissolvente em um hospital psiquiátrico, que abre caminho aos fantasmas da fragmentação corporal ou da erosão do ego.[64]

Fantasmas de fragmentação física, desagregação da identidade, que a instituição psiquiátrica só reforça, mas não transforma: essas noções já tinham sido utilizadas por Fanon em *Pele negra, máscaras brancas* para descrever a alienação produzida pelo olhar racista e pela instituição colonial na própria experiência vivida do negro, desagregadores análogos à fase inicial de dissolução neurológica na gênese da doença mental.[65] Mas o mundo estava mudando e já não se tratava de perpetuar na medicina estruturas essencialmente alienantes. O programa de saúde mental para um país novo que Fanon

---

64 Ver pp. 87-88, 94.
65 Id., *Pele negra, máscaras brancas*, op. cit., p. 126 (*Œuvres*, op. cit., p. 158). O foco dessa obra é a alienação produzida pela consciência compulsiva do corpo/objeto que o olhar racista incute em sua superfície, a pele. Fanon compreende essa dissolução como análoga à cisão soma/psique induzida pela doença neurológica. Os capítulos do livro podem ser lidos como a descrição das reconstruções patológicas que se dão no contexto histórico e sociológico das colônias do Antigo Regime, incluindo o movimento da negritude, sentido, após Sartre, como momento negativo na dialética de uma fenomenologia do espírito colonizado (ibid., p. 146; *Œuvres*, op. cit., p. 171).

expõe em seu artigo sobre o Centro-Dia de Neuropsiquiatria em Túnis poderia, aliás, servir de modelo ao que se tornaria, sob o nome de "psiquiatria de setor", uma dimensão essencial do tratamento psiquiátrico também na Europa.

Não há dúvida de que Fanon amava sua vida de revolucionário, de jornalista e de embaixador. Mas, uma vez conquistada a independência, ele tinha a intenção de dedicar o resto de seus dias à organização, em sua área, de estruturas capazes de resolver da melhor maneira possível as patologias da liberdade. Sua prática científica e clínica é inseparável de todas essas suas vidas, vividas sem reserva.[66]

JEAN KHALFA é professor de História do Pensamento Francês no Trinity College na Universidade de Cambridge e organizador, com Robert Young, do volume *Écrits sur l'aliénation et la liberté* (La Découverte, 2015).

TRADUÇÃO Celia Euvaldo

---

66 Meus agradecimentos à sra. Mireille Fanon-Mendès France e ao sr. Olivier Fanon, que me deram acesso aos documentos necessários para esta pesquisa, bem como ao Institut Mémoires de l'Édition Contemporaine (IMEC), de Caen, ao Centre National de Recherches Préhistoriques, Anthropologiques et Historiques (CNRPAH), de Argel, ao Leverhulme Trust e à British Academy, que o facilitaram enormemente.

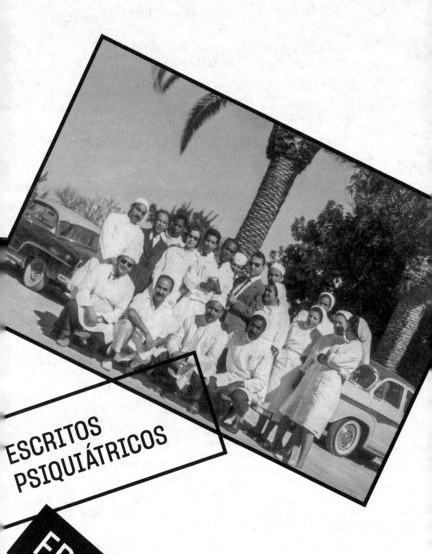

ESCRITOS PSIQUIÁTRICOS

FRANTZ FANON

[1]
REFLEXÕES SOBRE A CLÍNICA PSIQUIÁTRICA

A INTERNAÇÃO DIURNA NA PSIQUIATRIA: VALOR E LIMITES (1)

FRANTZ FANON, 1959[1]

INTRODUÇÃO GERAL

Após a Segunda Guerra Mundial, os problemas da assistência psiquiátrica se apresentaram com grande acuidade a seus praticantes nos mais diversos países. Sabe-se que, desde antes de 1938, a prioridade era conferida, de um lado, à prevenção e à detecção precoce dos distúrbios mentais e, de outro, à simplificação das formalidades administrativas em torno da hospitalização dos doentes mentais.

A lei adotada em 1938 na França, para citar apenas um exemplo,[2] visava justamente retirar dos manicômios seu caráter prisional. Durante a guerra, a recrudescência dos distúrbios mentais e, acima de tudo, sua súbita eclosão levaram os médicos anglo-saxões a intensificar a prática do *open door* nos hospitais psiquiátricos. Essa fórmula de portas abertas, inaugurada por Duncan McMillan[3] em Nottingham e reproduzida desde então em diversos países, permite aos pacien-

---

1 Publicado em *La Tunisie Médicale*, v. 37, n. 10, pp. 689-712, 1959.
2 [Mesmo que a referência continue a ser a França, Fanon indica que passa a trabalhar doravante numa perspectiva mais ampla.] [As notas entre colchetes são de Jean Khalfa, um dos organizadores da edição original.]
3 [Duncan McMillan (1902–1969), diretor do Hospital de Mapperley, em Nottingham, e teorizador de um hospital psiquiátrico aberto. O assim chamado *open door*, mencionado em diversas pesquisas publicadas em *L'Évolution Psychiatrique* ao longo dos anos 1950, é bem conhecido pelos psiquiatras desse período.]

tes circular livremente no interior do hospital, possibilitando, assim, o máximo de contato entre o paciente e o meio social: visitas de parentes, dispensas temporárias, férias, altas precoces, altas experimentais.

Sem dúvida, os primeiros pacientes a se beneficiar das portas abertas foram os neuropatas e os pré-psicóticos, mas o estudo dos pacientes considerados crônicos havia mostrado que, em grande parte do tempo, a maioria dos sintomas é de ordem neurótica e que, paradoxalmente, o manicômio agravava a doença, favorecendo a psicotização.[4] Um passo a mais e se inaugurava o princípio do *day hospital*, hospital-dia, cujas experiências mais convincentes foram realizadas na Inglaterra, na Dinamarca e no Canadá.

Quais são os princípios do hospital-dia? 1) De saída, o paciente não rompe com seu meio familiar e, por vezes, tampouco com seu meio profissional. 2) A sintomatologia psiquiátrica exibida pelo paciente não desaparece em decorrência do internamento, pois justamente os elementos do conflito e a configuração conflitiva se mantêm presentes e vivos nos quadros familiar, social e profissional. Não se assiste ao desaparecimento mágico da tensão, tão clássico após a internação, e tem-se constantemente a possibilidade de estudar as reações do paciente no quadro natural da sua existência.

No modelo antigo de hospital psiquiátrico, subtraía-se o paciente de seu ambiente conflitivo e muito amiúde se tinha a impressão de um desaparecimento súbito dos sintomas neuróticos logo que as portas do manicômio se fechavam atrás dele. Era nesse sentido que se podia dizer que a internação provocava uma distensão. Mas as atitudes neuróticas continuavam presentes e assistia-se à sua ab-reação diante da primeira visita da esposa ou do marido ou diante da primeira menção às antigas dificuldades. O manicômio envolvia o

---

4 [Sobre a agitação e as psicoses provocadas pelo manicômio, ver o artigo "O fenômeno da agitação no meio psiquiátrico", redigido em conjunto com Slimane Asselah, p. 129.]

paciente num manto protetor, porém era uma falsa proteção, pois favorecia a letargia do paciente, essa espécie de sono acordado durante o qual ele levava uma vida vegetativa. E a atenção do médico era dirigida unicamente às perturbações do comportamento do paciente, oriundas, no mais das vezes, das condições de vida no âmbito manicomial.

A tentativa feita por médicos de criar no interior do hospital uma neossociedade (é esse o esforço da socioterapia) visava justamente impor ao paciente situações similares ao mundo exterior, em meio às quais ele pudesse reeditar atitudes neuróticas como as que porventura existiram anteriormente.

Vê-se, portanto, que o hospital-dia atende a duas demandas: 1) o diagnóstico e o tratamento precoce dos transtornos de comportamento; 2) a manutenção do maior número de contatos do paciente com o meio exterior, de tal modo que nenhuma atitude neurótica e nenhuma situação conflitiva desapareçam magicamente. Não se trata, assim, de colocar o paciente fora de circulação da vida social, mas de pôr em movimento uma terapia dentro do quadro na vida social. Da perspectiva da assistência psiquiátrica, é uma tentativa de propiciar o desprendimento da atmosfera de segurança aparente que a existência do manicômio confere.

As experiências concretas de hospital-dia ainda são raras. Existem no máximo vinte hospitais-dia em operação no mundo. Em todos os casos, eles se encontram em países tecnicamente avançados; jamais se tentou realizar num país subdesenvolvido tal experiência. Seria importante, antes de mais nada, questionar do ponto de vista metodológico se um hospital-dia seria possível num país de baixa industrialização. Se sim, uma questão doutrinária poderia ser levantada: o hospital-dia é capaz de dar conta de todas as afecções psiquiátricas?

É preciso avaliar a importância efetiva da decisão tomada pelo governo tunisiano de criar um centro-dia de neuropsiquiatria, o único no continente africano a realizar essa experiência. São os resultados dessa experiência que estudamos aqui; é a validade desse princípio, mesmo em países subdesenvolvidos, que é defendida aqui; é nossa convicção que, daqui em diante, se tornará medicamente importante e socialmente rentável desenvolver centros-dia neuropsiquiátricos mesmo em países subdesenvolvidos.

Veremos que, em dezoito meses de atividade, o Centro-Dia de Neuropsiquiatria de Túnis recebeu e tratou mais de mil pacientes e que menos de 0,88% deles precisou de internação.

O Centro-Dia de Neuropsiquiatria de Túnis

No Hospital Geral Charles-Nicolle existia um serviço de neuropsiquiatria, criado havia mais de quarenta anos e praticamente regido pela lei de 1838. A única diferença era a prioridade relativa dada aos pacientes ditos voluntários, que se podiam beneficiar da modalidade de serviço aberto. As medidas de monitoramento em nada ficavam a dever às dos hospitais psiquiátricos em geral, que empregavam os piores métodos: camisas de força, solitárias, grades, portas trancadas e, acima de tudo, a atitude complacentemente punitiva da instituição. Um plano global da assistência psiquiátrica na Tunísia fora solicitado pelos serviços ministeriais e os psiquiatras tunisianos, de comum acordo, responderam que lhes parecia importante não mais reproduzir os estabelecimentos psiquiátricos de acordo com o padrão de grandes hospitais, que cedo ou tarde se veriam convertidos em manicômios. Eles ressaltavam, em vez disso, a necessidade de vincular aos hospitais gerais já existentes serviços neuropsiquiátricos de baixa capacidade, mas cuja eficácia terapêutica poderia ser racionalmente estudada e ampliada. Como já estava prevista uma reorganização completa do Hospital Geral Charles-Nicolle, eles propuseram às autoridades realizar a experiência imediatamente e transformar o serviço neuropsiquiátrico desse hospital em serviço-dia.

As modificações arquitetônicas foram mínimas. Cuidou-se principalmente de deitar abaixo portas, retirar grades e abandonar meios de contenção como camisas de força e algemas, e uma equipe de pacientes foi encarregada da demolição das solitárias. A pintura do prédio foi refeita e a capacidade hospitalar foi fixada em oitenta leitos: quarenta para homens e quarenta para mulheres. Na ala dedicada às mulheres, um pequeno espaço de seis leitos foi reservado para crianças.

O problema da equipe de atendimento se impunha de maneira incisiva. O pessoal antigo desenvolvera certos hábitos predominantemente repressivos. Os pacientes eram, como em grande parte dos manicômios atuais, considerados fontes de incômodo e de desentendimentos no serviço clínico; como é típico, assistia-se a uma inversão da fórmula original: longe de representarem a finalidade precípua do serviço clínico, os pacientes haviam se convertido em inimigos da tranquilidade dos funcionários. Essas considerações não são exclusivas desse caso, uma vez que a maior crítica que se faz há mais de duas décadas contra a concepção manicomial se refere justamente às relações sadomasoquistas que progressivamente se instauram entre o grupo dos enfermeiros e o grupo dos pacientes.

A equipe se encontra sob a autoridade de um supervisor. São cinco mulheres e seis homens. Cursos foram instituídos de imediato com a intenção de eliminar antigas posturas e promover atitudes em consonância com a nova concepção do atendimento. Constatou-se rapidamente que alguns enfermeiros e algumas enfermeiras não estavam dispostos a se adaptar com a presteza necessária. Em comum acordo com os médicos do serviço clínico, esses agentes solicitaram sua remoção e foram substituídos por pessoas mais jovens, que tinham uma formação geral mais sólida e que, acima de tudo, jamais haviam tido contato com doentes mentais. Esses novos enfermeiros adotaram uma postura normal diante dos pacientes.

O DIA NO CENTRO

Os pacientes chegam a partir das 7 horas da manhã. Vêm sozinhos ou acompanhados da família. Na chegada, os enfermeiros já estão a postos para acolhê-los. Cada agente se encarrega de seis a oito pacientes. Jamais ocorre de pacientes trocarem de enfermeiro. O papel do agente é de início repetir cotidianamente certos gestos técnicos (verificação da temperatura, do pulso e da tensão arterial), mas, acima de tudo, de conversar com cada um de seus pacientes e se informar a respeito de suas atividades e seus pensamentos desde a saída do centro na véspera. É recomendado que se informe mais especificamente sobre o sono do paciente, seus contatos com o cônjuge, no caso dos casados, seus pesadelos e seus sonhos. Toda manhã, quando o médico chega, um relatório deve ser elaborado. Pede-se aos enfermeiros que adotem uma postura benevolente, sobretudo quando o material onírico relatado é espetacularmente angustiante. Nesse caso, o médico deve ser avisado logo ao chegar.

Em princípio, três dias são consagrados ao serviço clínico dos homens e três ao das mulheres.[5] Mas muito amiúde, quando o médico fica ciente de que um dos pacientes está ansioso ou que dificuldades no âmbito familiar adquiriram na véspera uma dimensão fora do comum, pratica-se uma intervenção imediata.

Duas categorias de psicoterapia ocorrem no serviço clínico: psicoterapias de inspiração psicanalítica, as mais frequentes; e psicoterapias de suporte e de explicação, inspiradas, sobretudo, na teoria pavloviana do segundo sistema de sinalização. No segundo caso, na maior parte do tempo o agente designado para o paciente assiste à entrevista. Deve-se evitar interrogar a família na presença do paciente e, justamente para evitar a falta de tato dos parentes, chega-se mesmo a exigir que nada lhes seja perguntado a respeito do comportamento dele. Algumas vezes, o sujeito é inibido a tal ponto que não é possível obter informações sobre sua atividade fora do centro. Nesse caso, então, perguntamos aos parentes.

---

5 A pobreza em termos de equipe médica restringe consideravelmente a atividade terapêutica do serviço clínico. Há mais de um ano, simplesmente inexistem internos ou assistentes para oitenta pacientes. É sozinho, portanto, que o chefe do serviço clínico precisa dar conta de toda a terapia.

O almoço é servido no centro nos mesmos horários que em outros serviços hospitalares, entre 11h30 e 12h30. A tarde é dedicada a atividades coletivas. Isso pode envolver dramatização: os pacientes são reunidos pelos respectivos enfermeiros, que lhes contam uma história, tomando nota das projeções ou identificações; ou é um paciente específico que, solicitado, deve relatar suas dificuldades, e as reações dos pacientes a essas ditas dificuldades são então anotadas (retornaremos, na seção "Psicoterapia", ao que esse método oferece de interessante). Pode envolver, ainda, fabricar objetos, no caso dos homens, e tricotar, costurar, passar roupa e cozinhar, no caso das mulheres. Ou sessões de iniciação, durante as quais são ensinados cuidados com bebês e a utilização da máquina de costura e do ferro de passar.

Às 17 horas é servido o jantar e às 17h30 os pacientes começam a deixar a ala. Às 18 horas, a ala é fechada. O centro também fica fechado aos domingos.

AS INTERNAÇÕES EM MEIO PERÍODO

Ocorre com frequência que o estado de um paciente demande cuidados, mas que sua condição material não lhe permita deixar seu emprego ou interromper sua atividade. É o caso, por exemplo, de donas de casa, estudantes ou representantes comerciais. Nesses casos, é permitido ao paciente, uma vez encerrado o tratamento, deixar o serviço clínico; dessa forma, a terapia ocupacional que tantos problemas apresenta dentro dos manicômios se vê solucionada aqui, e da melhor maneira, visto que o paciente não perde o contato com o ambiente da sua práxis e os mecanismos profissionais não correm o risco de se degradar. Não nos soa utópico abordar, numa segunda etapa, um problema que nos parece importante: não seria possível, como já existe em outros países, organizar, a partir das 18 horas, um serviço noturno, em que outros pacientes em condições sociais específicas (funcionários, professores, artesãos) pudessem receber cuidados, sem que para isso precisassem interromper suas atividades profissionais?

[ANO DE 1958]

Como dissemos, o Centro-Dia de Neuropsiquiatria (CDN) de Túnis abriu suas portas em maio de 1958. De maio a dezembro desse ano, foram admitidos 345 pacientes, distribuídos da seguinte maneira[6] (Figuras 1 e 2).

Se acompanharmos a curva da duração média de permanência (Figura 1), perceberemos que, no primeiro mês, a duração média é de 53 dias, número que não voltaria a ser atingido. No mês de dezembro, por exemplo, a duração média de hospitalização foi reduzida para 26 dias. Essa diferença indica claramente que a organização do serviço foi progressivamente aperfeiçoada.

Os homens são, de longe, os pacientes mais numerosos, e o número pouco elevado de crianças se deve exclusivamente ao fato de que, no início, quisemos enfocar, sobretudo, a parcela adulta da população enferma. Foi apenas paulatinamente que pudemos implantar um espaço dedicado a crianças. A partir de 1959, elas passariam a ser admitidas em número considerável. Entre os 345 pacientes internados no Centro-Dia de Neuropsiquiatria durante os seis primeiros meses de 1958, encontramos doze israelitas (seis homens e seis mulheres), nove europeus (oito homens e uma mulher), 28 refugiados argelinos (vinte homens e oito mulheres) e 296 tunisianos.

---

6 Os pacientes são admitidos por meio da consulta externa da neuropsiquiatria do Hospital Geral Charles-Nicolle. Todos os dias, um médico neuropsiquiatra assegura a realização dessa consulta.

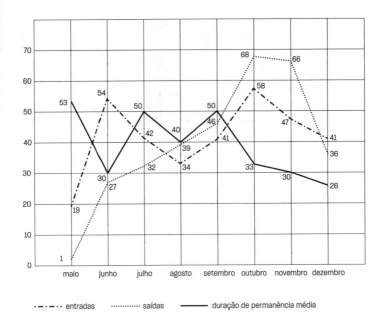

FIGURA 1 Movimentação de pacientes do Centro-Dia de Neuropsiquiatria (1958).

IDADE MÉDIA DOS PACIENTES

O estudo do diagrama (Figura 2) mostra que a maioria dos pacientes se situa entre quinze e 35 anos, com um pico de vinte e 25 anos para os homens e as mulheres, respectivamente. Essa curva é interessante, pois indica que as enfermidades mentais eclodem no período considerado pelos médicos internistas em geral como o menos exposto a doenças. O psiquiatra, por sua vez, o reconhece como o período do desabrochar do indivíduo, ao longo do qual ele escolhe uma profissão, estabelece um lar e os filhos nascem. Vale ressaltar a notável raridade de doenças no período pós-menopausa e a quase ausência de distúrbios da senilidade.

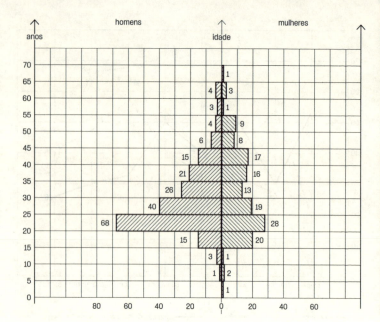

FIGURA 2 Pirâmide etária dos pacientes (1958) - 202 homens, 135 mulheres, oito crianças (quatro meninos e quatro meninas), o que corresponde a uma média de 57,5 pacientes por mês.

SITUAÇÃO FAMILIAR

Levando em conta a situação dos pacientes de acordo com a circunstância de serem solteiros, casados com filhos ou casados sem filhos, algumas observações podem ser feitas. Assim, por exemplo, de 345 pacientes, 162 são solteiros (115 homens e 47 mulheres). Os casados e com filhos são muito mais numerosos que os casados sem filhos. Nesse sentido, encontramos 105 pacientes casados e com filhos (54 homens e 51 mulheres) e apenas 28 casados e sem filhos (catorze homens e catorze mulheres).

É fácil ver que os 115 homens solteiros estão em idade de casar, mas estão sem trabalho ou o salário que recebem é tão irrisório que lhes é praticamente impossível constituir uma família (Figura 3). Do mesmo modo, é com bastante frequência que os casados com filhos se veem em condições materiais extremamente difíceis, que tornam dramático o problema do sustento e da educação da prole.

Dos 202 homens internados nos seis primeiros meses de 1958, os pequenos artesãos (tecelões, vendedores de doces, vendedores ambulantes de legumes, entre outros) respondem por um contingente de 41 e os desempregados, por 39. São os dois picos do gráfico. Esses números corroboram um dado constante na problemática da doença mental: a incerteza do amanhã e a

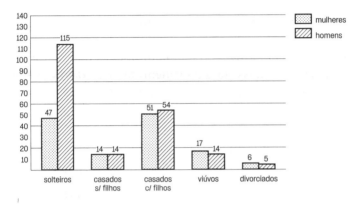

FIGURA 3 Situação familiar, diagrama comparativo entre homens e mulheres (1958).

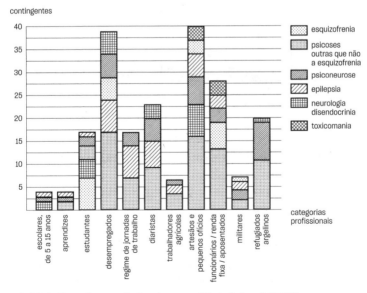

FIGURA 4 Situação econômica, homens (diagnósticos) (1958).

incúria material favorecem a eclosão dos transtornos do equilíbrio individual e, por decorrência, da inserção harmoniosa no grupo. Não é inoportuno assinalar que o contingente dos refugiados argelinos é composto aqui de vinte pessoas. Veremos que em 1959 esse número aumentará consideravelmente.

SITUAÇÃO ECONÔMICA DAS PACIENTES

Pouquíssimas mulheres trabalham. Apenas quatro, de 135 (duas são faxineiras e duas trabalham em casa). Das 65 mulheres casadas, a maioria é constituída por mulheres de diaristas e por mulheres de desempregados (Figura 5).

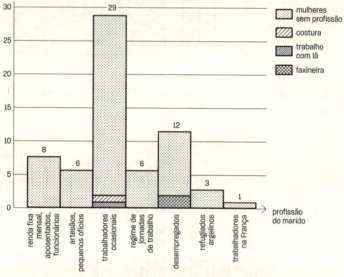

FIGURA 5 Situação econômica das pacientes (profissão do marido ou profissão exercida pela paciente) (1958).

SITUAÇÃO GEOGRÁFICA

Dos pacientes, 195 são originários da cidade de Túnis, 53 são dos arredores da cidade e 51 são das favelas (Djebel Lahmar: dezesseis; Ras Tabia: seis; Melassine, Saïda-Manoubia: 21; La Cagna: três; Le Borgel: cinco) (Figura 6).

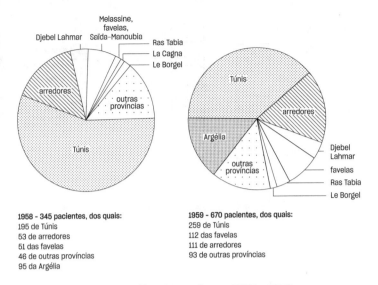

FIGURA 6 Situação geográfica dos pacientes (1958 e 1959).

Às vezes, pacientes residentes em outras províncias podem ser abrigados na casa de parentes que moram em Túnis. Nessa categoria, encontramos 46 pessoas. Entre os que residem em Túnis, seria interessante saber se nasceram na cidade ou desde quando nela residem, se estão em caráter permanente ou passageiro, se vieram para trabalhar ou para descansar. São detalhes muito difíceis de obter e temos a intenção de retomar essa questão ulteriormente.

DIAGNÓSTICO

Ao contrário do que poderíamos pensar, as psicoses (esquizofrenia, psicoses alucinatórias crônicas, manias, melancolias e paranoias) não representam a exceção no CDN. Encontramos, na verdade, em meio a 337 pacientes, 129 psicoses outras que não a esquizofrenia e 34 esquizofrenias. As psiconeuroses, as neuroses de conversão, as histerias de angústia, as neuroses obsessivas, as perversões sexuais etc. chegam a 74. Vale destacar o número relativamente elevado de epilepsias: 47 (ver Figuras 4 e 7).

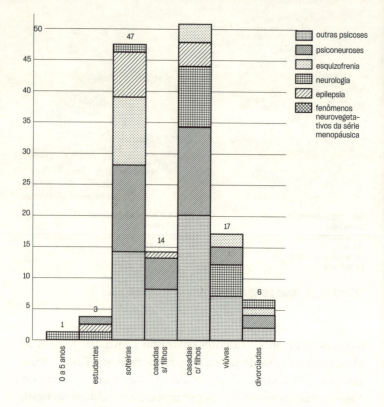

FIGURA 7 Diagnóstico (mulheres, 1958).

Ano de 1959

Durante os onze meses de 1959, 670 pacientes foram admitidos no CDN. Os progressos obtidos na redução da duração média de permanência não esmoreceram. Nesse sentido, encontramos uma duração excepcional de quinze dias no mês de novembro. As proporções constatadas em 1958 se repetiram aqui. Para 232 mulheres, encontramos 322 homens. Destacamos o grande número de crianças hospitalizadas em 1959: 116 (69 meninos e 47 meninas). As crianças são frequentemente enviadas do âmbito escolar ou do âmbito familiar, em virtude de encefalopatias infantis, retardamento intelectual, gagueira, enurese, entre outros. (Figura 8).

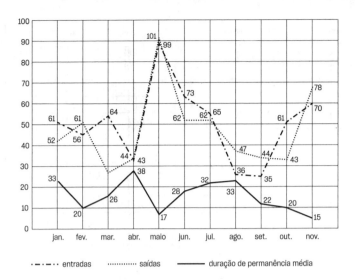

FIGURA 8 Movimentação de pacientes do CDN (1959).

IDADE MÉDIA

Encontramos em 1959 as mesmas características relacionadas à idade dos pacientes: os distúrbios mentais apareciam entre vinte e 35 anos. Quanto mais amadurecemos, melhor nos comportamos, algo que precisaria ser formulado em outros termos: quanto mais amadurecemos, melhor nos suportamos (Figura 9).

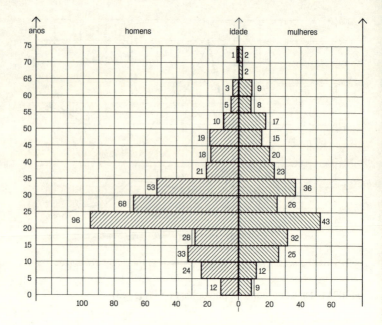

FIGURA 9 Pirâmide etária dos pacientes (1959).

SITUAÇÃO FAMILIAR

Em 1959, encontramos também 274 pacientes solteiros e 213 casados e com filhos. Os casados sem filhos, os viúvos e os divorciados representam um contingente ínfimo na população do serviço clínico (Figura 10).

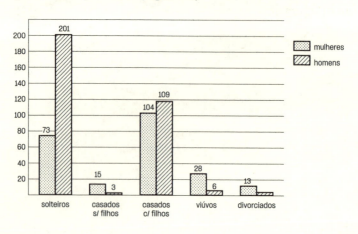

na página anterior:
FIGURA 10 Situação familiar, diagrama comparativo entre homens e mulheres (1959).

SITUAÇÃO ECONÔMICA DOS PACIENTES HOMENS

Um elemento importante desse diagrama é o número elevado de refugiados argelinos (95), perfazendo mais que um sexto do total de pacientes. A patologia do refugiado, altamente polivalente e sempre muito grave, deverá ser objeto de um trabalho posterior. Assim como ocorre em outras seções, vale destacar o grande número de escolares e, naturalmente, a significativa posição dos desempregados e dos que exercem "pequenos ofícios" (Figura 11).

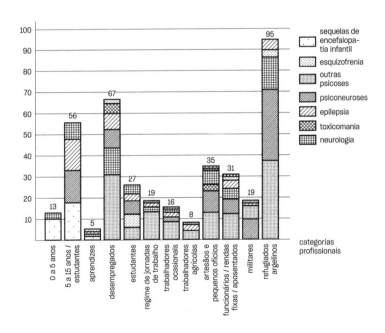

FIGURA 11 Situação econômica, homens (diagnósticos) (1959).

SITUAÇÃO ECONÔMICA DAS PACIENTES

Constatamos que, em geral, as mulheres não trabalham. Só o fazem, por razões evidentes, as viúvas e as divorciadas. As mulheres de desempregados, aliás, representam a grande maioria das mulheres hospitalizadas (Figura 12).

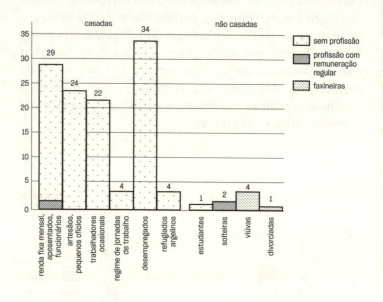

FIGURA 12 Situação econômica das pacientes (profissão do marido ou profissão exercida pela paciente) (1959).

É normal que a maioria dos pacientes hospitalizados no serviço-dia resida na cidade. Assinalemos, porém, que, ao contrário do que se poderia pensar, pacientes da cidade de Túnis são mais numerosos que os das favelas. Também vale ressaltar, em 1959, o grande número de refugiados argelinos acometidos por transtornos mentais, que ultrapassa o dos tunisianos vindos de províncias outras que não a de Túnis (95 para 93, respectivamente) (Figura 6).

DIAGNÓSTICO

Vale destacar o número ainda elevado das psiconeuroses e das psicoses. Em 1959, registramos também a aparição no serviço clínico de um grande número de encefalopatias infantis, assim como de inúmeros casos neurológicos (Figuras 11 e 13).

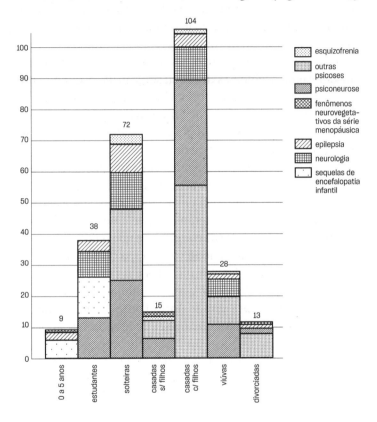

FIGURA 13 Diagnósticos (mulheres, 1959).

Atividade terapêutica do serviço clínico

INSULINOTERAPIA

Ao longo dos dezessete meses transcorridos, 171 pacientes foram tratados por meio da insulinoterapia: 84 pré-comas (choque úmido) e 87 choques insulínicos clássicos. Na média, os pacientes tiveram 45 comas e 35 choques úmidos.

Do ponto de vista prático, a insulinoterapia em hospital-dia apresenta problemas de difícil solução. Por exemplo, precisamos nos manter vigilantes no início, pois com frequência os pacientes se esquecem de vir em jejum e, consequentemente, se mostram resistentes a doses significativas de insulina.[7] Por vezes, em razão de a dose de insulina administrada ser bastante elevada, pode acontecer de um paciente vir um dia em jejum, e isso é obviamente um incidente que é necessário prever, daí a vigilância específica a ser mantida pela equipe encarregada dessa terapia. O paciente deve recuperar a consciência em toda a sua clareza para que possa, chegada a hora, deixar o serviço clínico e voltar a seu domicílio.

Outro problema é o das recaídas em coma fora do serviço hospitalar. Cabe dizer que, no todo, esses incidentes foram raros e sempre sem maiores consequências: quatro em 1958 e um durante os onze meses de 1959. Tendo sido, em todas as ocasiões, dadas as devidas explicações aos parentes, quase nunca foi requisitado o auxílio de um médico. Imediatamente os próprios membros da família administraram açúcar ao paciente. Em 1958, tivemos um incidente bastante grave: um edema cerebral que nos levou a recolher, por uma noite, o paciente ao serviço clínico.

---

7 Trata-se de verdadeiras curas de Sakel [terapia de choque insulínico]. A título indicativo, chegamos a atingir o quinto grau na nomenclatura sul-americana. Não é raro que, para casos de antigas esquizofrenias insulinorresistentes, seja atingida a dosagem de quatrocentas a quinhentas unidades de insulina.

Entre os nossos temores havia o espectro do mês do Ramadã, durante o qual os pacientes correm o risco combinado de acordar tarde demais, fatigando, assim, o córtex, e de acumular reservas de açúcar em proporções tais que o coma hipoglicêmico se tornaria praticamente irrealizável. Na realidade, constatamos o seguinte: a importância dos desjejuns vespertinos é de tal ordem que a afetividade e os fatores emocionais que o paciente investe nessas vigílias compensam amplamente os inconvenientes de menor monta apontados.

Vale destacar também que o despertar agitado e com forte descarga de agressividade, típico dos hospitais psiquiátricos, jamais foi observado no centro. Na verdade, não nos parece utópico afirmar que o paciente sabe o tempo todo que deve partir às 17h30. Não existe abandono da personalidade na atmosfera hospitalar, e, sim, a preocupação constante de manter o autocontrole. Não se veem no hospital-dia pacientes letárgicos, sonolentos, obtusos e indolentes, tão habituais na prática da insulinoterapia realizada no âmbito manicomial.

TERAPIAS DE SONO E DE DISTENSÃO

Em cada serviço existem cinco quartos individuais reservados às terapias de sono. Quando o paciente chega, lhe é servida uma farta refeição, totalizando mais de 1,2 mil calorias. Logo em seguida, efetua-se a administração dos medicamentos. Em princípio, o paciente dorme até as 16h30. A terapia de sono se estende, portanto, das 8h30 às 16h30, com uma interrupção de um quarto de hora às 12h30. Das 16h30 às 17h30, o paciente é chamado a si e desperto. Uma dose variável de neurolépticos lhe é dada para a noite.

Uma ou duas vezes por semana, logo após a refeição matinal e antes do adormecimento, um médico faz uma entrevista psicoterapêutica. A terapia dura de duas a três semanas. Nos casos menos graves, é instituída uma terapia de distensão, com o auxílio predominante de neurolépticos. Também nesses casos, o mesmo princípio é seguido e a duração do tratamento é, em grande medida, igual à da terapia de sono.

NEUROLOGIA

Tendo em vista que o Hospital Geral Charles-Nicolle não possui serviço neurológico, todos os pacientes acometidos por afecções do sistema nervoso são tratados no Centro-Dia de Neuropsiquiatria: esclerose múltipla, paralisia geral, tumores, entre outros. Realizamos – e consideramos uma experiência extremamente interessante – mais de setenta encefalografias gasosas.[8] Todos os pacientes deixaram o serviço clínico à tarde e retornaram no dia seguinte. Esse método de investigação foi utilizado simultaneamente com homens, mulheres e crianças.

Se realizamos encefalografias gasosas, por certo podemos realizar também uma quantidade significativa de punções lombares sem qualquer incidente. Vários casos de tumores cerebrais (treze) foram diagnosticados dessa forma no centro.

SISMOTERAPIA

Dos mil pacientes admitidos no centro durante os dezessete meses, 72 foram tratados por meio da sismoterapia. Em geral, utilizamos o eletrochoque simples, unicamente para desbloquear o paciente ou para interromper um circuito ansiógeno que se revele penoso demais. A média global do número de sessões jamais passou de três. Alguns poucos incidentes merecem destaque, entre os quais uma luxação de ombro.

PSICOTERAPIA

O princípio condutor de nossas intervenções psicoterapêuticas é o de que a consciência deve ser afetada o menos possível. Daí a raridade das narcoanálises ou dos choques anfetamíni-

---

8 [Técnica pesada e complicada, abandonada a partir dos anos 1970. Fanon tentou pôr em prática desde o início todos os cuidados que ali pudessem ser oferecidos.]

cos. Não reconhecemos o valor terapêutico das dissoluções da consciência. O serviço clínico está voltado à tomada de consciência, à verbalização, à explicação, ao reforço do ego.

Sessões de dramatização: conta-se uma história, na qual um paciente expõe suas dificuldades, e cada paciente do grupo estudado é convidado a dar sua opinião. Com frequência surgem críticas, que eventualmente podem assumir o aspecto de acusação maníaca em caso de identificação especular.

Pode-se invocar aqui o termo "sociodrama",[9] com a diferença de que nos esforçamos para evitar situações fictícias. Assim, damos prioridade às biografias de pacientes expostas pelos interessados. Essa exposição, ao longo da qual o paciente mostra, comenta e confronta as próprias respostas aos conflitos, provoca posicionamentos, críticas e reservas da parte dos ouvintes. Correlativamente, o paciente tenta se justificar por meio de suas condutas, o que reintroduz a prioridade da razão em detrimento das atitudes fantasmáticas e imaginárias.

Utilizamos igualmente o método psicanalítico no Centro--Dia de Neuropsiquiatria. Suas aplicações não são originais: histeria de angústia, depressão neurótica, distúrbios da sexualidade (impotência, vaginismo, homossexualidade), entre outras. Tendo em vista que os pacientes não remuneram o médico, a neurose de transferência é particularmente atípica. Também intervimos com frequência para ativar o dinamismo contratransferencial. A periodicidade é sempre a mesma: sessões diárias, exceto aos domingos; a duração da sessão é de quarenta minutos.

O Centro-Dia de Neuropsiquiatria de Túnis, criado há dezesseis meses, é a única instituição desse gênero no continente africano. Para uma capacidade hospitalar de oitenta leitos, mais de mil pacientes foram admitidos. Menos de 1% deles

---

9 [No sentido das técnicas de psicodrama do psiquiatra americano de origem romena Jacob L. Moreno (1889–1974), que cita Merleau--Ponty.]

foi encaminhado ao Hospital Psiquiátrico de La Manouba. Por mais que a maioria dos pacientes seja de pré-psicóticos, pudemos constatar um número relativamente elevado de autênticas psicoses. Nenhum acidente médico ou médico-legal ocorreu.

A INTERNAÇÃO DIURNA NA PSIQUIATRIA: VALOR E LIMITES (2)
CONSIDERAÇÕES DOUTRINÁRIAS

FRANTZ FANON E CHARLES GERONIMI, 1959[1]

O CENTRO-DIA DE NEUROPSIQUIATRIA DE TÚNIS

Na história da psiquiatria, a doutrina da assistência aos doentes mentais e a concepção da doença em sua causalidade e em seu dinamismo evoluíram, ao mesmo tempo que se aprofundavam nossos conhecimentos sobre a doença mental. A assistência foi concebida, antes de mais nada, como proteção: proteção da sociedade contra o doente por meio do internamento; proteção do alienado contra ele próprio por meio do manicômio, que lhe oferecia um quadro tranquilizador, fechado em si mesmo e onde se podia viver uma vida sem crises e sem dramas, uma existência cada vez mais calma, mas também cada vez menos socializada. Subsequentemente, a assistência se quis terapêutica e preventiva, com a modernização da legislação, a introdução de métodos biológicos, a criação de serviços abertos e a multiplicação de dispensários.

Contudo, uma modalidade de assistência e de terapêutica da doença mental, surgida há alguns anos, pareceu-nos encorajadora o suficiente para suscitar uma experiência na Tunísia. Trata-se da fórmula do hospital-dia, como inaugurada pela escola anglo-saxã.

Foi no interior do Hospital Geral Charles-Nicolle, hospital geral de policlínica, que foi criado o Centro-Dia de Neuropsiquiatria de Túnis. Os pacientes ali chegam pela manhã, a partir das 7 horas, recebem os cuidados e voltam para casa às 18 horas.

---

1 *La Tunisie Médicale*, v. 37, n. 10, pp. 713-32, 1959.

Duas características o distinguem, pois, de outros estabelecimentos psiquiátricos: de um lado, sua vinculação a um hospital geral e, de outro, sua fórmula de hospitalização diurna.

No plano doutrinário, e levando em conta a orientação radicalmente biológica e físico-química dos estudos sobre o sistema nervoso, consideramos fundamental que os serviços de psiquiatria sejam vinculados ao hospital geral. A psiquiatria já não é mais isolada, já não é mais a medicina alienista e relativamente alienada da pré-história psiquiátrica. No exercício de sua especialidade, o médico psiquiatra conta com a infraestrutura material do hospital geral: serviços de radiologia, laboratórios de bioquímica e de anatomopatologia... No mesmo sentido, ele estabelece contatos frequentes com outros colegas internistas ou cirurgiões. Uma vez que não se vê mais trancado no manicômio com "seus loucos", o psiquiatra deixa de assumir, aos olhos dos colegas, esse caráter fantasmático, misterioso e, no seu conjunto, ligeiramente inquietante.

Também aos olhos de seus pacientes – e esse aspecto nos parece importante –, ele continua a ser um médico como os outros. A internação no serviço de neuropsiquiatria do hospital geral perde a maior parte de seu aspecto dramático. A reintrodução da psiquiatria na medicina corrige, de maneira substancial, os preconceitos amplamente enraizados na opinião pública e transforma o louco em paciente.

Contudo, a dimensão crucial do hospital-dia consiste na liberdade plena que ele concede ao paciente, rompendo, de forma estrondosa, com a coerção relativa e por vezes absoluta que a internação acarreta. É verdade que essa liberdade (a possibilidade de deixar o hospital) é oferecida a ele na fórmula do serviço aberto. Mas convenhamos que se trata, no mais das vezes, de uma liberdade formal. Todos os médicos do serviço aberto sentiram a tentação (e a ela já sucumbiram) de se opor à saída de um paciente que manifestamente não foi curado e que, não suportando mais a hospitalização, reivindicava sua liberdade.[2]

---

2 Um dos autores instituiu e dirigiu por dois anos o único serviço aberto da Argélia. A legislação francesa aplicada na Argélia permite,

É patente, e nossa experiência confirma isso todos os dias, que a semi-internação para um paciente mental, com a possibilidade de à noite encontrar seus parentes, seus amigos, seu mundo de relações, é mais facilmente aceita que a internação completa.

Vê-se que todas essas condutas envolvem o problema sempre crucial da consciência da enfermidade na psiquiatria. A internação implica para o paciente, mais ou menos explicitamente, que ele deve se desarmar, se entregar a nós, que a luta se tornou desigual e que ele precisa, literalmente, de tutela e proteção. A internação diurna se apresenta, por outro lado, como apoio passageiro, como reforço momentâneo da personalidade, como uma visita prolongada ao terapeuta. Os vínculos paciente-terapeuta se normalizam. Não há mais, e já não pode haver, essa chantagem que o corpo médico e os enfermeiros, conscientemente ou não, fazem pesar sobre o paciente.

O paciente não experimenta mais sua eventual saída como produto da boa vontade do médico. A dialética sumária do senhor e do escravo, do prisioneiro e do algoz, criada pela internação ou pela ameaça de internação, é radicalmente desfeita. O encontro médico-paciente, no quadro do hospital-dia, passa a ser permanentemente o encontro de duas liberdades. Isso é necessário para qualquer terapêutica e tanto mais na psiquiatria.

A doença mental, numa fenomenologia que deixaria de lado as grandes alterações da consciência, apresenta-se como uma verdadeira patologia da liberdade. A doença situa o doente num mundo em que sua liberdade, sua vontade e seus desejos são constantemente violados por obsessões, inibições, contraordens e angústias. A internação clássica limita consideravelmente o campo de ação do paciente e lhe interdita qualquer compensação e qualquer deslocamento, restringindo-o ao espaço fechado do hospital e condenando-o a exercer

―

na verdade, por decisão médica, a conversão de uma internação aberta em fechada.

sua liberdade no mundo irreal dos fantasmas. Não surpreende, portanto, que o paciente só se sinta livre em sua oposição ao médico que o mantém preso. Todos os psiquiatras sabem que os pacientes mais difíceis de tratar, isto é, de manter no hospital, são os que se encontram na fase inicial da enfermidade, os que pensam em se cuidar por conta própria, os que não se entregaram. Objetivamente, os pacientes que lidam mal com a internação são justamente os menos desorganizados – os neuróticos, os que têm pequenas paranoias e delírios menores. Por outro lado, a fórmula diurna, em geral, é rejeitada pelos pacientes que têm um ego inativo, invadido pelo delírio, e que exigem insistentemente tutela integral.[3]

Ainda no plano da experiência vivida pelo paciente, a internação diurna apresenta características originais. Num serviço psiquiátrico habitual, a ação terapêutica nunca vai além das 18 horas. Uma vez distribuídos os medicamentos e encerradas as sessões de psicoterapia coletiva da tarde, o paciente é abandonado à própria sorte. Essa sensação de abandono é particularmente sentida à noite, após as visitas de controle do assistente ou dos internos, e no momento em que os enfermeiros e as enfermeiras, já em trajes comuns, passam rapidamente as instruções aos vigias noturnos. A vida exterior se infiltra no hospital nos projetos dos funcionários: cinema à noite, jantar com amigos, encontro no café. A vida exterior assume uma densidade redobrada aos olhos do paciente, que se vê confinado no silêncio e no tédio dos grandes ambientes. Já é uma experiência bastante penosa para um paciente imobilizado por uma fratura, uma tifoide ou uma assistolia; para o doente mental, que literalmente só se sente imobilizado pela coerção do estabelecimento, ocorrem diversas vezes ao dia contestações e atitudes de revolta contra a internação.

É para diminuir essa enorme tensão e preservar certo grau de sociabilidade do paciente que se propõe a experiência da

---

3 [Em sua tese, Fanon distinguia assim as posições de Ey e de Lacan: o delírio não é criatividade, mas passividade absoluta do ego.]

socioterapia. A criação de uma neossociedade no hospital psiquiátrico, a transformação do hospital em sociedade, com multiplicidade de laços, deveres e possibilidades para que o paciente assuma papéis e cumpra funções, constitui, sem sombra de dúvida, uma virada decisiva em nossa compreensão da loucura. Utilizamos esse método com especial intensidade em Blida.[4] No quadro da nova sociedade implementada, assiste-se à mutação da velha sintomatologia em estado puro, dessocializada, paulatinamente invadida pela esfera motora (estereotipias, agitações subintrantes, catatonização...), como a vemos nos manicômios. Em contraste, passa a existir para o paciente a necessidade de verbalizar, de explicar, de se explicar, de se posicionar. Passa a existir a manutenção de um investimento num mundo objetal que adquire nova densidade. A socioterapia arranca-o de seus fantasmas e o obriga a confrontar a realidade num novo registro.

É claro que esse confronto ainda é patológico, pois se desenvolve, no mais das vezes, no plano do imaginário ou do simbólico. Mas o médico prefere estudar, com ganhos para a dinâmica do tratamento, os mecanismos de projeção, as identificações, as inibições instintivas... Ele pode auxiliar e acompanhar o ego em seus esforços para manter sua unidade e sua coerência, já profundamente debilitadas.

Todavia, é preciso convir que, com a institucional-terapia [sic], criamos instituições fixas, quadros estritos e rígidos, esquemas rapidamente estereotipados. Na neossociedade, não existe invenção; não existe dinamismo criativo ou inovador. Não existem abalos genuínos nem crises. A instituição se mantém como esse "cimento cadavérico" de que falava Mauss.[5]

---

4 Ver [a] tese [de Jacques] Azoulay, *La Socialthérapie en milieu nord-africain*, Argel, 1956.
5 [A referência a Mauss é sempre significativa na obra de Fanon. Já havia sido o caso no artigo de 1954 escrito com Jacques Azoulay sobre "A socioterapia numa ala de homens muçulmanos" (ver p. 171). Trata-se aqui do "Ensaio sobre a dádiva", que marca toda a análise fanoniana da cultura, dinâmica ou morta. É provável que Fanon tenha descoberto Mauss por intermédio de Gurvitch, de quem sua

A institucional-terapia está certamente longe de ser inútil. Num grande complexo psiquiátrico como Blida (cerca de 1,8 mil pacientes) ou como o Hospital Razi (Túnis), que conta com uma população de 1,3 mil pacientes, a socioterapia luta com eficácia contra a progressiva desagregação da personalidade. A socioterapia em ambiente manicomial é indispensável, pois tem a vantagem de preservar nos pacientes seu aspecto socializado. Ela contribui de maneira ativa para evitar a cronicização, a podridão manicomial[6] e a degradação do paciente. Mas ela raramente cura. Ela reativa os processos delirantes e aluci-

―

biblioteca contém diversos livros. Mauss escreveu: "Portanto, são mais que temas, mais que elementos de instituições, mais que instituições complexas, mais até que sistemas de instituições divididos, por exemplo, em religião, direito, economia etc. São, 'todos', sistemas sociais inteiros cujo funcionamento tentamos descrever. Vimos sociedades no estado dinâmico ou fisiológico. Não as estudamos como se estivessem imóveis, num estado estático ou cadavérico, e muito menos as decompusemos e dissecamos em regras de direito, em mitos, em valores e preço. Foi considerando o conjunto que pudemos perceber o essencial, o movimento do todo, o aspecto vivo, o instante fugaz em que a sociedade toma, em que os homens tomam consciência sentimental de si mesmos e de sua situação diante de outrem. Há, nessa observação concreta da vida social, o meio de descobrir fatos novos que apenas começamos a entrever. Em nossa opinião, nada é mais urgente e frutífero do que esse estudo dos fatos sociais". Marcel Mauss, "Ensaio sobre a dádiva: Forma e razão da troca nas sociedades arcaicas", in *Sociologia e antropologia*, trad. Paulo Neves. São Paulo: Ubu Editora, 2018, pp. 325-26.]
6 [Num importante artigo, Bonnafé e Le Guillant derivam essa expressão, *pourriture d'asile*, de *pourriture d'hôpital* (podridão hospitalar), para se referir às enfermidades nosocomiais comuns antes da invenção da assepsia. Por analogia, eles propõem "podridão manicomial" para designar o agravamento da doença e a degradação da personalidade dos pacientes quando internados num ambiente superlotado. Louis Le Guillant e Lucien Bonnafé, "La Condition du malade à l'hôpital psychiatrique". *Esprit*, número especial "Misère de la psychiatrie", 20 dez. 1952. Fanon frequentemente se referia a esse número de *Esprit*, um marco na história da reforma manicomial na França.]

natórios, provoca novas dramatizações e permite ao médico compreender melhor o que poderia eventualmente "ocorrer lá fora". No entanto, o caráter inerte dessa pseudossociedade, sua estreita limitação espacial, o número reduzido de elementos móveis e, por que não reconhecer, a experiência vivida da internação-aprisionamento limitam consideravelmente o valor curativo e desalienante da socioterapia.

Assim, consideramos atualmente que o verdadeiro ambiente socioterápico é e continuará a ser a sociedade concreta propriamente dita.[7]

O ENFERMO E SUA ENFERMIDADE NO HOSPITAL-DIA

No que se refere a contatos profissionais, o paciente internado no centro-dia é comparável a um empregado em período de licença. Na prática, ele volta para casa no horário habitual em que se encerra o expediente do escritório ou da fábrica. Pode acontecer até mesmo de encontrar no ônibus ou no trem suburbano seus companheiros de trabalho que retornam para casa. Esses encontros são obviamente frutíferos, pois o apelo do ambiente profissional, após o paciente ter sido posto sob tutela da instituição psiquiátrica, revela-se mais forte que sua valência negativa do período pré-hospitalar.[8] A vida do local de trabalho e a proximidade dos cole-

---

7 [Como no artigo com Asselah sobre a agitação ver p. 129, Fanon se distancia aqui de Tosquelles.]
8 [As noções de valência emocional e, mais adiante, de relações dinâmicas ou de ambivalência em relação ao meio vêm da obra do psicólogo americano Kurt Lewin (1890–1947), introduzida na França por seu colega francês Paul Guillaume (1878–1962) e da qual a biblioteca de Fanon continha diversos volumes. Sartre, em *O ser e o nada*, se refere em detalhe ao conceito leviniano de "espaço hodológico": "O espaço original que a mim se desvela é espaço hodológico; é sulcado por caminhos e rotas, é instrumental e a *sede* das ferramentas. Assim, o mundo, desde o surgimento de meu Para-si, desvela-se como indicação de atos a fazer, atos esses que remetem a outros

gas, vividas como perigos antes da intervenção do psiquiatra, perdem progressivamente seu caráter traumatizante; e o ambiente profissional não se torna mais a arena em que a liberdade se vê perpetuamente violada, mas o lugar de exercício e de aprofundamento da liberdade: compreende-se que a escola francesa, com Ey, tenha chegado a definir a loucura como patologia da liberdade.[9]

O paciente que deixa o centro-dia retoma seus automatismos na porta do hospital. Ele continua, portanto, a estar presente nos encontros periódicos no café, na mesquita ou na célula política. Após as 18 horas, é absorvido no complexo jogo das coordenadas sociopessoais que delimitam sua inserção no mundo. Ele participa, pois, do jogo de cartas quinzenal ou desempenha seu papel no seio da célula política. A mãe de família também se mantém em constante contato com os locais onde atua. No caminho de volta, ela encontra, um após o outro, o merceeiro, o açougueiro e o jornaleiro. Ela continua a ocupar seu posto. Seu lar não se apresenta como fundamentalmente revirado, apenas provisoriamente abalado.

Aos domingos, as reuniões familiares são mantidas, os passeios no campo para visitar os avós prosseguem. Cinema, teatro, eventos esportivos continuam a informar a personalidade, nela suscitando reações afetivas, opções e relações dinâmicas.

Vê-se, assim, que não existe ruptura. O terapeuta jamais encontra à sua frente um excluído, um isolado. Pelo contrário,

---

atos, esses a outros, e assim sucessivamente" (Ed. bras.: *O ser e o nada: Ensaio de ontologia fenomenológica*, trad. Paulo Perdigão. Petrópolis: Vozes, 1997, pp. 405-06). A ideia de um mundo como espaço de atos a realizar é essencial na fenomenologia de *Pele negra, máscaras brancas*.]

9 [No quarto dos *Études Psychiatriques*, sobre "A noção de 'doença mental'", Ey escreveu justamente: "A psiquiatria é uma patologia da liberdade, é a medicina aplicada às diminuições da liberdade. Toda psicose e toda neurose são essencialmente uma somatose, que altera a atividade de integração pessoal (consciência e personalidade)" (*Études Psychiatriques*, v. 1, t. 1. Paris: Desclée de Brouwer, 1950, p. 77).]

ele se vê confrontado com uma personalidade cujas relações com o mundo se mantêm vivazes e ativas. O paciente continua a ser impregnado pela sociedade, pela família e pelo ambiente profissional. Não é um paciente de antenas cortadas. Sabe-se que, em muitas instituições psiquiátricas, ele é legalmente privado de visitas durante quinze dias, confinado num pavilhão, e só lhe resta apresentar seus sintomas ao psiquiatra.

No hospital-dia, o psiquiatra tem diante de si uma enfermidade vivida por um enfermo, uma personalidade em crise no seio de um ambiente sempre atual. Ali está um estudo concreto, dinâmico e *in vivo* da doença. A ambivalência não é, portanto, só um transtorno da afetividade *in abstracto*, isolada como sintoma num delírio ou no curso de uma entrevista. É uma ambivalência manifesta, perceptível, que dilacera cotidianamente a unidade sintética do homem e do meio.

A sintomatologia se apresenta dialeticamente e é dialeticamente que o psiquiatra pensa e age. A semiologia descritiva, tão importante na fase manicomial, passa para o segundo plano, em favor de uma abordagem existencial e não mais nosológica.[10] Vemos o enfermo viver sua enfermidade, desenvolver formações reacionais, inibições e identificações em seu quadro natural. E é a partir dessas condutas do ego que podemos compreender dinamicamente a estrutura em questão, a indigência do ego, os ataques com os quais se deve confrontar; em suma, é com base nessa existência patológica que determinamos o

---

10 [Essa análise faz eco a muitos outros escritos clínicos ou teóricos de Fanon ao longo desse período, o que também é atestado por uma interessante página manuscrita, sem data (1955? 1956?), que consta dos arquivos Fanon no IMEC (FNN 1.6), no qual se podem ler quatro fragmentos, separados entre si por um traço: "Os distúrbios mentais, longe de se aproximarem de entidades clínicas comuns, antes se afastam do pensamento normal"; "Existe a evolução das funções nervosas: as do inconsciente instintivo-afetivo, as das funções do real/forma [termo ilegível]"; "Se o *djinn*, sob sua forma agressiva, aparece durante a doença mental, é porque existe ambivalência em relação a ele"; "As ideias delirantes de um paciente são esse paciente. Elas exprimem suas crenças e sua personalidade".]

local e o tipo da nossa ação. Mas o que decidimos inclui dialeticamente todos os elementos da situação. Não existe abordagem pontilhista dos diferentes sintomas, e sim abarcamento global de uma forma de existência, de uma estrutura e de uma personalidade engajada em conflitos sempre atuais.

No hospital psiquiátrico, podemos autorizar o paciente a preservar suas vestimentas pessoais, sua gravata, seu cinto; podemos, em alguns casos, deixar com ele seu barbeador, seu dinheiro, sua aliança... No hospital-dia, o problema se inverte. A instituição, na verdade, não tem nenhum controle sobre a liberdade do paciente, sobre sua manifestação imediata. Pela mera confrontação do paciente e da instituição, não há questionamento das formas de ser. Existe, ao contrário, um questionamento progressivo das formas de existência, dos conteúdos existenciais. O paciente internado no CDN se barbeia todas as manhãs em sua cozinha ou em seu banheiro com seu barbeador, escolhe sua gravata, caminha à beira de um precipício, atravessa ruas, margeia o lago... A mulher internada no CDN, todas as manhãs em seu *gourbi*[11] e junto aos seus, se lava, penteia os cabelos e se maquia... Para o paciente, o fato de se cuidar por meio do vestir-se, do corte dos cabelos e, acima de tudo, da intimidade de toda uma parte do dia passada fora do ambiente hospitalar reforça e, em todo caso, mantém sua personalidade em contraposição à integração dissolvente em um hospital psiquiátrico, que abre caminho aos fantasmas da fragmentação corporal ou da erosão do ego.[12]

Melanie Klein e Sandor Ferenczi, entre outros, indicaram-nos suficientemente a importância desse cuidado com o próprio corpo como mecanismo para evitar a ansiedade. A internação rompe o narcisismo do paciente, crucifica-o em suas

---

11 Expressão de origem argelina amplamente utilizada no norte da África para designar uma tenda, choupana, casebre ou qualquer habitação simples e modesta. [N. T.]
12 [Passagem que pode ser aproximada das célebres análises sobre a fragmentação corporal sob o olhar clínico do racista em *Pele negra, máscaras brancas*, p. 126; *Œuvres*, op. cit., pp. 157-58.]

tentativas hedônicas e o engaja de mancira traumatizante no caminho da regressão, do perigo e da angústia.

Numa outra perspectiva, a internação diurna nos permite analisar a atitude específica do grupo familiar em relação ao enfermo e à enfermidade mental. Com o hospital psiquiátrico, é forte a tendência da família a se desengajar[13] e a excluir o paciente. E, é claro, embora a rejeição familiar se dirija inicialmente à patologia, à doença, não viveria o doente essa decisão como uma verdadeira condenação de sua essência, de sua verdade? Ao rejeitar a patologia, ao se demarcar em relação à doença, a família declara não reconhecer essa excrescência. Ela decide ignorar um de seus membros e o interna. E, assim, a unidade familiar se vê rompida. Ora, a questão que sustenta a doença não é, afinal, a do fundamento do ser como sujeito? O quem sou eu definitivo? Não é essa a interrogação lancinante que o doente mental nos faz em vários níveis e de acordo com registros distintos? E se a família, em sua resposta decisiva, dá a entender ao enfermo que não o identifica mais, que não o reconhece mais, que comunga de uma essência fundamentalmente distinta da dele, tantas são as desintegrações possíveis e incontáveis as pontes assim abertas a fantasmas e regressões!

A internação diurna permite que a família prossiga na batalha pela unidade. Cabem à família os meios para evitar a amputação. Permite ao paciente que continue a fazer parte do corpo familiar, a ocupar nele o seu posto e a ser portador de significados, polo de atividades, elemento dinâmico no seio da unidade familiar. A internação diurna permite ao terapeuta experimentar concretamente a família como valor normativo. E o terapeuta, a cada dia, realmente se apoia na família, local de todas as mediações.

Compreende-se que, desse modo, possam ser evitados os "vertiginosos fenômenos da alta médica", as recaídas

---

[13] O que demonstra no plano fenomenológico que, se o paciente foge da sociedade, quando se encontra em certo estágio evolutivo, ela já não o tenta reter.

espetaculares, as dificuldades de readaptação, pois não só o paciente não chegou a romper com seu meio, como também a terapêutica foi justamente desenvolvida levando em conta a realidade multirrelacional do indivíduo enfermo.

Presença do conflito

A fórmula do hospital-dia pressupõe e explicita uma teoria geral da dinâmica da doença mental. Se o sintoma psiquiátrico atesta a submersão do ego por forças instintuais anormalmente veementes; se a enfermidade é a manifestação de uma existência conflitiva desesperançada, é forte a tendência de remover o enfermo das condições que permitem que o conflito ecloda e se mantenha ativo. O caráter patógeno do conflito é privilegiado. Assiste-se na internação a uma autêntica coisificação do conflito. E, portanto, do paciente. Erguendo as paredes do manicômio entre ele e as condições externas, nega-se magicamente um dos dados mais essenciais na gênese de uma personalidade, que postula que o conflito é o paciente. Não se pode escotomizar por muito tempo o fato de que a situação conflitiva é a conclusão da dialética ininterrupta do sujeito e do mundo. Insiste-se sistematicamente no evento e minimiza-se a história. Não se trata obviamente da biografia, da anamnese, mas da história do sujeito, na medida em que ela contém, no plano das interrogações sucessivas, o conflito e os elementos de sua superação.

Um cérebro doente não pode se tornar são negando a realidade. A internação diminui a violência do conflito e a nocividade da realidade. Mas é no coração do sincopado diálogo estabelecido entre a personalidade global e seu ambiente que se deve operar a cura, o questionamento ordenado das estruturas patológicas estabelecidas. Ela não tem como se desenvolver de forma válida em ordem dispersa. O paciente internado numa instituição psiquiátrica vê desaparecerem os sintomas, assiste à sua atenuação, entretanto esses sintomas continuam alheios a ele, incompreendidos, escandalosos.

Não são apropriados e tematizados. Permanecemos indefinidamente no plano mágico.

Podemos nos perguntar: não se trata aqui, afinal, de uma descrição da terapêutica psiquiátrica em clientela privada? Não será o hospital-dia, na neuropsiquiatria, mera modalidade das terapêuticas externas? Respondemos firmemente com uma negativa. Na realidade, o paciente do hospital-dia mantém contato limitado com as condições conflitivas. O terapeuta controla a ação do conflito, interpõe entre as mensagens sociais patógenas ou os substratos fantasmáticos o tampão da internação diurna. A duração da ação do conflito é reduzida, e o ego se reforça em vista de confrontações iminentes e cotidianas. Os pacientes hospitalizados quase sempre já receberam cuidados no passado, ou como clientes particulares, ou então nos diferentes dispensários de neuropsiquiatria. Com a internação diurna, pode-se lidar com o núcleo neurótico no plano existencial e, ao mesmo tempo, a personalidade efetua suas reestruturações e suas atualizações.

O centro de Túnis

Nossa experiência tunisina confirmou esses dados teóricos e nos permitiu especificar os limites bem amplos dentro dos quais o hospital-dia pode ter eficácia real. O centro de Túnis foi criado há cerca de dois anos. Mais de 1,2 mil pacientes foram ali internados ao longo desse período. O serviço clínico está dividido em duas seções: quarenta homens e quarenta mulheres. Admitimos todas as categorias nosológicas, desde a gagueira até a erotomania delirante, passando pelas esquizofrenias e pelas tentativas de suicídio.

A ausência de serviço de neurologia no Hospital Geral Charles-Nicolle nos impôs a obrigação de realizar as admissões de acordo com o mesmo princípio dos pacientes neurológicos: foi assim que se sucederam no CDN pacientes acometidos por esclerose múltipla em fase inicial e comicialidades de erupção brutal, cuja etiologia exigia ser especificada, além de parkinsonianos agravados ou mal controlados.

Cada vez que surgia a suspeita de um processo tumoral, era realizada uma encefalografia gasosa. Mais de setenta pacientes foram insuflados, ou em virtude de um tumor provável, ou numa perspectiva de pneumochoque. Desse modo, foram diagnosticados vinte tumores, e uma ansiedade pantofóbica e um delírio secundário de uma demência regrediram de forma espetacular. Nenhum incidente ocorreu, e os pacientes que recebiam pela manhã de 100 cm^3 a 150 cm^3 de ar saíam tranquilamente às 17 horas.

Os casos de esquizofrenia admitidos, em sua maioria paranoides, foram tratados por meio do eletrochoque clássico. Não se tratava de choque úmido, mas de verdadeiros comas, que, em alguns casos, atingiam o quinto grau da escola sul-americana. O tratamento se inicia às 7h30 e o paciente é acordado às 12 horas, seguindo a técnica habitual. Ele permanece sob monitoramento médico ao longo da tarde, participando das atividades coletivas e das sessões de psicoterapia. À noite, volta para casa. Os familiares recebem todas as instruções necessárias em caso de recaída em coma e, para qualquer eventualidade mais grave, dispõem de um número de telefone.[14] Apesar de mais de cem pacientes terem sido tratados pela insulinoterapia, apenas um esquizofrênico, insulinorresistente, manifestou duas recaídas noturnas em coma, sem complicações.

As diferentes terapêuticas psiquiátricas são em geral aplicadas no CDN. Insistimos particularmente nas psicoterapias de grupo ou individuais. Foi assim que constituímos grupos de seis a oito pacientes que se reúnem à tarde. Cada paciente expõe suas dificuldades e todos os membros do grupo são

---

14 Explicam-se à família a razão por trás da decisão terapêutica, o mecanismo de ação do tratamento, o papel que lhe cabe. Essa explicação nos parece desempenhar um papel importante, na medida em que introduz a constelação familiar na dinâmica da cura. De maneira similar, uma ficha é confiada ao paciente ao longo da duração do tratamento, indicando que doses de insulina lhe são administradas cotidianamente. Essa ficha é semelhante às fichas de diabéticos.

levados a opinar sobre as atitudes que ele adotou diante delas. Assim, estudam-se em cada paciente, valendo-se de situações sempre concretas e vividas, os diferentes mecanismos de projeção, de identificação etc.

Em paralelo a essas psicoterapias de grupo, psicoterapias individuais são praticadas cotidianamente, desde a banal psicoterapia dita de apoio até o tratamento psicanalítico, passando pelas psicoterapias de inspiração psicanalítica. No tratamento psicanalítico, praticamos o apaziguamento, favorecemos a reconstrução do fantasma e, de modo geral, adotamos uma postura ativa no sentido de Ferenczi.

Por mais que o hospital-dia seja um instrumento terapêutico notável, existem casos em que essa fórmula se revela insuficiente ou inaplicável. São os casos em que a participação orgânica da enfermidade é maciça e dominante, casos em que se apresentam problemas terapêuticos graves. Trata-se, sobretudo, de psicoses agudas, maníacas ou confusionais, que exigem uma verdadeira terapêutica de emergência e um monitoramento médico constante.[15] Por outro lado, graças aos avanços da quimioterapia, o tempo completo de internação pode ser consideravelmente abreviado e logo o paciente pode passar aos cuidados do hospital-dia.

É também o caso das dificuldades respiratórias agudas que marcam o início de psicoses graves, como a esquizofrenia; o *delirium tremens*, com sua perturbação biológica, também escapa à alçada do hospital-dia, da mesma forma que as demências orgânicas. Por fim, o hospital-dia não se mostra adequado a pacientes cujo delírio ativo acarreta reações agressivas perigosas e, obviamente, pacientes sujeitos a medidas policiais, os casos médico-legais.

Assim, todo um setor da psiquiatria escapa ao hospital-dia, um contingente não insignificante e que fornece normalmente um número considerável da clientela hospitalar psiquiátrica. Se deixarmos de lado o problema das demên-

---

15 No entanto, diversas psicoses confusionais colibacilares ou do pós-parto foram tratadas no CDN.

cias, que, a despeito de todos os esforços, ainda não podem prescindir de uma assistência de tipo manicomial, pode-se ressaltar que todos os outros casos, excluídos *a priori* do hospital-dia, podem muito bem, após o desaparecimento dos fenômenos agudos, se beneficiar da internação diurna. Além do mais, existe um problema colocado pela fórmula do hospital-dia: os pacientes que moram longe demais do centro hospitalar e não podem fazer todos os dias o trajeto de ida e vinda. No mesmo sentido, é preciso destacar a miséria econômica ou fisiológica que inviabiliza esse tipo de hospitalização por conta dos deslocamentos que ele exige.

Se quisermos, então, multiplicar os serviços de psiquiatria ou de neuropsiquiatria no interior de hospitais gerais – e é essa a meta que almeja qualquer plano de luta contra a doença mental –, convém encontrar uma solução que atenue os inconvenientes do hospital-dia e, ao mesmo tempo, preserve essa fórmula, que, para nós, é ideal. Muitas acomodações são possíveis, levando em conta as realizações já obtidas: por exemplo, podem-se converter os hospitais psiquiátricos departamentais em serviços de psiquiatria, que acolheriam por tempo limitado casos psiquiátricos agudos. Pode-se imaginar uma fórmula mista, com determinado número de leitos do serviço psiquiátrico reservado à internação diurna e o restante destinado à hospitalização em tempo integral. Nesse caso, para evitar a transformação do hospital-dia num serviço banal aberto, conviria prever uma legislação estrita, limitando, por exemplo, a hospitalização completa a pacientes geograficamente afastados e restringindo a duração da internação de pacientes agudos. São apenas alguns exemplos e é possível imaginar outros facilmente. O que é preciso, em todo caso, é evitar a todo custo a criação desses monstros que são os hospitais psiquiátricos clássicos.

Conclusão

Nossa experiência tunisina, que já vem sendo realizada há mais de vinte meses, nos permitiu verificar a sólida fundamentação dos dados teóricos sobre a internação diurna na psiquiatria. Tanto no plano terapêutico como no plano profilático, o CDN do Hospital Geral Charles-Nicolle demonstrou sua eficácia: o elevado número de pacientes tratados (mais de 1,2 mil) e a duração média de permanência reduzida a 25 dias são eloquentes o bastante e dispensam comentários.

Além disso, nossa experiência mostra que essa técnica, surgida em países de elevado desenvolvimento econômico, pôde ser transplantada a um país dito subdesenvolvido sem nada perder de seu valor. A internação diurna é, de longe, a forma de assistência psiquiátrica mais adequada à enfermidade mental e a que melhor se adapta às descobertas modernas sobre a etiologia dos distúrbios mentais. A multiplicação dos pequenos serviços de psiquiatria vinculados aos hospitais gerais, nos quais a parte mais importante deve ser reservada à internação diurna, nos parece ser a base para todo e qualquer plano de equipamento psiquiátrico de um país.[16] Alguns raros hospitais psiquiátricos autônomos podem até ser criados, sob a condição de serem reservados a uma determinada categoria de doentes mentais que não possam em absoluto ser tratados no serviço psiquiátrico de tipo aberto ou hospital-dia. De todo modo, esses hospitais devem ser limitados em número e reduzidos em termos de capacidade; hoje em dia, parece absurdo criar complexos psiquiátricos com mais de duzentos leitos.

Por fim, uma legislação muito estrita deve ser estabelecida, garantindo ao máximo a liberdade do paciente, ao remover da internação todo e qualquer aspecto carcerário ou coercitivo.

---

16 [Mais que um balanço, este texto já é, portanto, o projeto de uma política de saúde pública para doenças mentais.]

A PROPÓSITO DE ALGUNS CASOS TRATADOS PELO MÉTODO DE BINI

FRANÇOIS TOSQUELLES E FRANTZ FANON
(DE SAINT-ALBAN), JULHO DE 1953[1]

Vamos propor para reflexão e crítica casos concretos de terapêutica psiquiátrica em que a organoterapia e a psicoterapia, com tudo o que ambas têm de mais antitético e de mais complementar, se combinam num conjunto coerente e eficaz.

Buscamos situar a terapêutica de aniquilação por choques repetidos no âmbito de um comportamento terapêutico institucional. Nossa experiência diz respeito a casos de neurose grave ou de psicose delirante crônica com forte carga patoplástica. Partindo de fatos favoráveis, cuja orientação teórica evidentemente ainda se mantém bastante discutível, a intenção é superar o quadro estereotipado daquilo que se tornou na literatura psiquiátrica um lugar-comum, sem relevância prática, a saber, a invocação imprecisa que é feita às assim chamadas psicoterapias ou ergoterapias complementares, que seriam implementadas consecutiva ou paralelamente às organoterapias clássicas: choque elétrico, insulina, leucotomia etc.

Dos nove casos que tratamos pelo método de Bini [terapia eletroconvulsiva] ao longo de três anos, todos com eficácia, quando não com sucesso cabal, vamos nos deter aqui na descrição mais detalhada de um caso "exemplar" e dedicar

---

1   *Relatório do Congresso de Médicos Alienistas e Neurologistas da França e de Países de Língua Francesa* (51ª sessão, Pau, 20-26 jul. 1953). Paris: Masson, 1953, pp. 539-44. [Neste texto, Tosquelles e Fanon explicam como os eletrochoques (método de Bini), o choque insulínico e a narcoterapia podem ser utilizados para produzir um renascimento ou uma reprogramação da personalidade, abrindo caminho para a psicoterapia.]

outra comunicação ao problema da legitimidade das indicações muito limitadas da técnica da aniquilação no quadro das terapêuticas institucionais.

O caso de que nos ocuparemos não foi, em termos cronológicos, o primeiro daqueles que constituíram nosso experimento. Foi com Millon[2] que um de nós foi capaz de levar a bom termo a terapêutica de dois casos "irremediáveis", após uma série de tentativas e de esforços. No entanto, trata-se aqui do primeiro caso em que um conjunto coerente de condutas terapêuticas que propusemos foi aplicado com pleno conhecimento de causa e de acordo com um plano previamente concebido. Os outros são em grande medida equiparáveis a ele.

O dr. Valat, de Limoges, confiou-nos uma paciente de 45 anos de idade, freira, que, segundo ele, apresentava havia vários meses "problemas mentais sérios, caracterizados por algumas ideias delirantes de perseguição e distúrbios graves de comportamento que se manifestam por gritos roucos e berros a qualquer momento e em qualquer lugar (em casa, na rua, na igreja). Ela apresenta por fase [sic] uma agitação psicomotora intermitente diurna ou noturna, por vezes com um delírio completamente incoerente, mas passageiro. Por outro lado, mostra-se agressiva sem motivo com as pessoas do seu entorno. Seus distúrbios mentais, já antigos e evolutivos, tornam indispensável mantê-la em um hospital psiquiátrico", e assim por diante.

Essa religiosa chegou ao nosso setor acompanhada de outra freira. Logo no primeiro contato, tivemos que embargar o benévolo ardil que sua comunidade havia tramado. A paciente, lúcida, estênica e reticente, não tinha a menor consciência da enfermidade e recusava-se a se submeter a qualquer indagação psicológico-psiquiátrica, por ela considerada incompatível com o respeito devido à sua condição de religiosa e à sua personalidade; entretanto, o plano de suas

---

2 [Robert Millon (1923–2009) foi um dos residentes de Tosquelles em Saint-Alban em 1947, contemporâneo de Jean Oury.]

colegas era enganá-la, interná-la furtivamente, monitorá-la o tempo todo para evitar que fugisse e privá-la de seu hábito de religiosa durante o sono. A acompanhante desapareceria assim que a noite chegasse. Sob o risco de sermos incompreendidos, mas nos aproveitando do caráter voluntário da internação, recusamo-nos a admitir a paciente sem uma primeira sessão de explicações na presença da freira que a trouxera. Durante essa entrevista, conseguimos vencer, em parte, a relutância da paciente e fazer com que admitisse a oportunidade de uma internação em caráter livre, facilitando, assim, seu comparecimento ao serviço clínico vestida, de início, com sua indumentária habitual. Isso implicava obviamente o direito a saídas extra-hospitalares fora dos horários de exame e de tratamento e a observância do regulamento interno do setor. No entanto, a paciente aceitou nossa proposta mais pelo fato de "não discutir as ordens de seus superiores" [sic] do que pela compreensão real de sua condição. As primeiras entrevistas confirmaram a impressão inicial de uma personalidade profundamente paranoica, mas não conseguíamos vencer sua absoluta reserva estênica. Pudemos estabelecer um contato verbal satisfatório, uma vez que ela levantava questões práticas sobre a vida no hospital, porém toda tentativa de conhecimento de sua vida pessoal, familiar ou comunitária era recebida com um silêncio absoluto. Nesse período, não foi possível obter nenhuma revelação delirante, nenhum indício que explicasse sua conduta estranha: ela não oferecia resistência aos exames físicos, que, nem é preciso dizer, não revelaram distúrbio algum. Passava seus dias a caminhar pelo jardim ou pelo exterior do hospital, na capela; lia muito. Relacionava-se muito pouco, evitava os outros pacientes: "Recuso-me a me misturar com essas meninas aí", dizia-nos com toda franqueza. Todavia, com muita paciência, conseguimos fazer com que ela encontrasse uma ocupação, "em seu dormitório fazendo vestidos para bonecas". Recebia adequadamente a comissão de membros do grêmio, que, em nosso serviço clínico, visitava os recém-chegados. Aceitou o presente e as boas-vindas deles, mas continuou a se esquivar de todo tipo de colaboração, não sem se desculpar.

Sua feição refletia a psicorrigidez e a hipertonia do ego. Simples raspadas de garganta se convertiam em verdadeiros berros, exagerados e repetidos em intensidade progressivamente crescente. Eles pontuavam seu discurso ou interrompiam seu silêncio. Não pareciam representar uma defesa antialucinatória, tampouco responder a uma atitude delirante. Surgiam sem manifestação exterior de angústia, mas também sem que a paciente os considerasse estranhos a seu ego. Ela tentava sem sucesso minimizar a significância patológica dessa conduta. Porém, não era difícil constatar o caráter desses gritos como um sinal de desprezo dirigido a seus vizinhos e às figuras com que cruzava ou então ao médico, especialmente em vista das questões embaraçosas que este lhe poderia fazer. A destreza de nossas irmãs enfermeiras se via confrontada com a mesma sintomatologia feita de recusas.

Obtivemos durante esse período informações complementares, das quais as mais importantes eram as seguintes: um irmão se suicidara, provavelmente no início de um processo esquizofrênico; o pai falecera com uma síndrome de debilitação mental acompanhada de distúrbios neurológicos indeterminados; opilência [epilepsia] ou histeria convulsiva afetava uma irmã. A paciente sempre teve um caráter muito orgulhoso. Autodidata, muito ligada ao irmão suicida, em seguida [à morte dele] entrou para o convento, onde sempre se mostrou "muito difícil de lidar". Enviada em missão a Libreville, teve de ser dispensada por seus superiores pouco tempo depois, em razão de sua conduta violenta e desdenhosa para com os nativos, especialmente as crianças. Tão logo lhe eram mencionadas essas dificuldades, alegava evasivamente a aridez do clima, deixando escapar que os negros "viviam nus" e "que ela jamais desceu ao nível deles, nem a seu modo de vida".

Nossa opinião estava, assim, formada: nós nos encontrávamos diante de uma paranoia genuína, do desenvolvimento de uma personalidade na qual se instalavam acessoriamente condutas histéricas de conversão. Algumas sessões de narcoanálise, com atitude passiva de nossa parte, não foram capazes de provocar novas mudanças nem disponibilidade para outras iniciativas psicoterápicas. Uma vez constatada a impossibilidade social de readaptação à família, fora do convento, decidimos submeter a paciente à terapêutica de Bini, de acordo com o plano a seguir.

Primeira etapa. Busca rápida feita por um de nós de uma psicoterapia de intervenção ativa, destinada a desvelar para a paciente os significados de sua conduta e a interpretação psicológica de seu comportamento como um todo. A psicoterapia convertia as sessões de narcose em franca discussão, quase agressiva, sobre seu caráter e sua vida. Suas defesas se pulverizavam em parte e, por mais que protestasse contra a violação de sua personalidade – "minha alma ou meu subconsciente pertencem somente a Deus" –, ela acabou admitindo seu temperamento difícil e seu orgulho, assim como sua decisão de viver isolada, bastando-se a si mesma. Como era de prever, depois de alguns dias de melhora relativa, as síndromes de conversão aumentaram. Foi então que se iniciou a segunda etapa.

Segunda etapa. No curso de uma narcoanálise, prolongamos a injeção até o sono profundo, mudamos a paciente de ambiente e a transferimos para outra ala, onde seria submetida, sem nenhum contato com o psicoterapeuta anterior, ao tratamento de Bini. Para atingir o mais rápido possível o estágio confusional, substituímos o ambiente "casa de recuperação" com dormitório individual, que marcara a primeira etapa, por um "cenário" com diversos pacientes, bem "hospital". Na prática, se ela teve alguns lampejos de consciência durante esses primeiros dias, eles se limitaram a constatar a vaga noção de "enfermidade" e a ideia bastante reconfortante de "cuidados de saúde".

Terceira etapa. Uma vez atingido o estágio confusional amnésico, a paciente começou a ser submetida a uma insulinoterapia, cujo objetivo consistia em colocá-la, logo no início da retomada de consciência, na situação assaz primordial dos laços mãe-filha: alimentação dada na boca, cuidados de limpeza, primeiras palavras. O "reconhecimento" do rosto da enfermeira, ao despertar da insulina, está entre essas condições situadas objetivamente no mesmo plano de confusão mental na qual "se vem ao mundo". Os processos de identificação primária e secundária precisaram ser seguidos bem de perto pelo novo psicoterapeuta, que, além disso, dessa vez atuou indiretamente, sobretudo pela via institucional, de modo idêntico àquele pelo qual a criança vive a presença do pai no seio da família. De mais a mais, essas identificações inter-humanas não são exclusivas. Existe um trâmite "social": o aprendizado dos nomes e a identificação dos objetos por intermédio dos outros.

Nossa paciente viveu a retomada da consciência se acercando de diversos "núcleos" complexuais, sucessivamente explicitados em sua conduta objetiva e verbal. E, sucessivamente, ela "ultrapassou" cada estágio com a colaboração direta da freira-mãe da equipe e do psicoterapeuta, a um só tempo distante e presente. Houve naturalmente o período de maravilhamento infantil, em que tudo era fascínio e brincadeira, em que a obediência ocorria por obrigação e o exame pessoal do mundo se concretizava com a ajuda de amigos e cúmplices (os outros pacientes, a equipe hospitalar...), afinal..., ela tinha sete anos "e sua mãe estava grávida". Ela dizia não precisar de outro irmão (justamente aquele que tinha se suicidado). "Eu amaria muito mais meu pai (ela disse à srta. X, amiga de infância, reconhecendo-a erroneamente numa enfermeira, cabe dizer) se ele não tivesse posto tantas crianças no mundo." Em seguida, reviveu suas ideias de casamento: "Tenho vinte anos... o que é que fazem todas essas meninas..., elas deveriam se casar como eu." Ela se integrou de maneira totalmente natural à vida coletiva do ateliê; não sabia ainda que era "irmã"; e, assim que finalmente soube, isso não a impediu de aceitar representar um papel no cenário do hospital, nas imediações de sua ala. Escolheu, no entanto, um papel bem significativo: trabalhava como datilógrafa, da mesma forma como fazia antes de sua entrada no convento... Tinha sido dispensada por conta de seu caráter, de seu orgulho etc. Mesmo assim fora recontratada, pois não encontraram quem a substituísse, e aprendera a se comportar de outro modo.

Pouco a pouco, as retificações e a tomada de consciência da situação se tornaram completas. "Peço desculpas, estava muito doente, no outro dia, falei com você como se fosse a srta. X, há vinte anos..., quando meu irmão nasceu..., que não precisávamos dele. Hoje eu não teria as mesmas ideias. Era uma conversa que eu tinha tido com ela. Nós o mimamos tanto que ele cresceu mal-educado... Eu estava confusa com isso. Diziam-me que eu estava bem doente, mas eu não acreditava... Estou muito bem aqui com vocês... Se algum dia eu tiver uma recaída – há casos hereditários na nossa família –, não hesitarei nem por um instante em voltar aqui..."

Ela falava e se preocupava com os problemas concretos da sua comunidade, em especial com nossa irmã-enfermeira..., por vezes conosco...; a conduta se tornou perfeitamente normal e não restava nenhum sinal de deterioração. Ela se reintegrou à comunidade e se adaptou perfeitamente. A hospitalização conosco durou três meses no total. Ao longo de cinco dias de aniquilação, ela foi submetida a dezessete eletrochoques e a quarenta sessões de insulinoterapia, somando quarenta dias de terapêutica institucional dirigida.

INDICAÇÕES DA TERAPÊUTICA DE BINI NO QUADRO DAS TERAPÊUTICAS INSTITUCIONAIS

FRANÇOIS TOSQUELLES E FRANTZ FANON
(DE SAINT-ALBAN), JULHO DE 1953[1]

Hoje em dia, após o exame criterioso dos experimentos realizados, tudo leva a crer que o tabu das terapias de choque não impede mais sua aplicação. Não impedir não significa deixar de hesitar, deixar de sopesar os prós e os contras caso a caso. As terapias de choque são legitimadas unicamente pela eficácia. De saída, o problema, a um só tempo científico e humano, consiste em precisar o mais cuidadosamente possível as indicações e as condições técnicas de sua utilização. É a isso que visamos no que se refere à técnica da aniquilação. Sem dúvida, muito se abusou das técnicas de choque, e a prudência e a autocrítica devem ser particularmente vigilantes antes de se propor uma cura por eletrochoques sucessivos e frequentes; prudência e vigilância já indispensáveis no que diz respeito a choques simples, capazes – excepcionalmente, mas capazes – de provocar lesões irreversíveis e a morte.[2]

Fala-se com frequência da utilidade do tratamento de aniquilação na agitação, aliás insuficientemente especificada e descrita do ponto de vista semiológico. Tem-se a impressão, infelizmente justa, de que o eletrochoque repetido é, por vezes, praticado por comodidade ou, na melhor das hipóte-

---

[1] *Relatório do Congresso de Médicos Alienistas e Neurologistas da França e de Países de Língua Francesa* (51ª sessão, Pau, 20-26 jul. 1953). Paris: Masson, 1953, pp. 545-52.
[2] [As dúvidas quanto às terapias de aniquilação se fundam com frequência, segundo Tosquelles e Fanon, numa visão fixista da personalidade. Eles propõem incorporar essas técnicas a uma prática psicoterápica que as suplante e lhes dê sentido.]

ses, como uma medicação sintomática da agitação, como se esta fosse uma conduta de causa unívoca. Parece, contudo, que é possível superar esses estados com indicações terapêuticas menos perigosas e talvez mais eficazes.

A história da aniquilação de Bini recupera, naquilo que tem de negativo, a da leucotomia. E esse paralelo foi levado bem longe, até sugerir uma equivalência no que se refere à eficácia, às indicações e até mesmo aos mecanismos curativos e lesionais. Sabe-se que Sargant, no entanto, se insurgiu contra essa equivalência. É útil, porém, constatar nesse paralelismo certos aspectos negativos ou perigosos comuns: em primeiro lugar, a possibilidade de obter por ambos os métodos um estado que Bordonner considerava uma síndrome frontal de Pötzl, não raro definitiva; em segundo lugar, o problema das indicações de ambos os métodos se estende entre dois polos que não servem para diminuir nossa perplexidade e nossas hesitações: de um lado, fala-se da utilidade da leucotomia e da aniquilação numa série de distúrbios, por assim dizer, menores, mas persistentes, como os transtornos obsessivos e aqueles cuja etiologia psicogenética é facilmente admitida. Antes de mais nada, é isso que se depreende dos trabalhos de Bini e de Cerletti, e era essa a opinião de Egas Moniz na gênese da leucotomia. Essa opinião, entretanto, é combatida por Stengel, Muller, Jones etc. Uma oposição mais nuançada é elaborada nos trabalhos de Mario, Barbi e Goldenberg, que creem na eficácia da aniquilação em neuroses graves, "iniciadas na idade madura", e em sua ineficácia nas neuroses da puberdade.

Por outro lado, porém, essas terapias "maiores" são apresentadas sempre como último remédio em casos crônicos, irremediáveis, complicados, em que os transtornos deficitários pós-terapêuticos acabam sendo um mal menor em vista da evolução demencial ou "vesânica" da doença.

Será possível que, assumindo por bem fundados esses dois tipos de indicação, se possa decidir logicamente em cada caso concreto? Como reatar esses dois polos extremos: uma terapêutica para casos simples e agudos e outra para casos desesperados? Em nossa opinião, a única ligação possível é constituída essencialmente pela noção de desenvolvimento da personalidade ou, conforme se queira, de conteúdo neurótico se manifestando como síndrome de primeiro plano, seja no quadro de uma neurose clássica, seja no quadro de certas psicoses. É assim que, em muitos dos quadros clínicos de psicose, a armação da nova personalidade, condicionada por processos diversos, é preenchida com manifestações humanas, psicológicas e neuróticas. Com frequência, a linguagem, o engajamento ou as condutas de compensação ou de estereotipia são autenticamente neuróticos por mais que a psicose possivelmente as tenha condicionado. Sabe-se que muitos dos indivíduos ditos "crônicos" extraem essa "cronicidade" precisamente de sua personalidade, e não de sua doença. É o caso das "psicoses de fachada", das "persistências mentais mórbidas"; é também o caso da maior parte das estabilizações delirantes. É no que consiste o problema das "atitudes" ou das condutas reativas profundamente fixadas e condicionadas. Mas é justo aí que a maioria dos autores nos aconselha prudência. E nós nos perguntamos se essa prudência não reflete um preconceito teórico muito frequente sobre a "fixidez" do caráter, a "fixidez" das assim chamadas constituições, a evolução implacável dos desenvolvimentos patológicos da personalidade, dos quais a noção de paranoia representa o exemplo extremo. Trata-se aqui, segundo os autores, de contraindicações clássicas das terapias aniquiladoras: "Cuidado", dizem – por exemplo –, "o paciente não acabará por empreender novas ações reivindicatórias diante dos possíveis distúrbios de memória?". Para resumir em poucas palavras, não haverá por trás dessa atitude um desconhecimento do dinamismo da personalidade tal como nos mostra a psicanálise, além de uma impossibilidade material de aplicar essas terapias num quadro hospitalar orientado inteiramente à reconstrução da personalidade?

Conhecemos apenas a tentativa de Barbi e Goldenberg, propondo a terapia de Bini no quadro de uma conduta psicoterápica mais ampla. Eles relatam, em sua comunicação ao congresso de 1950, os detalhes de reorientação do serviço clínico, as precauções de isolamento e as particularidades técnicas de uma psicoterapia instaurada com a ajuda de gravações das falas dos pacientes – o que nos parece ser de suma importância. Nosso método – diferente em alguns detalhes – comunga, todavia, com sua intenção mais ampla; em outras palavras, a terapia eletroconvulsiva pode ser eficaz dentro de um quadro institucional e psicoterápico. Não adotamos a técnica das gravações por mais que esse método psicoterápico seja muito bom na psicagogia de boa parte das condutas histéricas, como mostra Mira com a utilização de filmagens. De resto, esse método se alinha às psicagogias "explicativas", que são de grande utilidade no final do processo ou no caso de certos delírios em via de se encapsular. Contudo, essa conduta psicagógica, aplicada após choques sucessivos, não leva em conta o processo de dissolução-reconstrução da personalidade que ocorre em grandes etapas, como vimos em nosso exemplo relatado anteriormente. Ela pode ser complementar, não essencial. O que parece essencial, aqui, são os encontros inter-humanos e as atividades práticas em que o paciente se envolve durante o processo de redescoberta do eu e do mundo – passando naturalmente pelas etapas fantasmáticas a que o meio lhe permita dar vazão. Esses fantasmas têm, todavia, a mesma estrutura que os fantasmas analíticos, mas, como Daumézon tão bem definiu na terapêutica institucional, é a realidade hospitalar que os encarna, sustenta e resolve. O médico e a plasticidade material e humana do "serviço" devem se adaptar a essas investidas e facilitar sua superação. Por isso, a organização do grupo de vivência em que o paciente está inserido e engajado deve estar pronta para evoluir paralelamente à "reconstrução" do eu e do mundo do paciente, o que só é possível por meio da integração do ateliê e da vida coletiva e espontânea do hospital. É por isso que a "ergoterapia-fábrica" e a ergoterapia ginástico-motriz são inaptas para facilitar essas investidas curativas.

Nossos nove casos atestam que as indicações de primeira linha para a aniquilação – que não estamos longe de considerar indicações únicas – são justamente as neuroses graves, estabilizadas em especial na idade madura, em que o descondicionamento psicoterápico elementar analítico não é mais possível. Nessas "neuroses", contudo, é preciso incluir um grande número de desenvolvimentos delirantes interrompidos, verdadeiras paranoias, porque o mecanismo e o significado dos transtornos são, em ambos os casos, idênticos. Curamos, assim, um delírio de ciúmes, duas erotomanias e uma hipocondria paranoica e melhoramos ou curamos socialmente psicoses alucinatórias – na medida em que os distúrbios mais aparentes correspondiam às reações da personalidade mórbida.

Diz-se que alguns desses delírios têm rápidas recaídas. Uma de nossas pacientes, que, de resto, só pôde tirar proveito da psicoterapia preparatória sob a forma "errônea" do psicodrama [sic], teve alta há mais de dois anos e retomou seu posto de funcionária pública na administração central. Numa progressão delirante, passional e alucinatória, as alucinações voltaram, mas nada de delírio. A paciente trabalhava e se ocupava em casa. A confissão inesperada de suas alucinações, durante uma de nossas visitas, surpreendeu o marido, que acreditava que ela estivesse plenamente curada.

Ao que tudo indica, três anos de experiência parecem insuficientes; mas a experiência é encorajadora, até porque não tivemos complicação nenhuma: a síndrome "psico-orgânica" regrediu totalmente em todos os pacientes. Nesse sentido, no caso de uma paciente de sessenta anos, erotômana, acreditávamos inicialmente que os transtornos delirantes tivessem certo cunho de deterioração pré-senil. Deterioração, aliás, confirmada pelos exames. Contudo, após o tratamento aniquilante, essa paciente desempenhou "de cor" na encenação os papéis, ao passo que antes ela o fazia consultando o tempo todo um texto-guia.

Insistimos no fato de que, para tratamentos nessa perspectiva, é preciso a um só tempo atribuir maior importância ao dispositivo hospitalar, à classificação e ao agrupamento dos pacientes, assim como à organização concomitante das terapias de grupo. A coexistência do ateliê, dos dormitórios e da vida social do conjunto do hospital é tão indispensável quanto a etapa de *análise ativa*, intervencionista, que precede a cura. *A cura de Bini, fora dessa possibilidade de encadeamento terapêutico, parece-nos um contrassenso.*

Se o eletrochoque simples pode ser interpretado, segundo Cerletti, como um processo de defesa, de "reativação diencefálica" ou como "estresse", seus colaboradores, sobretudo G. Martinotti, puderam mostrar que esse não é o caso de eletrochoques sucessivos. Nem mesmo a síndrome biológica corresponde mais à síndrome de "alarme" de Selye. Pelo contrário, a síndrome biológica da cura de Bini corresponde à síndrome de "esgotamento" do mesmo autor, comparada por Martinotti, aliás, à síndrome "confusional-amnésica" de De Morsier, com impacto mesencefálico ou ponto-bulbar. Por conseguinte, a opinião mais correta nos parece ser a de Delmas-Marsalet sobre a dissolução-reconstrução, desde que compreendida em seu conteúdo concreto feito de eventos vividos, no seio dos quais a vida psicológica se dramatiza e emerge. A "dissolução-reconstrução" assim compreendida, ao mesmo tempo que explica a grata evolução de nossos casos, permite-nos delimitar as indicações da terapia de Bini no quadro da terapêutica institucional.

Discussão

Sr. Cossa: Gostaria que o autor explicasse o que a expressão terapia institucional significa exatamente.

Sr. Tosquelles: De fato, existe uma confusão irritante em torno dos termos ergoterapia, socioterapia, terapias de grupo e terapias institucionais. Nosso secretário-geral tem razão em pedir que o sentido das palavras seja bem preciso. Daumézon importou dos Estados Unidos a expressão "terapias institucionais" para qualificar a forma de terapia de grupo que se estabelece – com frequência – à revelia do médico nos hospitais psiquiátricos, em decorrência da organização material e das interações psicológicas e sociais entre pacientes e entre estes e a equipe. É evidente que uma terapia – se houver terapia –, feita à revelia do médico e sem suas diretrizes, não pode pretender ser uma verdadeira terapia. A terapia institucional só existe, e com razão, no âmbito dessa tomada de consciência e, diria mesmo, no âmbito da obtenção do poder e do controle no manejo medicinal da "instituição", por meio de tudo aquilo que ela tem de simultaneamente material e vivo. Nesse sentido, a terapia institucional se diferencia das psicoterapias de grupo – psicodramas, cursos etc. – pelo fato de estas últimas se caracterizarem por "sessões", por assim dizer, descoladas da vida cotidiana do paciente. O médico, nas "psicoterapias de grupo", deve conduzir o paciente a circunstâncias artificiais e de curta duração, visando alcançar em profundidade a vivência dele. Nas terapias institucionais, parte-se de uma vivência espontânea, cotidiana, e o psicoterapeuta está ao mesmo tempo ausente materialmente e presente na instituição hospitalar, que de fato o representa. Em nossa comunicação, demos um exemplo concreto da dialética dessa presença e de seu papel no processo de cura.

Remeto notadamente ao trabalho conjunto de Daumézon e Koechlin (*Archives Portugaises de Neurologie et de Psychiatrie*, janeiro de 1953), no nº 3 de *L'Évolution Psychiatrique*, 1952, por ocasião do colóquio de Bonneval, e nos capítulos correspondentes de *L'Encyclopédie Médico-chirurgicale*, no prelo. Requet, neste último trabalho, mostra como as técnicas ergoterapêuticas, magnificamente desenvolvidas nos países anglo-saxões, nada têm a ver com a concepção de uma terapêutica institucional.

A ergoterapia pode, e com frequência deve, ter seu lugar, como os choques insulínicos ou a terapia de Bini, no seio da terapêutica institucional. Pode-se dizer o mesmo de certas psicoterapias de grupo. Mas Daumézon insiste amiúde, e com razão, no fato de que aquilo que se realiza na maioria dos hospitais franceses sob o nome de ergoterapia se aproxima muito mais de uma terapêutica institucional "inconsciente" por parte do médico do que da verdadeira ergoterapia anglo-saxã.

Se fôssemos levados a extrair consequências de nossa experiência de catorze anos de tentativa e erro com experimentos "institucionais" em Saint-Alban, poderíamos definir as exigências terapêuticas de organização hospitalar numa perspectiva institucional nos seguintes termos:

1) Dispor de possibilidades de organização de "comunidades heterogêneas de convivência e de tratamento", envolvendo de dez a doze pacientes no máximo. Essas comunidades devem, por um lado, ser ligadas uma à outra dentro da ala (três ou quatro grupos no máximo) e, por outro – em outro nível –, ao hospital como um todo, por meio da centralização da vida social comum no interior dele. A vivência do grupo deve comportar a possibilidade permanente de "expressão" dos pacientes e a possibilidade de utilização terapêutica, psicagógica ou psicanalítica de sua iniciativa.

2) Integração da ergoterapia no âmbito dessa comunidade de vivência, a fim de utilizá-la na perspectiva das psicoterapias de grupo e da terapêutica institucional.

3) Preparação psicológica – pelo médico – do "grupo" e, sobretudo, da equipe de atendimento relacionada ao "caso" concreto que exige cuidados ou ajuda mútua. As reuniões de ala e a reunião regular dos "quadros" de enfermeiros são os "órgãos" indispensáveis dessa preparação.

4) Limitação objetiva dos pacientes em tratamento "ativo" em cada grupo e em cada ala: as possibilidades materiais de uma ala com quarenta a cinquenta pacientes não permitem o tratamento "ativo" ou a assimilação terapêutica de grande número de ingressantes – cinco pacientes por mês e por ala nos parece ser o ideal desejável. Em certos casos, isso pode ser ultrapassado, chegando a oito. A construção do conjunto hospitalar deve levar em conta essa exigência ampliada. A ala admissional é uma heresia terapêutica. É um verdadeiro engarrafamento.

5) A classificação dos pacientes por afinidades "eletivas", idade, cultura etc., ou por semelhanças evolutivas, sindrômicas ou terapêuticas impede qualquer possibilidade de progresso na dialética das identificações e das transferências míticas que eles estabelecem com o ambiente. De saída, o "ambiente" não pode ser "manejado" como "instituição" de cura. Pelo contrário, a ala ou o ambiente "fixa" o paciente em níveis no mais das vezes patológicos.

6) Todo trabalho terapêutico psiquiátrico implica a necessidade de um trabalho médico em equipe... É preciso que

haja pelos menos dois ou três médicos colaborando intimamente no mesmo "âmbito de vivência" para permitir o jogo dialético da maioria das evoluções rumo à cura. Um médico sozinho é incapaz de viabilizar a solução rápida da maior parte dos conflitos edipianos ou pré-edipianos que os pacientes projetam ou encarnam no curso de suas enfermidades.

7) Todas as atividades do hospital devem permitir ao paciente reter, ou então levar, sua "consciência da enfermidade" ao máximo. Desmistificando progressivamente as concepções "aproximativas" que ele produz sobre o evento mórbido e sobre si mesmo, o hospital psiquiátrico deve ser uma instituição desalienante.

SOBRE UMA TENTATIVA DE READAPTAÇÃO DE UMA PACIENTE COM EPILEPSIA MORFEICA E TRANSTORNOS DE NATUREZA GRAVE

FRANÇOIS TOSQUELLES E FRANTZ FANON
(DE SAINT-ALBAN), JULHO DE 1953[1]

Ao longo do mês de setembro último, uma jovem de 28 anos de idade chegou a nós transferida do Hospital Le Vinatier, onde dera entrada no decorrer de agosto de 1944.[2] Ela havia sido encontrada desorientada e confusa na estação de Perrache. O certificado de admissão registrava um choque afetivo recente: pai e mãe mortos ao seu lado num bombardeio em Saint-Lô. Fora, então, submetida a uma série de eletrochoques.

O quadro clínico era assim descrito: "Apresenta periodicamente uma agitação psíquica e motora discordante, pedindo para ser constrita; chora e ri quando alguém lhe fala da morte dos pais; siderações afetivas periódicas, com desinteresse. Atualmente, não apresenta distúrbios no fluxo de pensamento nem catatônicos; paciente sob suspeita de demência precoce e tendo sofrido marcante traumatismo afetivo. Dr. Gallavardin".

O certificado de 24 horas dizia: "Estado melancólico com ideias e tentativas de suicídio. Opilência antiga. Internação a ser mantida. Dr. Rochaix".

---

1 *Relatório do Congresso de Médicos Alienistas e Neurologistas da França e de Países de Língua Francesa* (51ª sessão, Pau, 20-26 jul. 1953). Paris: Masson, 1953, pp. 363-68.
2 [Trata-se de um caso grave de trauma acarretando uma enfermidade psíquica. As terapias de choque (Bini e insulina) servem aqui também como preliminares ao tratamento. Tosquelles e Fanon ressaltam, com prudência, que o ambiente terapêutico parece crucial, mesmo num caso como esse. Eles indicam que a utilização anterior de hipnóticos agravou a doença. Na época, os fármacos em si não lhes pareciam dotados de utilidade terapêutica.]

A paciente declarou ter tido crises epilépticas ao longo dos três últimos anos, uma por mês. Uma irmã também seria epiléptica e um irmão teria morrido de meningite tuberculosa.

Dois outros certificados nos foram fornecidos com o seguinte teor:

> Acometida por epilepsia convulsiva e psíquica, graves transtornos de caráter e de comportamento; instabilidade, impulsividade, fases furiosas e depressivas, com ideias e tentativas de suicídio. Essa paciente, especialmente perigosa, poderia ser transferida apenas se mantida num estabelecimento de alienados de acordo com a lei de 1838;[3] não pode ser atendida a demanda de tratamento em clínica aberta. Internação a ser mantida.
>
> DR. CHRISTY (10 de maio de 1952).

> Acometida por epilepsia convulsiva e psíquica; graves transtornos de caráter e de comportamento; instabilidade; impulsividade; fases furiosas e depressivas; tentativas de suicídio; reações perigosas. Pode ser transferida a qualquer hospital psiquiátrico; isto é, a qualquer estabelecimento de alienados de acordo com a lei de 1838, com condições especiais de monitoramento durante a transferência. Porém, na minha opinião, a transferência não acarretará melhora no estado mental; a paciente está inacessível a qualquer psicoterapia.
>
> DR. CHRISTY (9 de julho de 1952).

Essa opinião pessimista do dr. Christy se justificava pelos fatos. Podem-se compreender facilmente as reservas que ele opunha às demandas de transferência propostas por seu ex-aluno, o dr. Despinoy, na época médico em Saint-Alban. Internada em uma cela individual no serviço clínico de Le Vinatier, essa paciente havia tentado o suicídio inúmeras vezes, por enforcamento, corte nos pulsos etc., assim como praticara incontáveis agressões contra seus vizinhos, a equipe

---

3 [Ver nota 50, p. 325, da tese de exercício dele.]

e os objetos. Durante oito anos, tivera de ser mantida quase permanentemente isolada, em camisa de força. Ela se converteu no objeto privilegiado e no sujeito mais disponível ao livre jogo dos mitos sadomasoquistas tão amiúde encarnados em nossos estabelecimentos psiquiátricos. A iniciativa de Despinoy acabaria por submeter nossa organização socioterápica a um teste que, temíamos, pudesse ser extremamente desagregador e que, sem dúvida, o teria sido não fossem algumas circunstâncias fortuitas que, por si sós, já justificam nosso relato.

Dividiremos nossa exposição dos fatos em três partes: um breve resumo das iniciativas socioterápicas do primeiro período, que conduziram (como era de esperar) a um semifracasso; as considerações terapêuticas correspondentes ao segundo período, que já não foi um fracasso; e, muito naturalmente, para encerrar, as conclusões bem modestas a que chegamos.

A entrada e a adaptação da paciente ao serviço clínico foram difíceis. Internada no serviço de pacientes primários (lei de 1938) – uma antiga ala de agitados, reformada e transformada, onde impera um ambiente extremamente fecundo em termos de laços sociais –, na primeira noite ela se recusou a comer e a tomar seu "gardenal" sem que nossas enfermeiras, previamente advertidas, interviessem. Nos primeiros dias, não apresentou crise convulsiva, queixou-se de não conseguir dormir, tentou obter um regime alimentar especial devido a uma suposta antiga nefrite, e foram-lhe administrados – erroneamente, como hoje acreditamos – 30 cg de Gardenal durante o dia e 2 g de cloral e uma ampola de Fenergan à noite. "Situação a ser examinada", dizia o relato da chefe da ala. Durante o exame, não apresentou sinais neurológicos focais nem de enfermidade física característica. Seu raio X deu resultado negativo. Seu líquido cefalorraquidiano estava normal: células 3; albumina: 0,3 g; cloretos: 7 g; glicose: 0,52 g; benzoatos: 00000.22110.00000. Orientada e lúcida. Notava-se um estado afetivo penoso, viscoso, bradipsíquico, perseverante, inoportuno, caprichoso, reivindicativo, amuado e, por vezes, irônico.

A paciente declarava insistentemente sua boa vontade e atribuía seus impulsos à doença e à falta de hábito de convivência em um ambiente social ordenado. "Estou perplexa e desorientada, preciso de um tempo para me adaptar, não me sinto à vontade, toldada pela emoção", escreveu a uma enfermeira de Le Vinatier; "aqui é alegre, não há grosseria nem camisa de força; o que você diria se, um belo dia, em vez de cem perturbados, encontrasse um efetivo de dezesseis pacientes e uma convivência familiar?" O que não a impedia de explodir, de jogar sua bebida no meio do dormitório ou de se levantar e bater de porta em porta durante a noite, quebrando, conforme o caso, alguns visores. Ao final de vinte dias, depois de um corte no pulso feito com cacos de vidro e de dois dias de greve de fome, acompanhados por vezes de gritos e cantorias, ela se ocupava em seu leito de trabalhos de costura, fazendo uso de tesouras. Nossa postura médica era baseada em investigações biológicas e exames, sem interesse ostensivo por transtornos de conduta. O engajamento com esses transtornos e seu exame se limitava exclusivamente às sessões de psicoterapia coletiva, fosse por ocasião da reunião do grupo ergoterapêutico da ala, fosse por conta de artigos de jornal com que ela se envolvia espontaneamente. Pouco a pouco, a paciente se tornou "convivível", com distimias de menor importância, ainda que com frequência fôssemos obrigados a frustrar suas tentativas de envolvimento em conflitos com outros pacientes e com a equipe. Dois meses depois, numa sessão memorável em que seus companheiros não lhe pouparam críticas nem vontade de ajudá-la, ela foi nomeada representante da ala, podendo então sair e circular para ir a seu trabalho na cantina do grêmio. Contudo, a atmosfera geral da ala era alterada profundamente por sua presença. Vivia-se numa tensão constante, altercações opunham os pacientes, pacientes a enfermeiras e enfermeiras a pacientes, e enfermeiras a outras enfermeiras. Ataques de cólera e de ciúmes se desencadeavam e, passado um mês, a tentativa da paciente de se adaptar à cantina do grêmio fracassou em decorrência de sua "inabilidade manual", que provocara uma quebra de utensílios considerada excessiva pela comissão da cantina. Esse último episódio coincidiu, pelo visto, com o aumento no número de crises, sempre noturnas, por mais que a seu tratamento tivessem sido acrescidos seis comprimidos de Solantyl.

Cabe ressalvar que jamais pudemos observar essas crises diretamente. A hiperventilação e a estimulação luminosa nunca provocaram modificações significativas de seu registro eletroencefalográfico, realizado diversas vezes. No exame, dificilmente interpretável, observa-se, quando muito, uma disritmia lenta de 5 Hz, sem picos, na zona temporoparietal direita, sem resposta ao treinamento; a reação de parada deixa muito a desejar. De fato, a paciente apresentava cada vez mais distúrbios paratônicos e um humor sombrio intercalado com irrupções de vivacidade agressiva.

Foi então que decidimos aplicar a terapia de Bini seguida de insulinoterapia, *transferindo a paciente para o serviço clínico aberto do hospital*. Depois de 25 comas, a paciente apresentou espontaneamente uma série de crises tônicas, contidas pela administração de sonífero intravenoso. A despeito da melhora na conduta e de sua melhor adaptação ao serviço aberto, crises noturnas continuaram a ser relatadas e o teste de Rorschach confirmou a estrutura epiléptica de seus transtornos caracterológicos; consideramos a possibilidade de epilepsia morfeica. Substituímos pouco a pouco os anticonvulsivantes pela ortedrina (cinco comprimidos).

Habituada havia longos anos a anticonvulsivantes e a hipnóticos e a quase não dormir, a paciente começou a dormir logo que toda medicação sedativa foi suprimida. Agora, tem de ser despertada três vezes ao longo da noite para tomar sua ortedrina. Volta a dormir logo em seguida sem dificuldade e os transtornos de caráter desapareceram. Talvez ainda apresente vez por outra ausências noturnas(?), tendo em vista que percebemos algumas vezes que ela se molha à noite sem se dar conta. Ocupa-se na oficina do serviço clínico aberto e na cantina do grêmio sem grandes dificuldades e ajuda conscientemente seus companheiros.

O estudo comparativo de testes aplicados em períodos diversos se reveste de algum interesse. Não temos espaço aqui para desenvolvê-los longamente. Citemos, por exemplo, os seguintes fatos: Rorschach aplicado em 16 de setembro de

1952: 2 horas e 20 minutos para 24 respostas; Rorschach de 24 de fevereiro de 1953: 1 hora e 10 minutos para vinte respostas; Rorschach de 4 de maio de 1953: 40 minutos.

Inversões progressivas do tipo de sucessão nos três testes. Exemplo:

1) 16/9/1952 *lâmina V* 1) Chifres ———— Dd 2) Patas ———— Dd 3) Morcego ———— G	2) 24/2/1953 *lâmina V* Besouro ———— G Isso me parece... / Tem muitas... (indica as antenas sem as nomear) ———— Dd	3) 4/5/1953 *lâmina V* Besouro ———— G Os dois lados não são simétricos.
lâmina III 1) Chinelos ———— Dd 2) Dá pra fazer marionetes... ———— G	*lâmina III* Ali tem uns bonequinhos e seus pés ———— G Também... ———— Dd	*lâmina III* Isso são caras de pessoas se vendo de frente... ———— G
lâmina IV Caranguejos... ———— ddD Parecem olhos... ———— dd	*lâmina IV* Um tapete não é... ———— G Igual dos dois lados, parece ter olhos, é por causa... (esfrega com o dedo um defeito de impressão), ali também tem algo que... / no pires... ———— dd	*lâmina IV* Parece um pouco com um urso... ———— G Parecem olhos... ———— dd
lâmina II Não sei... o que isso representa. Tem algo como sangue. Não é igual dos dois lados.	*lâmina II* Seja como for, um desenho brr, nada de mais, não sei... coloque aí: sangue derramado. Manchas negras podem representar um animal. Em suma, que foi esmagado ali, com sangue.	*lâmina II* Não sei... o vermelho... não sei o que isso pode representar.
lâmina VIII Parece um urso, tem só duas patas, não, três, a quarta se perdeu. Ali, uma vértebra, poderiam ser flores. Isso é azul, acho, em todo caso, se fosse um animal, não tem as patas parelhas, só tem três patas, o que é inquietante.	*lâmina VIII* Isso muda tudo. Ainda tem vértebras e bem ali, olhe, se você olhar assim (indica os animais, mas a palavra não sai)... olhe... isso muda de cor, mas as patas... não se pode falar de leão. Eu disse vértebras. Escolha cromática: azul.	*lâmina VIII* Animais, leões. Não vejo mais nada. As outras manchas nem mesmo são quadradas. Escolha cromática: vermelho.

O teste de Szondi, no entanto, continuava a mostrar inúmeras variações. As reações abertas, notadamente no que se refere ao vetor paroxismal, estavam presentes e, quando muito, substituíam a escolha negativa do início. A ansiedade difusa e a acumulação afetiva com dificuldades de manifestação indicadas pela escolha negativa desapareceram à custa de uma liberação agressiva, mais socializada, por assim dizer. Por outro lado, as escolhas mais recentes da paciente expunham a persistência de forte tensão ou carga positiva no par do vetor de contato. A dependência oral se manteve continuamente muito elevada, ao passo que o fator D (anal), outrora positivo e carregado, se tornou ambivalente.

Para concluir, gostaríamos apenas de chamar a atenção, à luz desse caso curioso, para dois problemas:

1) A transferência de certo número de pacientes deve ser encarada, no quadro de uma política terapêutica, no mesmo registro que as mudanças de ala. Parchappe insistiu muito nesse aspecto. É preciso lembrar que determinadas "persistências mentais mórbidas" e "psicoses de fachada" são mantidas pela "persistência" do ambiente. Gruhle demonstrou, por exemplo, como certos delírios paranoicos ou mesmo paranoides, estabilizados e estênicos, praticamente cessavam, se encapsulavam ou se convertiam em "passado longínquo" quando o paciente transferido passava a considerar a fase aguda de sua enfermidade um mal distante.

2) O tema dos transtornos caracterológicos, perpetuados pelo emprego de hipnóticos, contra a ação depressiva e confusional com que a paciente luta, deve ser retomado. E temos o direito de nos perguntar se o estado dessa paciente não foi agravado pelo emprego dos barbitúricos, se bem que não escapa à nossa atenção que ela possa tentar converter o tratamento estimulante atual em novo substituto toxicomaníaco.

NOTA SOBRE AS TÉCNICAS TERAPÊUTICAS DO SONO COM CONDICIONAMENTO E CONTROLE ELETROENCEFALOGRÁFICO

MAURICE DESPINOY, FRANTZ FANON E WALTER ZENNER
(DE SAINT-ALBAN), JULHO DE 1953[1]

As terapias do sono suscitaram interesse renovado depois de publicações de autores soviéticos. Porém, o que eles trouxeram de novo a essa terapêutica que foi objeto de tantas pesquisas antes do advento da insulina parece ser negligenciado pela maioria dos autores. As dificuldades encontradas para criar um condicionamento os desencoraja tanto mais porque duvidam da eficácia dos métodos preconizados. O evento que representa a introdução, na terapêutica, de um notável potencializador dos anestésicos parece contribuir para esse abandono da parte mais original dos trabalhos russos. Lê-se atualmente nas publicações recentes que o condicionamento e até mesmo a insonorização se tornaram supérfluos devido ao emprego do 4560 RP.[2]

---

1 *Relatório do Congresso de Médicos Alienistas e Neurologistas da França e de Países de Língua Francesa* (51ª sessão, Pau, 20-26 jul. 1953). Paris: Masson, 1953, pp. 617-20.
2 [Trata-se da clorpromazina, molécula sintetizada no final de 1950 pela Rhône-Poulenc sob o nome de "4560 RP", utilizada inicialmente como anti-histamínico e depois como anestésico por Henri Laborit, logo foi introduzida em experimentos no âmbito psiquiátrico; os primeiros trabalhos conduzidos por iniciativa de Laborit no hospital de Val-de-Grâce testaram a molécula em associação com a terapia do sono (é provavelmente a esses trabalhos que essa comunicação alude). Em 1952, os psiquiatras de Val-de-Grâce, Pierre Deniker e Jean Delay, observaram os espetaculares efeitos "neurolépticos" dessa molécula para tratar determinadas psicoses (como a esquizofrenia).]

Nosso estudo tinha por objetivo desenvolver uma técnica de terapia do sono que permitisse o condicionamento e verificar se uma técnica desse tipo possibilitaria a redução dos medicamentos soníferos. Aplicamos terapias do sono em 1951 e em 1952, no Hospital de Saint-Alban, em dois quartos, cada um dos quais podia alojar dois indivíduos. O estímulo condicionante era luminoso e sonoro, sincrônico; um moinho de água fazia acender em intervalos regulares uma lâmpada de baixa intensidade situada acima da cabeça do paciente e acionava um metrônomo elétrico. O ritmo habitual era de 70 por minuto. O isolamento dos ruídos era obtido por um anteparo suplementar que separava os quartos do restante da ala, além de cortinados. Os medicamentos empregados eram: uma mistura do tipo Cloetta, administrada em enemas, Somnifen intramuscular, soluções de brometo e hidrato de cloral, Eunoctal e, por fim, misturas de 4560 e Dolosal, associadas ou não aos precedentes.

Reconhecemos que a criação de reflexos condicionados de sono requer a combinação, de um lado, do adormecimento provocado pelos medicamentos e, de outro, da ativação do sistema sonoro e luminoso. Uma dificuldade de peso é evitar a situação de vigília, uma vez que o estímulo condicionante se encontra em operação durante o início da terapia, quando o reflexo ainda não foi estabelecido. Nessa condição, realmente, o estímulo induzido perde toda a eficácia.

Contudo, não é fácil determinar o momento exato em que um sujeito desperta. A técnica, há muito aceita por autores alemães, consiste em nos colocarmos a certa distância do paciente enquanto o chamamos pelo nome a meia-voz; ela implica o risco de interromper o sono e nos oferece somente uma ideia imperfeita do grau de sono. A leitura de um artigo de [Charles Horace] Mayo sobre o ajustamento automático das anestesias gerais por meio de um eletroencefalógrafo nos fez pensar que seria possível controlar à distância o estado de sono de nossos sujeitos.

O desenvolvimento de um dispositivo satisfatório exigiu muitas sequências de tentativa e erro. Fomos obrigados a adotar um dispositivo de agulhas intradérmicas finíssimas para os eletrodos, e um ponto de apoio central imóvel foi conectado aos fios suspensos acima da cabeça do paciente. As agulhas eram bem toleradas, mas sua posição precisou ser frequentemente corrigida no decurso das vigílias. O aparelho foi disposto num aposento vizinho, com os fios atravessando um anteparo. Os registros eram feitos a intervalos regulares. Mesmo que as características eletroencefalográficas da vigília sejam menos estáveis que as do adormecimento, é fácil, fazendo um registro de cerca de três minutos, estimar a profundidade do sono. Não detalharemos aqui o conteúdo transmitido por esses registros, mas podemos indicar que esse método tem a vantagem de determinar a cada instante os limites da intoxicação. Ele mostrou que, após vários dias de tratamento, persistiam ondulações lentas durante a vigília em todos os casos em que as doses administradas eram fortes demais. Graças a esse dispositivo, pudemos determinar o momento em que deve intervir a vigília provocada ou o medicamento sonífero.

Resultados – Não insistiremos nos resultados terapêuticos propriamente ditos. Constatamos a ação euforizante já assinalada, as preocupações delirantes se atenuaram, os hebefrênicos catatônicos praticamente não tiveram melhora, a agitação das psicoses agudas aparentemente sofreu influência favorável, os resultados se mostraram inconstantes nas neuroses. De modo geral, acreditamos ter constatado que as terapias do sono constituem uma boa "mordentação" preparatória para outras terapias.

Em decorrência do grande número de produtos empregados, as vinte terapias do sono utilizáveis que aplicamos não nos possibilitaram estabelecer, com algum grau de certeza, comparações de eficácia quantitativamente exatas. Podemos afirmar, no entanto, que o emprego do 4560 permitiu reduzir consideravelmente as quantidades dos medicamentos empregados. Permitiu, sobretudo pela adição do Dolosal, elevar a seis horas a duração de um sono completo após a administração medicamentosa – antes, a duração não ultrapassava quatro horas.

Por mais que raramente tenhamos empregado esse procedimento, o gotejamento intravenoso de soro constante e lento nos pareceu o melhor, ao propiciar a adição "sob demanda", em função dos registros eletroencefalográficos, de potencializador ou de Eunoctal. Os enemas anestésicos são frequentemente causa de "incidentes" prejudiciais ao condicionamento; e os perigos de intoxicação pelo sonífero já haviam sido assinalados. Apontamos a inconveniência resultante da incompatibilidade por precipitação da mistura do 4560 com barbitúricos. Algumas reações febris, em decorrência do emprego do potencializador, foram constatadas com frequência um pouco mais alta que em outros casos.

Os fatores mais importantes para definir a quantidade de soníferos a ser ministrada foram o número de despertamentos provocados e o isolamento das excitações parasitas. Pareceu-nos incorreto avaliar que o potencializador permite negligenciar os fatores do ambiente circundante. O número de despertamentos espontâneos aumentou na mesma medida com o 4560 e com qualquer outro sonífero quando ruídos exteriores perturbavam o sujeito.

Não foi preciso multiplicar o número de vigílias provocadas com o objetivo de acelerar o condicionamento, com o limite máximo de duas vigílias a cada 24 horas.

A criação do reflexo condicionado de sono nos pareceu muito frágil, bastando as vigílias espontâneas sem parada dos sistemas rítmicos para fazê-lo desaparecer. Uma técnica perfeita é indispensável, caso se queira tirar proveito da aquisição desse reflexo. No estágio atual de nossas pesquisas, não chegamos ainda a um resultado plenamente satisfatório, pois é tênue a diferença entre uma terapia do sono em ambiente suficientemente isolado e uma terapia com condicionamento, passível de constatação apenas a partir do sexto dia da terapia, desde que as doses necessárias não sofram o mesmo acréscimo. (Certamente, vale mais a pena aplicar uma terapia sem estímulo condicionante, mas com boas condições de isolamento, do que uma terapia condicionada de modo aproximativo.) A técnica de controle eletroencefalográfico deve permitir codificar com exatidão as terapias do sono com reflexo condicionado. Somente então será possível realizar um juízo de valor sobre essa nova técnica. No estágio atual, não estudamos o efeito terapêutico do sono, e sim o dos produtos soníferos empregados.

O FENÔMENO DA AGITAÇÃO NO MEIO PSIQUIÁTRICO: CONSIDERAÇÕES GERAIS, SIGNIFICADO PSICOPATOLÓGICO

FRANTZ FANON E SLIMANE ASSELAH (HOSPITAL
PSIQUIÁTRICO DE BLIDA-JOINVILLE), JANEIRO DE 1957[1]

O dr. Tosquelles, numa conferência proferida num encontro organizado por *L'Évolution Psychiatrique*, distinguiu dois tipos de agitação: ao tipo expressivo ele opunha o tipo perceptor-reativo.[2] Uma oposição nesses termos, ao mesmo tempo que pode ser interessante de uma perspectiva heurística – sendo, em todo caso, didática –, parece-nos inaceitável do ponto de vista doutrinário. O mesmo se aplica à oposição entre agitação reativa e não reativa.

Na verdade, se excluirmos as agitações profundamente tóxicas, com severo comprometimento da consciência, a expressão agitada ocorre quase sempre na modalidade per-

---

1 *Maroc Médical*, v. 36, n. 380, pp. 21-24, jan. 1957.
2 [François Tosquelles, "Introduction à une sémiologie de l'agitation". *L'Évolution Psychiatrique*, n. 1, 1954. Nesse texto, Tosquelles se distancia da crítica da noção de "agitação" feita por Philippe Paumelle (em um texto publicado por Henry Ey nas *Entretiens Psychiatriques* de 1953). Ele escreveu especificamente: "Se, às vezes, é correto dizer que a 'agitação' se resume ao temor do louco, o que ele sente e o que ele comunica, não é menos verdadeiro que o problema da agitação ultrapassa essas disposições 'psicológicas'. A simples verdade é que todos nós, ou quase todos, já deparamos com pacientes agitados, em relação aos quais tivemos de discernir a semiologia e para os quais constantemente precisamos instaurar uma terapêutica e um prognóstico; que essa terapêutica consiste com grande frequência em não se deixar levar cegamente pelas condutas do paciente e em instaurar uma terapêutica institucional em que a agitação poderá remover sua máscara, não é, *a priori*, uma objeção significativa ao estabelecimento de uma semiologia da agitação".]

ceptorreativa. Ou, se assim se preferir, quando associada a agitações tipicamente neurológicas com uma fisionomia automática, possibilitadas por alterações brutais da consciência (na epilepsia, por exemplo), o comportamento agitado é, ao mesmo tempo, expressivo e perceptorreativo. Clinicamente, pode-se distinguir uma agitação predominantemente motora, uma predominantemente verbal e uma do tipo verbal-motor.

Idiotas e imbecis, de um lado, e senis, de outro, respondem por um contingente bastante impressionante dos quadros de agitação motora pura. Excluímos evidentemente a explosão colérica do paranoico, a pulsão hebefrênica ou a agitação circunscrita do catatônico. Consideramos aqui a agitação como estado. E percebemos que os dois polos que favorecem o surgimento da agitação motora se caracterizam por um comprometimento de matiz neurológico. Essas agitações vazias, anideicas, beiram a estereotipia (deambulação pseudoansiosa do ancião ou laceração de vestimentas do oligofrênico).

A agitação predominantemente verbal aparenta ser menos neurológica e mais compreensível. De fato, o solilóquio incoerente do imbecil e a verbigeração fragmentada do presbiofrênico nos impressionam por seu caráter automático, arcaico, desintegrado e somático.

A agitação verbal-motora, por fim, talvez seja o tipo de comportamento agitado mais estudado, pois é justamente ela que restitui a melodia de base da pessoa existente. O dizer e o fazer combinados na estrutura temporoespacial parecem reter o organismo no mundo compreensivo.[3] Talvez seja por isso que a mania franca representa a forma clínica mais estudada dessa forma de agitação. De fato, as agitações verbal-motoras ultrapassam o quadro da mania. Manifesta-

---

3 [Sobre as noções de melodia de base e de compreensão do corpo, ver a terceira seção da primeira parte da *Fenomenologia da percepção*, de Merleau-Ponty, "A espacialidade do corpo próprio e a motricidade", trad. Carlos Alberto Ribeiro de Moura. São Paulo: WMF Martins Fontes, 1994, pp. 143-204.]

ções histéricas, fases agudas de um delírio ativo com temas variados, tomam de empréstimo a fisionomia de uma agitação confuso-colérica, e crises ansioso-extáticas de Schneider evocam em mais de um aspecto o quadro maníaco.

Os estados mistos e sempre mais ampliados, a respeito dos quais insistia Beringer, recomendam-nos, pelo menos no que se refere à observação clínica, certa liberdade em relação à clássica equação agitação = mania. De saída, vemo-nos muito à vontade para adiantar que o comportamento de um paciente deve ser compreendido em função do atendimento clínico que pode ser prestado e das possibilidades de assimilação que ele oferece. Se o meio hospitalar é um instrumento terapêutico, se a preocupação acima de tudo é instituir um quadro geral de encontros desalienantes, se existe uma vontade de tratar o organismo vivo agitado, então pode-se levantar a questão de uma discriminação autêntica.

As noções de "psicose de fachada" e de "persistência mental mórbida",[4] as reações espetaculares de prestança, as provocações de forte carga agressiva, como as que se verificam em ambientes concentracionários, os nós sadomasoquistas que tão facilmente se estabelecem no quadro manicomial, tudo isso exige uma vigilância genuína. A "neutralidade benfazeja" deve ser buscada aqui em toda a sua pureza. Conceber um serviço clínico como instrumento terapêutico significa

---

4 Sob a denominação "persistência mental mórbida" [*persistance mentale morbide*], autores franceses costumavam descrever a condição de pacientes que foram internados em instituições psiquiátricas em virtude de quadros depressivos ou hipomaníacos, a título de exemplo, e que, apesar da remissão da condição inicial, preservaram algumas atitudes típicas da fase aguda de seu distúrbio. A terminologia mais recente descreve esse processo como a adoção por parte dos pacientes do "papel" de sua condição inicial, e este, não raro, é reforçado pela atuação da equipe hospitalar ou em decorrência de situações em que os pacientes são ostensivamente expostos perante estudantes, residentes ou visitantes. Ver Henri F. Ellenberger, "Behavior Under Involuntary Confinement", em Aristide H. Esser (ed.), *Behavior and Environment: The Use of Space by Animals and Men* (New York; London: Plenum Press, 1971), pp. 188-203, 194. [N. T.]

estruturá-lo e fazer com que seja vivenciado pelo paciente como algo que ele "enfim compreende", e não como algo que amputa, algo que castra. A agressividade clástica e a "maldade deliberada" do paciente, como vivenciadas pela equipe clínica, são evidentemente respostas a um tipo de estrutura concentracionária de caráter sobretudo repressivo. Manter-se permeável às manifestações patológicas é um objetivo que o serviço deve certamente almejar. O surgimento de uma agitação não deve provocar o abalo ou o colapso do equilíbrio institucional.

A agitação interpela, antes de mais nada, o grau de resistência do serviço, realça a um só tempo sua plasticidade e sua solidez. E é justamente porque o paciente agitado não é rejeitado, excluído, isolado ou confinado que nos esforçamos em compreendê-lo. Não se trata de modo algum de decretar a abolição de todos os meios coercitivos por conta de um sentimento humanitário ou por heteroimitação. Não tarda para que acabemos nos expondo a dissabores, e a retomada dos meios de contenção sofre uma escalada passional.

O confinamento de um paciente que se agita produz efeitos, no mais das vezes, deploráveis. Isolar um alienado no interior de um hospital psiquiátrico é realizar uma segunda internação. O meio social já se desincumbiu do enfermo exigindo a aplicação da lei de 1838. Mas as exigências do meio social são formais. O equilíbrio exterior deve ser monolítico em vista de determinados comportamentos. O meio hospitalar, por sua vez, na maioria dos casos não apresenta nenhum plano de organização. As linhas de força que convergem para erigir o campo fenomenal são de uma pobreza desastrosa.[5] Se excetuarmos o ritmo biológico das três refeições e do sono, a jornada diária do doente mental não acamado tende a exprimir, na maior parte do tempo, a errática trajetória de um movimento browniano. Percebe-se prontamente que os meios de contenção de fisionomia repressiva são utilizados por iniciativa da equipe.

---

5 [Trata-se, na socioterapia, de constituir um horizonte de percepção e de vida para o paciente.]

E o médico amiúde crê na existência de um comportamento sádico por parte dessa equipe. As reações em cadeia – a proibição de "amarrar o paciente"; "Doutor, esse paciente quebrou tudo"; "Doutor, esse paciente feriu três funcionários"; "E então, doutor, amarramos esse paciente?" – surgem e viciam o relacionamento entre o médico e seus colaboradores. Na realidade, é o próprio serviço que é sádico, repressivo, rígido, não socializado e de tendências castradoras. Assim, trata-se menos de aconselhar ou ordenar a supressão das camisas de força ou do confinamento do que fazer circularem no seio desse ambiente linhas de força produtivas, desalienantes, funcionais e com alto potencial de exigências diferenciadas.[6]

A internação provoca uma desadaptação inicial. O isolamento, com os fantasmas que evoca (a cela solitária escura, a punição; fantasmas esses, aliás, favorecidos pela explicação literal da equipe: "se continuar com isso, nós o isolaremos ou então o colocaremos com os agitados"), falha em sua pseudopreocupação: acalmar a ansiedade do paciente.

Além disso, em virtude do isolamento, da solidão imposta e também da concentração motora (sabemos da pregnância da melodia verbal-cinética e dos distúrbios do esquema corporal que podem surgir em decorrência de uma disjunção),[7] assis-

---

6 [Esse vocabulário antecipa alguns temas da antipsiquiatria da década seguinte. Percebe-se aí a influência de Merleau-Ponty, que escreveu na terceira seção da primeira parte de *Fenomenologia da percepção* a respeito das dificuldades de determinados pacientes: "(T)odas essas operações exigem o mesmo poder de traçar fronteiras no mundo dado, traçar direções, estabelecer linhas de força, dispor perspectivas, em suma, organizar o mundo dado segundo os projetos do momento, construir em sua circunvizinhança geográfica um meio de comportamento, um sistema de significações que exprima no exterior a atividade interna do sujeito. Para eles, o mundo só existe como um mundo inteiramente pronto ou imobilizado, enquanto no normal os projetos polarizam o mundo e fazem aparecer nele, como por magia, mil sinais que conduzem a ação, assim como em um museu os letreiros conduzem o visitante" (*Fenomenologia da percepção*, op. cit., p. 161).]
7 [A noção de "melodia cinética", desenvolvida pelo psiquiatra e psicanalista austríaco Paul Schilder (1886–1940), é retomada por

te-se ao surgimento de elementos novos. Uma agitação verbal-motora acarretada pelo isolamento se torna colérica, predatória, elástica e furiosa. Por vezes, inclusive, o delírio de referência hipostênica, isolado em virtude de uma manifestação de humor integrada no real e mantendo vínculos compreensíveis com o ambiente, acaba sendo agravado por alucinações.

Talvez seja necessário consagrar um estudo a essas alucinações provocadas. Em decorrência da dissolução, de um lado, e da reação do organismo, de outro, ocorre uma regressão a um tipo de pensamento arcaico, mais espesso, mais dependente da motricidade, menos discriminativo em relação aos dados sensoriais. Os psicanalistas consideram que o onirismo, as pseudoalucinações e a importância da brincadeira e da mímica emergem, sobretudo, na fase oral. A logorreia, a emergência em turbilhão de uma festividade atmosférica, a presença esticada simultaneamente aos dois polos da temporalidade traduzem a oralidade vertiginosa. Mas também a existência agressiva, contestatória, veemente, eivada de angústias ligadas a frustrações infantis.

A facilidade com que o paciente agitado de tipo clássico chega à alucinação ainda não recebeu a devida atenção. Na verdade, o derrame de ideias prepara o fenômeno alucinatório (alucinações verbal-motoras), e De Clérambault percebeu isso corretamente quando associou ao automatismo mental intuições, pensamentos antecipatórios, ecos de pensamento, contrassensos, palavras explosivas, litanias de palavras e jogos silábicos.[8] Com o processo alucinatório, assistimos ao colapso

---

Merleau-Ponty em *Fenomenologia da percepção* (ibid., p. 186). A análise fanoniana da rigidez introduzida pelo colonialismo na cultura e no campo de ação dos colonizados, assim como da violência que ela causa como reação, reproduz o esquema de pensamento dessa crítica de uma "agitação" que só é percebida como natural em virtude da ignorância da causalidade estrutural da instituição. Ainda é preciso desvelar a cegueira de certa pseudo-objetividade científica.]
8 [Gaëtan de Clérambault, "Psychoses à base d'automatisme et syndrome d'automatisme". *Annales Médico-psychologiques*, v. 85, pp. 193-236, fev. 1927.]

do mundo = sistema de referência. Nem o tempo alucinatório nem o espaço alucinatório postulam qualquer pretensão à realidade. Pelo contrário, cabe secundar Sartre, que diz que a alucinação coincide com um brusco aniquilamento da realidade percebida.[9] O tempo alucinatório está em fuga permanente. O quadro espaçotemporal da atividade alucinatória é desprovido de ordem, é irreal, fictício. E o fenômeno da crença, em que os psiquiatras tanto insistiram, é o que legitima aos olhos do alucinado a pseudopregnância de suas perturbações. Em termos práticos, portanto, o isolamento, a contenção, a utilização dos métodos coercitivos pela instrumentação sádica que é empregada provocam ou, pelo menos, precipitam e aprofundam a regressão. O pensamento fugidio é aprisionado no fluxo das imagens sem nenhuma possibilidade de escapar dele sem o auxílio benfazejo e objetivante de outra pessoa. Confinar o paciente, isolá-lo, prendê-lo ao leito, tudo isso significa criar as condições de existência de uma atividade alucinatória.

---

9 [Ver Jean-Paul Sartre, *O imaginário: Psicologia fenomenológica da imaginação*, trad. Duda Machado (São Paulo: Ática, 1996), quarta parte, capítulo 3, "Patologia da imaginação". Para Sartre, a alucinação é da ordem da imagem, e não da percepção, e, como tal, é criação. A passagem a seguir está anotada no exemplar da biblioteca de Fanon e parcialmente sublinhada: "o objeto da imagem difere do objeto da percepção; primeiro porque tem seu espaço próprio, em vez de existir num espaço infinito comum a todos os objetos percebidos; segundo, na medida em que se dá imediatamente como irreal, ao passo que o objeto da percepção eleva originalmente, como diz Husserl, uma pretensão à realidade (*Seinsanspruch*). Essa irrealidade do objeto enquanto imagem é correlativa de uma intuição imediata de espontaneidade. A consciência tem uma consciência não *tética* como atividade criadora. [...] A questão coloca-se, portanto, da seguinte maneira: como é que abandonamos nossa consciência de espontaneidade, como é que nos sentimos passivos diante da imagem que de fato formamos; é verdade que conferíamos *realidade*, isto é, uma presença de carne, a esses objetos que são como ausentes a uma consciência sã?", (pp. 196-97). Merleau-Ponty trata da alucinação em termos similares: "A alucinação desintegra o real sob nossos olhos, ela o substitui por uma quase realidade" (*Fenomenologia da percepção*, op. cit., p. 448).]

A partir da ansiedade, da solidão, da impressão de catástrofe psicobiológica característica de quase todas as doenças mentais, alimentadas, nesse caso, pela agressão típica da rejeição e do afastamento, vemos surgir uma "complicação" no tratamento clínico das alucinações. É que a alucinação não é o produto de uma excitação cerebral ou o resultado de um distúrbio nutricional encefálico específico, mas sim um comportamento global, um tipo de reação, uma resposta do organismo. É claro que a resposta alucinatória supõe uma dissolução, uma disfunção orgânica, um distúrbio do metabolismo. Mas as alterações nunca são unívocas. Se devemos constantemente evocar os trabalhos de [McFarland] e Goldstein sobre o nível de estabilidade metabólica associado ao nível de estabilidade emocional, e os de Hoskins[10] sobre a pobreza crônica de oxigênio decorrente de distúrbios da catálise enzimática característica da esquizofrenia, devemos nos lembrar de que a alucinação escapa a toda e qualquer explicação mecanicista. Para que haja alucinação, é necessária outra coisa, fundamentalmente um colapso do mundo real. É bastante eloquente a fase interna dos delírios crônicos alucinatórios, chamada de ruminação pelos antigos autores. Sabe-se que o paciente, após um período inicial caracterizado por preocupações hipocondríacas, manifestações corporais inusuais e sensações viscerais estranhas, experimenta uma

---

10 [O "Étude n. 22", de Ey, sobre a melancolia, cita de modo igualmente inexato esses trabalhos: "Mac Ferland (sic) e Goldstein, 'Biochemistry of M. D.', *American Journal of Psychiatry*, v. 96, pp. 21-58, 1939)" (Henri Ey, *Études Psychiatriques*, v. 2, t. 3. Paris: Desclée de Brouwer, 1950, p. 138, nota 1). O "Étude n. 25", sobre as psicoses maníaco-depressivas, cita Hoskins: "Pode-se encontrar nas principais obras de patologia hormonal aplicada a documentação indispensável. Assinalemos, a respeito disso, o livro de R. G. Hoskins, *Psychoses and the Internal Secretions*, Cyclopedie of Medicine, Édit., Piersol, Philadelphie, 1934" (*Études Psychiatriques*, op. cit., v. 2, t. 3, p. 459, nota 1). Nos anos 1930, R. A. McFarland, H. Goldstein e R. G. Hoskins haviam publicado uma série de estudos sobre as anomalias do metabolismo (especialmente da utilização dos lipídios e do oxigênio) ligadas às psicoses.]

fase de ruminação ansiosa, concentração ideativa exacerbada, desconfiança interpretativa e solidão agressiva: já é o período pré-alucinatório chamado de interpretação.

Na realidade, a rejeição do mundo real é possibilitada pela emergência de um pseudomundo baseado em relações e significados novos. A rejeição exige confirmação contínua.[11] A decisão solene (fase de invasão brutal) exige ser confirmada, alimentada. E os alienados migratórios são justamente os que não chegam a neutralizar ou afastar a existência do mundo circundante. O isolamento pode ser, assim, nessa perspectiva, a autorização para alucinar.

O serviço clínico tende a rejeitar o paciente agitado sem perceber as relações de fundamentação recíproca que existem entre ambos. É dentro de um quadro humano, o serviço clínico, que a agitação surge. A agitação exige ser compreendida não mecânica, mas dialeticamente. Aqueles que se recusam a semelhante interpretação do fenômeno admitem e reconhecem, eles próprios, que a agitação diminui em função da formação da equipe e da desalienação, mesmo que superficial, do entorno. A agitação, putrefação manicomial, é uma expressão adequada. Foi Parchappe que escreveu: "A experiência feita em larga escala durante longos anos demonstrou que a estada permanente em cela confinada, longe de ser eficaz para levar à redução da agitação entre os alienados, teve o efeito contrário de aumentar e sustentar a agitação".[12]

---

11 [A cronicidade não é, portanto, um fato da natureza e existe atividade de construção de sentido na alucinação.]
12 [Fanon cita aqui uma passagem do artigo "Aliénés (asiles)", em Amédée Dechambre (ed.), *Dictionnaire encyclopédique des sciences médicales*, 1865. Em *Des principes à suivre dans la fondation et la construction des asiles d'aliénés*, de 1853, p. 150, Parchappe escreve: "É na constituição material da cela de alienado agitado que se encontram reunidas todas as dificuldades que se relacionam com a adequação das condições de habitação às necessidades da pessoa em estado de alienação mental. [...] Em caso algum poderá hoje em dia a cela de isolamento do paciente agitado ser concebida como uma habitação permanente de dia e de noite, de onde, por um período mais ou

Se o ambiente hospitalar forma um nó de relações sociais e de encontros ambíguos, a agitação perde sua ressonância de entidade,[13] de irresponsabilidade, de incompreensibilidade. Numa perspectiva dialética, a agitação entra no ciclo primordial do espelho refletor-refletido: você me dá, eu recebo, assimilo, transformo e lhe entrego. É claro que nem toda reação catastrófica, da qual a agitação é só uma entre outras modalidades, desaparece. Mas se restitui o valor de significação a essas tentativas de explicação do organismo. A segunda internação representada pelo isolamento é afastada de uma vez por todas.

O serviço clínico se transforma, de forma lúcida e consciente, em laminador e depurador. Essa noção de capacitação rigorosa, prontidão versátil e instituições articuladas, já desde o primeiro contato, rompe o círculo vicioso no qual o paciente tende a entrar. O que era imitação de si mesmo e autointoxicação é substituído no quadro de instituições abertas. E é o engajamento dentro dessas instituições que liberta da vertigem a consciência.

A realidade patológica, os sintomas primários continuam confrontando as instituições. E não se questiona o esforço em curar uma hebefrenia ou uma paranoia hiperestênica pela interação dos investimentos afetivo-emocionais possibilitada pela organização do serviço clínico. Além do mais, manter um paciente agitado no seio desse ambiente, em vista dos extenuantes estímulos que dele emanam, acaba exaurindo o

---

menos longo, ele não deve sair". Inspirado pela publicação de uma série de textos de Parchappe por Paumelle, a referência de Fanon e de Asselah a Parchappe, contra aqueles que creem em uma agitação crônica e *sui generis*, é retoricamente importante, tendo em vista que Parchappe era um dos grandes organizadores da instituição manicomial na França. Ver aqui, p. 41.]

13 [Uma psiquiatria que se limitaria a hipostasiar suas categorias de trabalho em entidades substanciais se priva de compreender e de tratar. Cada tentativa de explicação deve ser específica a determinada situação e, desse rigor epistemológico, deriva uma transformação da clínica.]

entorno. Janet, em suas *Médications psychologiques*, deu particular destaque à nocividade dessa conduta.

O serviço organizado evidencia o quadro residual e reduz, para usar as palavras de Ey, o fosso organoclínico.[14] Retrair esse fosso a proporções ínfimas é tarefa primordial do serviço clínico. A tarefa pré e paraterapêutica. Não nos parece de todo descabido relembrar aqui que a compreensão da necessidade de organizar o serviço clínico, de institucionalizá-lo e de nele viabilizar condutas sociais não deve provocar uma mistificação fundada em referências externas. É assim que podem ser entendidas expressões como: hospital-aldeia; hospital reflexo do mundo exterior; dentro do hospital é como do lado de fora, o paciente deve se sentir em casa... É questionável se essas expressões não são uma tentativa de mascarar a realidade por trás de preocupações humanitárias falsamente psicoterapêuticas. E Le Guillant tem mil vezes razão ao condenar essas atitudes descoladas da realidade.[15] Ademais, se o

---

14 [O quadro residual compreende os sintomas não produzidos pela instituição. Ey define da seguinte maneira seu conceito de *fosso organoclínico*: "Invocamos, assim, essa margem de indeterminação e de elasticidade que se interpõe entre a ação direta e deficitária dos processos encefalíticos ou, de maneira mais abrangente, somáticos, e sua expressão clínica. Isso situa nossa posição como antípoda da explicação mecanicista e constitui o fundamento de nosso organicismo essencialmente dinamista, na medida em que pressupõe um conjunto de reações e de movimentos evolutivos, condicionados pelo mecanismo de dissolução, mas que também põem em jogo a 'dinâmica' das instâncias psiquiátricas remanescentes" (*Études Psychiatriques*, op. cit., v. 1, t. 1, "Étude n. 7: Principes d'une conception organo-dynamiste de la psychiatrie", p. 167; ver também p. XI e pp. 76-77).]

15 [Louis Le Guillant, psiquiatra marxista, um dos fundadores da psiquiatria de setor, publicou uma longa "Introdução a uma psicopatologia social" no número de *L'Évolution Psychiatrique* em que se encontra o texto de Tosquelles sobre a agitação (1954, fascículo 1, pp. 1-52, texto de uma conferência proferida em dezembro de 1952). Le Guillant apresentou uma citação de Stálin sobre a dialética, cujo conteúdo pode ter interessado a Fanon: "Contrariamente à metafísica, a dialética vê a natureza não como uma acumulação fortuita

hospital é o meio exterior, reforça-se ainda mais a tendência a legitimá-lo e dotá-lo de sistemas de equilíbrio reminiscentes do exterior. A postura do médico como policial inadvertidamente coincide com a supressão da sobremesa do chefe de pavilhão ou com a ameaça de transferência dos agitados ou dos senis por parte do funcionário de apoio.

A agitação é um corpo estranho, mas o alienado também é. O serviço clínico deve permitir uma reconciliação entre o existente e suas manifestações. O serviço não deve rejeitar nada que venha de um paciente. Fora do serviço, o paciente não pode bater em porta nenhuma. O meio hospitalar é paradoxalmente a última chance tanto do grupo social que quer se livrar de um alienado como do paciente que busca seu significado perdido. Portanto, não se deve, de modo nenhum, buscar pura e simplesmente acalmar uma agitação. As consultas por telefone – recomendando a administração de Sedol ou Largactil – atestam o total desconhecimento dos mecanismos patológicos.

A agitação não é somente uma excrescência, um câncer "psicomotor". É também, e acima de tudo, uma modalidade de existência, um tipo de atualização, um estilo expressivo. A agitação desarma, pois ela é o que conjuga as estruturas. Pode aparecer em todos os níveis de dissolução. Qualquer equívoco desse tipo se mostra efetivamente apto a desencadear reações

---

de objetos e de fenômenos desvinculados uns dos outros, isolados e independentes, mas como um todo unido e coerente, no qual os objetos e os fenômenos são ligados organicamente entre si, dependendo uns dos outros e se condicionando reciprocamente. É por isso que o método dialético considera que nenhum fenômeno da natureza pode ser compreendido se for considerado isoladamente, separado dos fenômenos circundantes". Le Guillant acrescentou: "Assim, a *unidade indissolúvel do indivíduo e do meio*, unidade histórica, evidentemente, dialética, é a lei fundamental, lei à qual o psiquismo normal ou enfermo, o próprio paciente como um todo não pode escapar" (p. 19). A biblioteca de Fanon contém diversos exemplares da revista fundada e dirigida por Le Guillant, *La Raison*, que tinha como um de seus objetivos introduzir uma perspectiva pavloviana na psiquiatria.]

catastróficas. É dessa forma que o "agitado que sabe o que faz" se junta no isolamento ao "agitado que não sabe o que faz". Na realidade, o paciente agitado simultaneamente não sabe o que faz e sabe o que faz. Ou, se assim preferirmos, ele não sabe o que faz, mas tenta saber. São essas tentativas que lançam luz aqui e ali sobre o cenário, dando ao observador a desagradável impressão de ser iludido. Portanto, mesmo no fundo desses comportamentos desordenados, anárquicos e assinalados com a marca do contrassenso, a ambiguidade fundamental da existência é assumida integralmente.[16]

---

16 [Ambiguidade do orgânico e do psíquico, também de uma consciência alienada e de suas tentativas de libertação. Finalmente, neste texto, trata-se de terapia, claro, de compreender a gênese da violência no manicômio, mas, como sempre no caso de Fanon, abre-se uma reflexão sobre a alienação na existência social. Aqui, mais uma vez, psiquiatria e pensamento político se desenvolvem em paralelo.]

ESTUDO BIOLÓGICO DA AÇÃO DO CITRATO DE LÍTIO NAS CRISES MANÍACAS

J. SOURDOIRE E FRANTZ FANON, 1957[1]

Este estudo foi realizado no Hospital Psiquiátrico de Blida entre 1955 e 1957, em conjunto com o dr. Fanon, seu inspirador. Não foi publicado em razão da partida de Frantz Fanon no início de fevereiro de 1957. (J. S.)

Após um aperfeiçoamento das técnicas de dosagem de sódio, potássio e lítio por espectrofotometria de chama e de cálcio e magnésio por complexometria, acompanhamos as variações do movimento desses cátions no plasma, no líquido cefalorraquidiano e na urina de sete pacientes tratados com citrato de lítio.

VARIAÇÕES DO SÓDIO

- No plasma: no total, a taxa de sódio aumenta ao longo do tratamento e em seguida se estabiliza.
- No LCR [líquido cefalorraquidiano]: ocorre diminuição na média.
- Na urina: nota-se aumento na eliminação com tendência à estabilização.

---

1 IMEC Fundo Fanon, datiloscrito FNN 1.5. [J. Sourdoire era o farmacêutico do Hospital Psiquiátrico de Blida. Este texto inédito confirma o interesse de Fanon pelos sais de lítio e pelas primeiras quimioterapias no campo da psiquiatria, interesse ressaltado por Charles Geronimi e Maurice Despinoy (ver p. 27).]

VARIAÇÕES DO POTÁSSIO

Administradas pela manhã em jejum, com os pacientes em repouso, as dosagens de potássio apresentam somente uma aproximação das variações ao longo das 24 horas durante as quais eles podem passar da calma à agitação.

- No plasma: a taxa de potássio tende a diminuir e depois a se estabilizar.
- No LCR: nota-se aumento na taxa de potássio com tendência à estabilização.
- Na urina: pudemos evidenciar diminuição na eliminação com estabilização superveniente dentro de um intervalo variável após o início do tratamento.

VARIAÇÕES DO CÁLCIO

- No plasma: o cálcio sofreu apenas algumas poucas variações e se mantém, de modo geral, próximo do normal.
- No LCR: a taxa se mantém bem constante.
- Na urina: a eliminação geralmente tende a diminuir ao longo do tratamento e a se estabilizar numa taxa inferior.

VARIAÇÕES DO MAGNÉSIO

- No plasma: notam-se variações relativamente significativas com tendência à estabilização. (Cabe assinalar que os métodos de dosagem do magnésio no plasma não eram tão precisos quanto os de hoje.)
- No LCR: a taxa se mantém estável.
- Na urina: a eliminação tende a diminuir e a se estabilizar numa taxa inferior, como no caso do cálcio.

VARIAÇÕES DO LÍTIO

- No plasma: a taxa se mantém sempre muito baixa (2 mg/1000), mesmo quando a dose diária chega a 3 g de citrato de lítio (ou seja, 240 mg de Li [*lítio*] em três doses de 1 g). A taxa máxima foi de 5 mg/1000 uma hora após a dose de 1 g de citrato e a taxa mínima foi de 0,7 mg/1000.
- No LCR: as taxas variaram de 0,25 mg/1000 a 1,3 mg/1000.
- Na urina: a eliminação média das 24 horas foi de 51 mg nos nossos pacientes, com pico de 118 mg. Essa eliminação também tende a se estabilizar após determinado tempo de tratamento.

VARIAÇÕES DA DIURESE

Ela se estabiliza e volta ao normal por redução ou aumento do volume depois de um intervalo de 24 horas.

TENTATIVA DE INTERPRETAÇÃO DOS RESULTADOS

Considerando que a eliminação do íon lítio é muito inferior às quantidades absorvidas (levando em conta doses crescentes e as cápsulas rejeitadas ou recusadas) e a litemia é muito baixa, pode-se concluir que o lítio, como já haviam pressentido alguns autores, é retido nos tecidos. Os trabalhos de Boissier e Hazard sobre a ação do lítio no coração isolado de rãs[2] e no intestino isolado de ratos[3] nos haviam mostrado que o íon lítio provocava as mesmas reações que o íon sódio, mas numa taxa inferior em cerca de um terço. Contrariamente aos

---

2 René Hazard, Jacques R. Boissier e Paule Mouille, "Action du chlorure de lithium sur le coeur isolé de grenouille". *C. R. Société de Biologie*, pp. 245-49, sessão de 12 fev. 1955.
3 Jacques R. Boissier e Paule Mouille, "Action du chlorure de lithium sur l'intestin isolé de rat". *C. R. Société de Biologie*, pp. 1130-32, sessão de 11 jun. 1955.

resultados obtidos com o sódio, os batimentos do coração de rã interrompidos pelo lítio somente são retomados após a lavagem, e o intestino isolado de rato, cujo tônus foi brutalmente reduzido pelo lítio, recupera de imediato seu tônus depois da lavagem.

Desses trabalhos pode-se depreender que: 1) o íon lítio tem ação análoga à do sódio, mas em doses inferiores, correspondentes à diferença de peso atômico; 2) o lítio parece sair das células menos rapidamente do que o sódio, pois é preciso lavar o órgão para fazer com que cesse sua ação.

Examinamos, pois, as propriedades físico-químicas do lítio e constatamos que, graças à pequenez de seu raio, ele possui significativa capacidade de solvatação em solução ou no estado cristalino, de onde decorre grande solubilidade para os halogenetos, sem analogia na série dos outros alcalinos. O íon lítio compartilha essas propriedades com o íon magnésio, cujo crescimento do raio iônico é compensado por sua dupla carga. Aparentemente, o íon lítio penetra com mais facilidade na célula que o íon sódio que ele desloca e carrega consigo para dentro da célula mais moléculas de água que o íon sódio, o que pode alterar as reações intracelulares.

Chamou nossa a atenção também a fraca solubilidade dos fosfatos e dos carbonatos de lítio, assim como a dos mesmos sais de magnésio. A fraca solubilidade desses ânions poderia explicar a frenagem na saída do lítio[4] em comparação com o sódio e, desse modo, modificar determinadas reações intracelulares, tendo em vista que os fosfatos e os carbonatos são os principais ânions desse meio. Essa substituição parcial do sódio pelo lítio intracelular talvez possa explicar sua ação nos episódios de mania em razão das modificações que deve trazer às reações metabólicas e aos movimentos iônicos no sentido de uma regulação.

---

[4] R. Hazard, J. R. Boissier e P. Mouille; J. R. Boissier e P. Mouille, loc. cit.

Para a bibliografia sobre o lítio, ver: SCHOU, Mogens. "Biology and Pharmacology of the Lithium Ion". *Pharmacologist Reviews*, n. 9, pp. 17-58, 1957. Para este estudo, consideramos todos os trabalhos dedicados ao lítio desde 1949. As informações referentes às suas propriedades físico-químicas foram extraídas do *Nouveau Traité de chimie minérale*, de Pascal.[5]

---

5 [P. Pascal, *Nouveau Traité de chimie minérale*. Paris: Masson, 1956.]

A PROPÓSITO DE UM CASO DE ESPASMO DE TORÇÃO

FRANTZ FANON E LUCIEN LÉVY, 1958[1]

Hoje, apresentamos aos senhores um caso de espasmo de torção ou síndrome de Schwalbe-Ziehen-Oppenheim, também chamada de *dysbasia lordotica*.

HISTÓRICO DO PACIENTE

Antoine F. nasceu, prematuro de sete meses, em 3 de setembro de 1936. Foi o sétimo de dez irmãos vivos. Um traumatismo severo sofrido pela mãe no nível da coluna lombar estaria na origem do parto prematuro. Ele nasceu azul e precisou ser reanimado; icterícia severa foi verificada nos primeiros dias. No terceiro dia de vida, ocorreram convulsões. A mãe constatou na criança, já desde os primeiros meses, movimentos pendulares dos olhos.

O desenvolvimento de Antoine passou a chamar cada vez mais a atenção da família em virtude de um grave retardamento psicomotor. Começou a andar aos quatro anos e formou as primeiras palavras aos cinco. A escolarização foi tentada aos sete anos, mas as torções e os movimentos de marionete despertavam em seus colegas uma ironia implacável. Ao final de dois meses, Antoine foi retirado da escola. A cabeça exibia então movimentos tônicos com tendência à hiperextensão.

---

1 *La Tunisie Médicale*, v. 36, n. 9, pp. 506-23, 1958.

Aos treze anos, sua barriga grande e proeminente, uma lordose lombar acentuada e uma progressiva incapacidade do braço direito chamaram a atenção dos pais. Aos catorze anos, os problemas se agravaram consideravelmente, tornando dificílimo qualquer deslocamento. Na época, o FO [fundo do olho] exibia uma palidez pupilar sem outros sinais; o EEG [eletroencefalograma] era substancialmente normal.

Aos vinte anos, foi brutalmente acometido por *uma crise epiléptica do tipo grande mal*, com mordedura da língua e emissão de urina. Um EEG realizado na ocasião apresentou traçado desorganizado sem focalização, mas com grande retardamento elétrico. Nos meses que se seguiram, foram constatadas no âmbito familiar *ausências típicas*, exigindo que ao emprego dos barbitúricos fosse acrescido Epidione. Em setembro de 1958, ocorreu uma segunda crise idêntica à primeira. Ele deu entrada no serviço clínico em 29 de outubro de 1958.

Não existem antecedentes patológicos significativos nos progenitores. Devem ser assinalados, contudo, dois abortos espontâneos antes do nascimento de Antoine e mais um após algumas gestações.

APRESENTAÇÃO DO PACIENTE

Antoine F., 21 anos de idade, 1,48 metro de altura, apresenta o quadro característico do espasmo de torção. *Sua postura* acentuada e grotescamente contorcida lembra Laoconte ou um "palhaço macabro", segundo a hoje célebre expressão de [August] Wimmer. Com o polígono de sustentação ampliado para além do normal, o pé toca o solo a partir da planta, tendendo acentuadamente à esquerda. No que se refere aos membros inferiores, verifica-se uma hipertonia permanente dos músculos extensores da coxa e da perna. A bacia é fortemente curvada para trás. Essa curva da bacia afunda os rins, projeta o ventre à frente, exagerando ao máximo a lordose de concavidade posterior.

Não há hipotonia dos músculos anteriores do abdômen, mas, em contrapartida, se verifica no nível dos músculos antigravídicos hipotonia constante, reforçada espasmodicamente, o que acentua ainda mais a lordose. A cabeça se encontra literalmente projetada à esquerda e para trás, o occipício parecendo ir ao encontro da bacia. Durante a caminhada, o braço direito, estimulado por movimentos tônicos, faz seu arco pendular, enquanto o braço esquerdo se mantém colado rente ao corpo. Espasmos anárquicos e intempestivos, afetando a cabeça, o tronco e o braço direito, impõem uma postura contorcida, ondulante, afetada, burlesca e sacolejante, à maneira de uma marionete desarticulada.

No caso de Antoine, como na maioria dos casos de espasmos de torção descritos, parece existir uma relação invertida entre a intensidade do esforço muscular exigido e os movimentos descoordenados. Assim, o espasmo de torção propriamente dito diminui de intensidade de maneira considerável tão logo o organismo em sua totalidade se veja envolvido numa tarefa importante, como o porte de um objeto pesado ou a corrida em ritmo acelerado.

A postura ereta é instável. Há uma verdadeira torção do tronco na concavidade à esquerda da lordose. A cabeça fixa em hiperextensão, desviada lateralmente à esquerda, é sacudida por espasmos. Como resultado, Antoine busca posições que limitem a amplitude desses movimentos e, no mais das vezes, acaba se encostando na parede. Nessa posição, há certamente uma limitação do espasmo cefálico, mas não sua supressão. A parede, com efeito um suporte ativo, é martelada pela face posterior do crânio. Essa pressão espasmódica da cabeça contra a parede poderia explicar as alterações do couro cabeludo do nosso paciente e a exostose do plano occipital externo.

Em decúbito dorsal, os transtornos se reduzem ao mínimo, a atitude parece normal, mas está longe de ser uma atitude de repouso genuíno. Uma resolução muscular no limite da normalidade pode ser percebida sem nenhum distúrbio tônico: nem hipertonia extrapiramidal nem hipotonia. Quando muito, notam-se a atitude privilegiada da cabeça com desvio lateral à esquerda e ligeiramente à frente e o tronco curvado à esquerda. Espontaneamente, as extremidades não são animadas por nenhum movimento involuntário; de tempos em tempos, contudo, surgem alguns movimentos das mãos e dos dedos que evocam movimentos subatetósicos.

Ademais, diante da mínima incitação, sem aura, surgem espasmos que se sucedem em avalanche. Nesse caso, a hipertonia dos músculos do pescoço é lenta mas intensamente exagerada; a seguir o tronco se curva com concavidade à esquerda, os membros superiores se colocam em hiperextensão, a mão é flexionada sobre o antebraço e os dedos, sobre a palma. A onda tônica ganha a seguir os membros inferiores. A hipertonia é imediatamente máxima, mas jamais chega aos músculos da face. Essa crise tônica dura de trinta segundos a um minuto e desaparece sem manifestações clônicas e sem afetar a consciência. De modo geral, os espasmos não são influenciados nem pela flexão forçada da cabeça nem pela oclusão dos olhos.

A posição sentada se torna possível quando Antoine é sustentado com vigor pela face posterior da cabeça. Se esse apoio se reduz, o tronco se curva progressivamente e, a partir de determinado ângulo, surge um grande espasmo que acaba projetando o indivíduo brutal e irresistivelmente para trás. Os espasmos se acentuam com a emoção e a fadiga e desaparecem durante o sono e sob narcose, como pudemos constatar.

Paradoxalmente, essa grande desordem motora evolui sem sinais neurológicos. Os sinais piramidais estão ausentes, o feixe piramidal está intacto e os reflexos tendinosos estão presentes. As sensibilidades de todos os modos se mantiveram indenes.

O estudo do tônus muscular foi dificultado em virtude da existência de ondas de contração espasmódica. Apesar disso, não parece haver hipertonia duradoura. Não ocorrem fibrilações, o alongamento ou o encurtamento dos membros não faz surgir hipertonia e não há reflexo miotático. Os pares cranianos seguem indenes. A fala é conturbada, embaralhada, explosiva, espasmódica e pontuada por caretas. A troficidade muscular não foi alterada, a força muscular se preserva intacta e pudemos até mesmo constatar que Antoine F. possui musculatura bem desenvolvida.

Não existem problemas viscerais, o fígado e o baço não são palpáveis, os ruídos do coração são normais, o pulso em torno de 70, a TA [tensão arterial] em 12 por 8. Não há alterações pigmentares, a pilosidade está normal, assim como os caracteres sexuais secundários. Cabe assinalar uma intensa hiperidrose prevalecente nos membros superiores sem outros distúrbios vegetativos.

O EXAME MENTAL

Existe retardamento mental, com certo grau de puerilismo. Não ocorreu escolarização. O QI está no nível de uma criança de seis a sete anos de idade. A compreensão das palavras e dos gestos é boa. A afetividade não foi atingida, verificando-se, aliás, um estado de subangústia sempre que Antoine se encontra sozinho, como, por exemplo, quando aguarda a chegada do irmão na hora de deixar o Centro-Dia de Neuropsiquiatria.

Não existem problemas mnésicos. Sem ser jovial, seu humor se mantém com uma tônica em geral alegre. As praxias se mantêm intactas; não ocorrem agnosias visuais ou táteis.

OS EXAMES PARACLÍNICOS

São em grande medida normais:

Azotemia	0,23	LCR: elementos	2,8
Glicemia	0,90	albumina	0,25
Calcemia	59,99	glucose	0,55
Colesterol	1,81	BW	0
Bilirrubina	16 mg/100	K	
O BW deu negativo		Benjoim coloidal normal	

O FO mostra uma papila que apresenta ampla e profunda escavação de tipo fisiológico, sem degenerescência macular ou periférica. Não se verificam anéis de Kayser-Fleischer. A radiografia do crânio evidencia exostose do plano occipital externo, provavelmente devida aos impactos espasmódicos da cabeça contra a parede na posição ereta, favorecida pelo paciente e descrita anteriormente.

O EEG, apesar de sucessivos registros, não exibe sinais convulsionários. Registram-se apenas artefatos musculares unilaterais direitos. O restante do traçado espontâneo é ilegível. Não foi possível realizar um registro dos padrões de sono.

RESUMO

Trata-se de um prematuro de sete meses que apresentou, ao longo dos primeiros dias de vida, convulsões e icterícia. Manifestamente retardado no plano psicomotor; o espasmo de torção surgiu a partir dos seis a sete anos de idade. Três crises de epilepsia do tipo grande mal desde 1956.

Apresentamos aqui esse paciente por diversas razões. De início, porque os casos de espasmo de torção são raros. Em 1936, Zador conseguiu localizar apenas 65 na literatura;[2] também porque o espasmo de torção foi objeto de inúmeras discussões patogênicas retomadas no último Congresso Internacional de Neurologia, realizado em 1957 em Bruxelas; finalmente, porque as terapias propostas foram revolucionadas pelas contribuições da neurocirurgia.

Foi em 1908 que Schwalbe descreveu o primeiro caso de espasmo de torção.[3] Ziehen, no ano seguinte,[4] e, sobretudo, Oppenheim, em 1911,[5] especificaram a fisionomia geral dessa síndrome. Esses autores consideravam o espasmo de torção uma doença familiar criptogenética que acometia indivíduos

---

2 [Jules Zador, "Le Spasme de torsion". *Revue Neurologique*, v. 4, Masson e Cie., out. 1936.]
3 [Marcus Walter Schwalbe, *Eine eigentümliche tonische Krampfform mit hysterischen Symptomen*. Tese de doutorado. Friedrich-Wilhelms--Universität zu Berlin, 1908.]
4 [Mais provavelmente em 1911: Theodor Ziehen, "Fall von tonischer Torsionsneurose". *Neurologisches Centralblatt*, v. 30, pp. 109-10, 1911.]
5 [Hermann Oppenheim, "Über eine eigenartige Krampfkrankheit des kindlichen und jugendlichen Alters (*Dysbasia lordotica progressiva*, *Dystonia musculorum deformans*). *Neurologisches Centralblatt*, v. 30, pp. 1090-107, 1911.]

judeus, poloneses ou russos. A partir de então, os diferentes autores se dividiriam em unicistas e autonomistas.

Unicistas. Thévenard considera o espasmo de torção um simples caso específico das distonias de atitude. Segundo ele, na verdade, as distonias de atitude agrupariam os "distúrbios motores não paralíticos e de natureza distônica que têm como traço comum acometer seletivamente os músculos antigravídicos, assumir seu desenvolvimento máximo na posição ereta e desaparecer no decúbito". Assim, além das distonias de atitude unilaterais, haveria distonias de atitude generalizadas de plicatura para trás, que seriam os espasmos de torção.

Para Froment, a queda para trás na posição ereta seria decorrente, sobretudo, de uma insuficiência de ação dos flexores do tronco e da bacia sobre a coxa. Também unicista, Hall buscou classificar o espasmo de torção entre as degenerescências hepatolenticulares. Por fim, cabe assinalar a opinião de Marchand e Ajuriaguerra, que integram o espasmo de torção às epilepsias tônicas.

Autonomistas. Em paralelo a essa tendência, outros autores consideram que o espasmo de torção é uma síndrome independente, uma entidade clínica individualizada no grupo das enfermidades do sistema extrapiramidal.

O DIAGNÓSTICO POSITIVO DA DOENÇA DE ZIEHEN-OPPENHEIM

Clinicamente, [esse diagnóstico] está baseado no início progressivo que ocorre de maneira habitual no nível da extremidade distal dos membros, com predominância unilateral, ocorrendo de forma também progressiva a extensão dos espasmos. Durante a vigência do estágio em que prevalece o quadro específico de palhaço macabro, os espasmos são variáveis, atingindo seu ponto máximo na posição ereta e diminuindo em decúbito; os distúrbios têm traços extrapiramidais e são magnificados pelas emoções e pela fadiga, não sendo controláveis pela vontade. Existem poucos sinais neurológicos e o feixe piramidal nunca chega a ser afetado.

Além desse caso puro, existem diversas formas clínicas, e já assinalamos casos que envolvem uma rigidez que lembra a rigidez de descerebração, com movimentos anormais de tipo atetósico, crises oculocefalógiras e crises epilépticas.

Anatomicamente. No espasmo de torção, há um acometimento difuso dos núcleos da base e um acometimento direto dos centros extrapiramidais do corpo estriado, do corpo de Luys e também, com frequência, do tálamo e do hipotálamo. Também podem ocorrer acometimentos do núcleo dentado do cerebelo, do sistema ponto-cerebelar e do hipocampo. As vias piramidais são sempre respeitadas.

Etiologicamente. Fora desses três tipos etiológicos principais – espasmo de torção criptogenético familiar, espasmo de torção das síndromes pós-encefalíticas e espasmo de torção das degenerescências hepatolenticulares –, foram apontados outros fatores etiológicos infecciosos, tóxicos ou degenerativos. Discutimos, no caso de determinados pacientes, o papel do traumatismo obstetrício, que teria provocado lesões discretas que se revelariam tardiamente e cujas predisposições Wimmer se lançou a averiguar.

Uma contribuição nova e aparentemente muito promissora foi dada por Greenfield em sua apresentação sobre a "anatomopatologia do sistema extrapiramidal" no Congresso de Bruxelas de 1957. Em seu relato, ele se propõe mostrar a importância da icterícia nuclear na gênese desses distúrbios. Apesar do conhecimento do fator rhesus e da exsanguinotransfusão, que diminuiu a mortalidade da doença hemolítica do recém-nascido, restam, no entanto, icterícias nucleares, quer surgidas discretamente antes da transfusão, quer surgidas nos prematuros sem incompatibilidade Rh, ou ainda nos casos em que a icterícia tenha sido mascarada pela coloração da pele. A acumulação da bilirrubina indireta no sangue sobrecarregando o fígado imaturo seria a causa da doença.

Assim, entre quatrocentos bebês espásticos, foram encontrados 119 portadores de incompatibilidade sanguínea. Entre 55 casos de atetose, 31 tiveram icterícia ao nascer. Em suma, em suas estatísticas, Greenfield constatou que 65% de todos os atetósicos e 9% de todos os espásticos tiveram icterícia nuclear.

Cabe ressaltar, em consonância com Greenfield, que na icterícia nuclear as lesões predominam no corpo de Luys, no *globus pallidus* e no hipocampo. O putâmen pode ser invadido, e o núcleo dentado, as olivas e o flóculo têm normalmente uma cor amarela brilhante. Do ponto de vista histológico, encontram-se lesões características da icterícia nuclear.

Aproximemos dessa hipótese de Greenfield a observação de Jervis G. A. (Thielles), que, numa encefalopatia que se manifestava por movimentos distônicos, rigidez e disartria desde a primeira infância, encontrou uma bilirrubinemia indireta de 15/20 mg%. O exame anatômico mostrou lesões de icterícia nuclear.

Diagnóstico diferencial

Não insistiremos no diagnóstico que se faz com determinadas formas da doença de Wilson e da pseudoesclerose de Westphall-Strumpfell nem com certas variantes de síndrome parkinsoniana. A atetose pura apresenta pontos que a assemelham ao espasmo de torção. Jakob, aliás, tende a inserir o espasmo de torção no quadro sintomático da atetose.

Por outro lado, a rigidez de descerebração pode se apresentar como um espasmo de torção: ver casos publicados de encefalopatias e de determinados tumores cerebrais de hidrocefalias. Mas, para atestar uma rigidez de descerebração no homem, é necessária a constatação de reflexos miotáticos, do reflexo de Magnus e Klein e de fortalecimentos proprioceptivos da hipertonia, o que não encontramos nos espasmos de torção.

A epilepsia pode coexistir com um espasmo de torção, o que levanta o problema das epilepsias discinéticas e das epilepsias tônicas. A epilepsia discinética é caracterizada pela importância dos movimentos anormais involuntários, isolados, sem vínculo com os clonos da crise clássica. Elas ocorrem de maneira paroxística, no mais das vezes precedidas de uma aura, geralmente com alucinação, o que as distingue dos espasmos de torção.

A epilepsia tônica, por sua vez, é caracterizada por uma onda tônica muito intensa, enrijecendo em determinada posição durante curto intervalo de tempo um ou outro segmento do corpo ou então o corpo inteiro. O tônus se mantém normal no período intercrítico. Assinalemos igualmente a epilepsia parcial contínua de tipo Kojewnikoff ou Unverricht-Lundborg, que pode ocorrer em certos casos.

PATOGENIA

Nossos conhecimentos patogênicos ainda são incertos e sujeitos a frequentes revisões, assim como toda a concepção dos sistemas piramidal e extrapiramidal. Vamos nos limitar a citar as hipóteses de Bino, Mourgue e Wimmer, que consideraram inicialmente o espasmo de torção como expressão da simples hipertonia de um grupo muscular, e as de Thévenard, que apontam um distúrbio da regulação do tônus. Para Foerster, o espasmo de torção seria uma atetose parcial que afeta preponderantemente o tronco. Marinesco e Jonesco veem a incidência de um fator periférico. Para esses autores, a lesão dos centros extrapiramidais superiores provoca alterações da excitabilidade dos neurônios medulares sob sua dependência. Em função disso, as excitações periféricas, encontrando condições fisiológicas anormais no nível da medula, acabam por ficar desreguladas em seu funcionamento.

Por fim, é preciso citar as hipóteses de Bucy, envolvendo os circuitos que controlam os sistemas parapiramidal e piramidal. Uma lesão num ponto qualquer desses circuitos liberaria as formações subcorticais e provocaria tremor e hipertonia.

Quanto a Greenfield, para explicar a topografia das lesões, ele invoca a noção de maturação numa perspectiva jacksoniana. As células serão tão mais vulneráveis quanto mais precoce for a maturação. É por isso que o hipocampo é mais afetado que o córtex, o corpo de Luys e o *globus pallidus* mais que os corpos estriados. A compreensão dos movimentos anormais continua a ser difícil; quer dizer, nenhuma teoria é totalmente satisfatória.

No caso de Antoine F., após um estudo aprofundado do histórico e do dinamismo de sua doença, parece que a hipótese mais sedutora se aproxima da de Greenfield. Trata-se de um prematuro que teve icterícia ao nascer. Os distúrbios surgiram a partir do terceiro ou do quarto mês e se desenvolveram progressivamente, sobretudo a partir do quarto ano. A bilirrubinemia indireta é de 16 mg%, aproximando-se do caso relatado por Jervis. As crises de epilepsia de tipo grande mal apareceram apenas recentemente (há um ano) e são raras – três no total. Elas não podem ser explicadas por um acometimento cortical; na verdade, não há sinais de localização neurológica, não existe aura nem ocorreram sinais de focalização no EEG. Elas somente podem ser explicadas por uma indução subcortical.

Todas essas razões nos permitem afirmar que se trata de um caso puro de doença de Ziehen-Oppenheim, por mais que Antoine não seja judeu, polonês ou russo. Nisso, ele se aproxima dos casos descritos por Zador.

Qual é o tratamento para o espasmo de torção?

A via clássica consiste em recorrer à escopolamina, à eserina, à atropina e até mesmo à morfina. Para alguns, os medicamentos mais ativos seriam o pó de *Datura stramonium*, em doses de 50/60 cg por dia, e a preparação de vinho de raiz de beladona, com concentração de 5% e seguindo o método búlgaro. Recentemente, foram sugeridos os antiparkinsonianos de síntese, que teriam produzido algum efeito.

Quanto à neurocirurgia, dependerá das concepções patogênicas. Barré e Fontaine defendem a intervenção sobre o sistema nervoso periférico, enquanto outros preferem as piramidectomias ou as intervenções no nível do braço posterior da cápsula interna e da alça lenticular. Assinalemos a observação ainda não publicada de David e Talairach de um caso grave de espasmo de torção com considerável melhora resultante de uma coagulação da área pré-rubral do núcleo rubro.

(Trabalho do Centro-Dia de Neuropsiquiatria do Hospital Geral Charles-Nicolle, em Túnis.)

BIBLIOGRAFIA

Actes du Congrès International de Neurologie. Bruxelas, 1957.

BARRÉ, J. A. e R. FONTAINE. "Heureux Effets de l'intervention chirurgicale sur le système nerveux périphérique dans le spasme de torsion: La contracture en extensio dum M. I. de certains cas de sclérose en plaques". *Revue Neurologique*, v. 79, n. 10, pp. 775-76, 1949.

TALAIRACH, J.; M. DAVID; P. TOURNAUX; M. CORREDOR; T. KVASINA. *Atlas d'anatomie stéréotaxique*. Paris: Masson, 1957.

THÉVENARD, A. *Les Dystonies d'attitude*. Tese de doutorado. Paris: G. Doin, 1926.

WIMMER, A. "Le Spasme de torsion". Reunião Neurológica Internacional, 3-6 jun. 1929, *Revue Neurologique*, pp. 904-05, 1929.

PRIMEIROS TESTES DO MEPROBAMATO INJETÁVEL NOS ESTADOS HIPOCONDRÍACOS

FRANTZ FANON E LUCIEN LÉVY, 1959[1]

No quadro das nossas pesquisas semiológicas e terapêuticas dos "estados hipocondríacos", pudemos testar a ação do meprobamato sobre esses estados.[2] Esses testes preliminares são o objeto desta comunicação.

O meprobamato, representado pela fórmula química $C_9H_{18}O_4N_2$ = 218.2502 (dicarbamato-2-metil-2-propil-1,3-propanediol), vem sendo estudado desde 1950, quando foi sintetizado em laboratório por Berger e Ludwig. Foi objeto de extensa experimentação animal em diferentes países, em especial nos Estados Unidos, sob o nome de Miltown, e na Alemanha. Suas propriedades farmacodinâmicas são marcadas pela ausência quase absoluta de toxicidade. Em ratos, a DL 50 é obtida em torno de 500 mg/kg por via intravenosa; 800 mg/kg por via peritoneal; 1700 mg/kg *per os* [via oral].

O estudo da toxicidade crônica também oferece resultados satisfatórios, visto que um grupo de ratos submetidos à ingestão de 250 mg/kg a 500 mg/kg durante mais de seis meses não apresentou no final do experimento, em comparação com um grupo de controle, nenhuma alteração da fórmula sanguínea, nenhum problema de crescimento, nenhuma alteração visceral micro ou macroscópica.

---

1 *La Tunisie Médicale*, v. 37, n. 10, pp. 175-91, 1959. [Trata-se aqui, mais uma vez, de avaliar a eficácia das terapias orgânicas e de fixar seus limites.]
2 Temos que agradecer aos laboratórios Clin-Byla, que nos forneceram o meprobamato em sua forma injetável, ainda não comercializada, sob o nome Equanil.

Do ponto de vista de sua ação sobre o sistema nervoso central, constatam-se de início perda dos reflexos de postura e, em seguida, a partir de cerca de 250 mg/kg, relaxamento da musculatura, que pode chegar à supressão de todo movimento voluntário. Ao se aproximar da DL 50,[3] o animal permanece imóvel na posição em que foi colocado, estado que é reversível sem sequelas de nenhum tipo. Cabe ressaltar igualmente sua ação anticonvulsionante, estudada em relação a uma intoxicação estricnínica.

O estudo do EEG das cobaias submetidas à ação do meprobamato revela um traçado sem modificações com doses usuais de 400 mg/24 h. O traçado é tanto mais notável em razão da abundância do EEG, da sua regularidade e amplitude, com o surgimento de ondas bilaterais esporádicas, síncronas com doses consideravelmente mais elevadas, traçado que pôde ser interpretado como um "efeito funcional de colocação do sistema reticulado em repouso". Por fim, cabe ressaltar a ação do meprobamato sobre as funções da vida vegetativa – a substância não altera a pressão arterial, nem o ritmo cardíaco, nem a frequência ou a amplitude dos movimentos respiratórios.

Tendo a experiência mostrado que os centros nervosos que acionam as respostas do sistema simpático são mais sensíveis à ação do meprobamato do que aqueles que comandam as reações vagais, considerações que podem ter levado Marcel Perrault a afirmar que o meprobamato é, provavelmente, o tranquilizante mais seguro e o menos tóxico, nos sentimos encorajados a empregá-lo em nossos pacientes. Todos que experimentaram o meprobamato na psiquiatria atestaram sua utilidade em síndromes hipocondríacas.

Diante do grande número dessas síndromes que tínhamos a tratar e também diante da fórmula injetável que nos foi disponibilizada (ampolas dosadas em 160 mg), decidimos

---

3 DL 50, dose letal 50% ou dose letal mediana são expressões equivalentes utilizadas na toxicologia em referência à dose necessária de determinada substância ou tipo de radiação para causar a morte de 50% dos indivíduos em uma população de cobaias. [N. T.]

empregá-lo nesses casos, utilizando seis ou sete ampolas por dia, até o limite de 1180 mg diários. Essa forma injetável foi objeto de um experimento realizado por Bouquerel, Naviau e Lavoine, relatada pelos autores nos [*Annales Médico-psychologiques*] (v. 6, 1958). O meprobamato havia sido utilizado nas formas caracteriais das psicopatias senis.

Não seria o caso de recuperar aqui o laborioso trabalho de precisão nosográfica que foi realizado em torno da hipocondria. A antiga hipocondria-doença foi desmembrada e hoje tem seus elementos constitutivos distribuídos por entidades nosológicas totalmente distintas. Com as "formas hipocondríacas" da melancolia, da epilepsia, da esquizofrenia etc., tende-se cada vez mais, de acordo com López-Ibor, a preservar, sobretudo, a atitude hipocondríaca. A medicina psicossomática parece ter renovado o estudo da hipocondria, mas atualmente são retomadas as primeiras teorias, sejam elas puramente freudianas, sejam baseadas em Stekel e sigam a tendência fenomenológica e antropológica de Schneider, Strauss, Uexküll e Weizsäcker.[4]

Todos os nossos pacientes chegam até nós vindos de dispensários ou de serviços hospitalares de medicina geral. São acompanhados em regime de consultas externas ao longo de vários meses ou mesmo anos. A hospitalização é realizada, pois o cenário clínico tende a assumir certa gravidade: os pacientes desenvolvem o repentino hábito de retornar todos os dias para serem consultados, lamentando-se, tornando-se prolixos na exposição de seus males, demandando um "tratamento mais enérgico" e exigindo firmemente a hospitalização.

É muito frequente que os homens abandonem o local de trabalho e as mulheres passem a negligenciar seriamente os cuidados domésticos. É nessas condições que os pacientes são admitidos no Centro-Dia de Neuropsiquiatria.

---

4 [Sobre a rejeição ao essencialismo na nosologia médica, afirmada desde o início da tese de Fanon, abrindo-se às perspectivas fenomenológicas, antropológicas, psicossomáticas e ecológicas, ver pp. 32 e ss.]

Observações

PRIMEIRA SÉRIE

Obs. nº 1 – Mohamed B., 26 anos, casado, dois filhos. Desempregado desde 1954. Ganha esporadicamente algum dinheiro com a venda clandestina de legumes. Foi preso uma ou duas vezes pela polícia municipal. Nunca foi condenado. Em 1958, depois do Ramadã, o paciente teve uma série de vômitos que o obrigaram a interromper suas atividades. Foi tratado sucessivamente nos hospitais E. Conseil, Habib Thameur e Sadiki. Veio à consulta na neuropsiquiatria em 8 de setembro de 1958.

A sintomatologia é extremamente fluida. O que se destaca é, sobretudo, a atitude lamuriosa e desesperada do paciente. Lufadas de calor, cefaleias subcontínuas com sensação de cabeça pesada, parestesia no nível do membro superior direito e, por fim, astenia severa, que embarga a voz.

Exame clínico negativo. BWO/WRO, calcemia: 92; ureia: 0,34; glucose: 0,96; TA [tensão arterial]: 11/7. Radiografia gastroduodenal normal.

O paciente recebeu três ampolas de Equanil por dia, durante dez dias. Considerável melhora constatada no terceiro dia. Teve alta quinze dias depois, praticamente curado. Porém, cabe apontar que ele retornou três semanas após a alta sem que tivesse conseguido encontrar trabalho. Persistindo as mesmas dificuldades sociais, o cortejo hipocondríaco ressurgiu.

Obs. nº 2 – Hedi Ben M., 45 anos, casado. Acompanhamento com consultas externas desde janeiro de 1952, em virtude de transtornos hipocondríacos localizados na metade esquerda do corpo e do aparecimento de cefaleias. Todos os exames, FO, EEG e PL [punção lombar], deram resultados negativos. Em novembro de 1958, o cenário clínico assumiu um aspecto grave, com vertigens, crises sincopais e cefaleias. Diferentes neurolépticos foram utilizados sem resultado. O paciente passou a receber três ampolas de Equanil por dia.

Ao final de quinze dias, a melhora constatada foi tal que a dose cotidiana foi elevada a cinco ampolas. Essa posologia foi mantida por uma semana, período após o qual o paciente passou a receber cinco comprimidos de Equanil por dia. Ele saiu, no final de dezembro, consideravelmente melhor.

Obs. nº 3 – Saïda Bent S., 23 anos. Acompanhamento com consultas externas desde os dezesseis anos de idade. Queixa-se de dores articulares nas mãos e nas pernas, palpitações, cefaleias e vertigens. Vem se consultar regularmente todos os meses ou a cada dois meses. Todos os sedativos nervinos foram utilizados.

Em outubro de 1958, o cenário clínico se complicou consideravelmente. As cefaleias se acentuaram, com vômitos intermitentes e distúrbio da esfera afetiva. Por três vezes, Saïda ficou noiva e rompeu o noivado em seguida. Foi tratada nas semanas anteriores com Gardenal em doses seriadas e Largactil. De início, algias difusas distribuídas por todo o corpo, cefaleias, vertigens, dores gástricas, móveis e erráticas, dores musculares e irritabilidade. A partir de 14 de novembro de 1958, foram-lhe administradas duas ampolas de Equanil por dia, até 3 de dezembro de 1958. Desse dia em diante, a essas duas ampolas de Equanil foram acrescentados dois comprimidos de Equanil e, a partir de 9 de dezembro, as ampolas foram suprimidas e a paciente passou a ser tratada com seis comprimidos.

A primeira melhora provocada pelas ampolas de Equanil consistiu na normalização do sono: os pesadelos desapareceram, a fadiga ao acordar, já habitual havia vários anos, foi substituída por uma impressão de descontração e de bom humor. Mas as dores de cabeça persistiam, assim como as dores. A partir de 19 de novembro de 1958, a jovem Saïda começou a se preocupar com seu casamento que se aproximava e a se dedicar timidamente à preparação do enxoval. O apetite, que era medíocre, voltou. Até 18 de dezembro, continuou a se queixar, mas na última semana o contato da paciente com o serviço clínico começou a mudar e os distúrbios cenestopáticos praticamente desapareceram. Teve alta em 25 de dezembro de 1958.

Obs. nº 4 – Ali Ben Hadj B., 48 anos, casado, três filhos. Estivador, sem trabalhar há cinco anos. Em 1943, após um incidente envolvendo militares, foi preso por cinco anos. Contou que esses militares eram judeus que queriam prejudicá-lo. Atribuiu sua doença aos golpes sofridos. Deixando a prisão, retomou o trabalho de 1949 a 1953, ano em que foi acometido pela doença. Cefaleias com vômitos e insônias com pesadelos inauguraram o cenário clínico. Essas manifestações foram interpretadas pelo paciente como decorrentes de envenenamento, cujo autor ele teria, aliás, conseguido identificar: seria uma vizinha, amiga dos judeus, que nutria o desejo de esposá-lo.

A doença evoluiu ao longo de cinco anos. Aos vômitos se juntaram dores difusas e erráticas, astenia, anorexia episódica, tudo isso tendo ansiedade como pano de fundo. O quadro clínico se completava com a impotência, que reforçava no paciente a convicção delirante do envenenamento.

Hadj deu entrada no serviço clínico em 27 de setembro de 1958. Os exames clínicos e paraclínicos deram resultados normais. Tratamento: três ampolas de Equanil por dia. Progressivamente e de maneira vigorosa, ocorreu uma melhora. A astenia, a anorexia e a insônia cessaram totalmente e as cefaleias e as dores diminuíram, assim como a impotência. Após um mês, as ideias subdelirantes passaram a ser criticadas. O paciente teve alta com projetos de reinserção social.

SEGUNDA SÉRIE

Obs. n⁰ 1 – Zohra Bent S. Acompanhamento em consultas externas desde junho de 1958, em razão de vertigens, zumbido nos ouvidos e cefaleias. Todos os exames, EEG e radiografias apresentaram resultados negativos. Tratada com Belladenal e Largactil. Estado imutável.

Deu entrada no serviço clínico em 1⁰ de novembro de 1958. De início, dor de cabeça, parestesia no nível da perna esquerda, zumbido nos ouvidos, pseudoalucinações (vê a filha, que morreu, deitada aos seus pés), insônia e ansiedade. Recebeu três ampolas diárias de Equanil de 27 de novembro de 1958 a 11 de dezembro de 1958. Nenhuma melhora perceptível.

Obs. n⁰ 2 – Saïda Bent B., 20 anos. Acompanhamento em consultas externas ao longo de vários meses em razão de neurose histérica. Tratada anteriormente com Largactil e Nozinan.

Diversas hospitalizações anteriores nos serviços de medicina geral. Neurose cardíaca, com sopro sistólico lateroesternal esquerdo com pouca irradiação e que desaparece na posição sentada. Sopro anorgânico, angústia, pesadelos contínuos com temas polimórficos. Atualmente noiva, rejeita o casamento. Notícia de noivado anterior com um primo, que a teria preterido por outra mulher.

Primeira hospitalização de 10 de julho de 1958 a 3 de outubro de 1958. Foi tratada com Sedocarena, Plegicil, teofilina e Gardenal em doses seriadas. Nenhuma melhora. Nova hospitalização em 1º de dezembro de 1958: começou a receber Equanil no dia seguinte, com dosagem de cinco injeções por dia durante nove dias; a partir de 12 de dezembro de 1958, a dose passou a ser de três comprimidos por dia. Até a data de 27 de dezembro de 1958, nenhum resultado.

Obs. nº 3 – Habiba Bent S. Paciente de 25 anos de idade, acompanhada ao longo de seis meses por consultas externas de neuropsiquiatria, casada, sem filhos. Há dois anos, cesariana. Alguns meses depois, crise noturna de natureza provavelmente histérica. Ao dar entrada, cefaleias e vertigens, crises histeriformes episódicas. A entrevista com a paciente evidenciou rapidamente uma rejeição ao marido e um interesse pelo cunhado, com sentimento de culpa, após a morte da cunhada.

Recebeu Equanil injetável, três ampolas por dia, de 24 de novembro de 1958 a 28 de novembro de 1958, e seis ampolas e dois comprimidos por dia a partir de 9 de dezembro de 1958. As perturbações da enfermidade – insônias, cefaleias, vertigens e tremores – permaneceram sem mudança durante todo o tratamento.

Pode-se descrever um conjunto sindrômico de base em todos os nossos pacientes. São, antes de mais de nada, queixosos. Os problemas alegados são evidentemente muito proteiformes. Não se verificam as características da antiga hipocondria de predominância abdominal. Tudo pode ser encontrado nesses casos: cefaleias, zumbido nos ouvidos, nó na garganta, choque elétrico nos membros, peso no estômago, fatigabilidade, sensação de músculos esmagados, constipação, entre outros sintomas.

A voz geralmente é fraca, sem amplidão nem ênfase. Não existe agressividade subjacente, como se vê no caso de hipocondríacos paranoicos, nem ansiedade, como ela se manifesta, entre outros casos, nas alterações do esquema corporal ou nas cenestopatias graves. Não há delírio nem manifestações obsessivas ou fóbicas. A consciência não é afetada.

Tudo se relaciona a algias difusas, de tipo protopático, com cefaleias, zumbido nos ouvidos e, sobretudo, intensa fatigabilidade: a morosidade, a evasão das tarefas cotidianas ou o abandono dos projetos, a impotência e a frigidez, assim como a insônia sem fenômenos oniroides, completam o cenário clínico.

Conclusões

É evidente que nosso experimento não é suficientemente significativo para que uma conclusão terapêutica possa ser extraída. Em todo caso, três coisas são claras.

1) O Equanil administrado em doses extremamente significativas não altera a atividade, o juízo ou a afetividade dos pacientes. A tensão arterial, o pulso e a temperatura, que eram monitorados regularmente e várias vezes ao dia, não exibiram nenhuma modificação. Existe, portanto, perfeita tolerância ao Equanil nas significativas dosagens que utilizamos.

2) O serviço clínico no qual esse experimento foi realizado é um serviço-dia neuropsiquiátrico, em que os pacientes chegam pela manhã e permanecem semiacamados. Além disso, a partir das 14 horas, eles começam a voltar para casa. O centro fecha às 18 horas. Dessa forma, em termos práticos, pode-se dizer que o tratamento com base no Equanil se deu de modo equiparável a um tratamento ambulatorial. A conclusão é de que o profissional clínico pode fazer uso dessas doses significativas.

3) As indicações do Equanil devem obviamente ser estabelecidas de antemão. É digno de nota, por exemplo, que os pacientes da segunda série que apresentavam, além de suas preocupações hipocondríacas, ou histeria de conversão

(observações 2 e 3), ou onirofrenia no sentido de Mayer-Gross (observação 1), não obtiveram melhora com o Equanil.

O interesse do Equanil em ampolas injetáveis, nas doses que utilizamos, aparentemente é agir nas depressões menores, sem ansiedade de maior intensidade, com fatigabilidade, sensação de mal-estar corporal, insônias, cefaleias e zumbido nos ouvidos. Essa forma menor da hipocondria, que evoca a velha neurastenia, parece ser uma boa indicação para o Equanil injetável nas doses cotidianas de quatro a seis ampolas em injeções intramusculares.

Cabe assinalar, por outro lado, que a sismoterapia é absolutamente inoperante nesse caso e, com frequência, após um ou dois EC [eletrochoques], desenvolveu-se, sobre o fundo hipocondríaco intacto, verdadeira ansiedade. Aconteceu de administrarmos as seis ampolas em três injeções e, tampouco nesse caso, constatarmos nenhum problema. Parece-nos que o tratamento deve se estender por cerca de vinte dias e que, durante um mês, a melhora verificada deva ser consolidada pelo Equanil *per os* (de três a cinco comprimidos por dia).

(Trabalho realizado no Centro-Dia de Neuropsiquiatria do Hospital Geral Charles-Nicolle, em Túnis.)

BIBLIOGRAFIA

Para a bibliografia até 1957, referir-se a:
BOUQUEREL J.; NAVIAU; LAVOINE. "Effets du méprobamate chez les psychopathes séniles". *Annales Médico-psychologiques*, v. 6, n. 1, 1958.
GUILLEMAN, P. "Le Méprobamate: Nouveau médicament ataraxique et tranquillisant". *Gazette des Hôpitaux*, n. 13, 1957.
RACAMIER, P. C.; M. BLANCHARD e M. FAUCRET. "Le Méprobamate en thérapeutique psychiatrique: Essais préliminaires". *Annales Médico-psychologiques*, v. 6, n. 1, 1958.

[2]
DIMENSÕES SOCIAIS DO SOFRIMENTO PSÍQUICO

A SOCIOTERAPIA NUMA ALA DE HOMENS MUÇULMANOS: DIFICULDADES METODOLÓGICAS

FRANTZ FANON E JACQUES AZOULAY (HOSPITAL
PSIQUIÁTRICO DE BLIDA-JOINVILLE), OUTUBRO DE 1954[1]

Acabamos de viver uma experiência profícua em nosso esforço de organizar, numa perspectiva socioterápica, uma ala de psiquiatria para homens muçulmanos. Propomos essa experiência para a reflexão dos leitores. Vamos expor, sem manipulação, as dificuldades com que deparamos e mostrar que esses erros somente foram possíveis em virtude de uma postura desprovida de objetividade.[2]

---

1   *L'Information Psychiatrique*, v. 30, 4ª série, n. 9, pp. 349-61, out. 1954. [Este artigo retoma, com alterações, a segunda parte da tese de exercício de Jacques Azoulay, *Contribution à l'étude de la socialthérapie dans un service d'aliénés musulmans*, orientada por Fanon e defendida em Argel em dezembro de 1954. A tese foi dedicada a Fanon nos seguintes termos: "Ao dr. Fanon, médico-chefe do serviço clínico do Hospital Psiquiátrico de Blida-Joinville. Ele nos acolheu com benevolência em seu serviço clínico. Ele nos inspirou esta tese, que reflete as realizações de seu espírito penetrante e sempre alerta. Esperamos poder desfrutar mais de seus ensinamentos". A primeira parte da tese é uma apresentação histórica e teórica da socioterapia. O primeiro nome de Jacques Azoulay na capa da tese está grafado como "Jack", seu nome oficial. Tendo sua família – a quem agradecemos pela amabilidade em nos fornecer uma cópia da tese – nos indicado que ele preferia "Jacques", que, aliás, utilizou em outros trabalhos, optamos por essa grafia ao longo da presente edição.]
2   [Levar em consideração a dimensão cultural da expressão da enfermidade mental (que é uma construção a partir de um evento biológico, ponto importante da tese de Azoulay) é parte essencial da explicação científica. Por isso, ele falava de "erro metodológico".]

E foi a tomada de consciência da dupla alienação decorrente tanto dessa tirania da subjetividade como daquilo que Piaget denominava sociocentria que nos permitiu orientar as pesquisas numa direção completamente diferente. Adotamos uma postura humilde diante da cultura que se oferecia a nós. Chegamos a ela temerosos e atentos.[3] E as poucas notas indistintas que, no início, despertaram nosso interesse formaram pouco a pouco um todo coerente.

O experimento que relatamos foi possibilitado porque nossa única divisão incluía, a um só tempo, europeus e muçulmanos. O que fazia dessa exceção algo valioso era que eles não estavam misturados: havia, de um lado, 165 mulheres europeias e, de outro, 220 homens muçulmanos.[4]

Recordemos algumas particularidades do Hospital Psiquiátrico de Blida. Quando chegamos, cada um de nossos quatro colegas estava encarregado do acompanhamento médico de mais de seiscentos pacientes. Assim, quaisquer tentativas deles de orientar o serviço clínico segundo uma perspectiva socioterapêutica eram impossíveis. A chegada de um quinto médico aliviou os quatro colegas de uma carga de [mais de] quatrocentos pacientes [no total], e foi apenas nesse momento que se cogitou a possibilidade de uma socioterapia real.

Em Saint-Alban, tínhamos visto funcionar uma organização que, no conjunto e no detalhe, nos parecia realizar o tipo ideal de socioterapia dentro das condições atuais de assistência psiquiátrica na França. Assim, assumimos como ponto de partida nossa divisão, que, em certo sentido, servia de ambiente experimental. Reuniões de pavilhão quinzenais,[5] reuniões da equipe, reuniões do jornal, festas bimestrais: no

---

3 [Azoulay: "atentos e compreensivos".]
4 [Azoulay: "Assim, essa divisão mista, congregando ao mesmo tempo mulheres europeias e homens muçulmanos, serviu, de certo modo, como um ambiente experimental" (p. 19).]
5 Em Saint-Alban, as reuniões de psicoterapia coletiva ocorriam, sobretudo, nas reuniões do grêmio ou da comissão do jornal. Mas, como estávamos no estágio experimental, éramos obrigados a agrupar tudo no pavilhão.

nosso atendimento às mulheres europeias, os resultados não tardaram a aparecer.

Desde o primeiro mês, as reuniões se tornaram parte integrante da vida em nosso serviço clínico. Essas reuniões ocorriam com data e hora marcadas e insistíamos,[6] por meio da pontualidade com que a elas comparecíamos, em sublinhar a importância que lhes dávamos. Participavam não apenas pacientes e médico, mas também, especialmente no início, a equipe de enfermagem, que precisava compreender bem o sentido de nossas iniciativas. Após uma breve fase de flutuação, conseguimos rapidamente despertar a atenção de todos e, no conjunto, uma vez criada a atmosfera, as intervenções se sucediam sem que houvesse tanto "tempo morto". No início, apenas comentávamos pequenos incidentes ocorridos em nosso setor, mas, à medida que a arquitetura social se organizava, as possibilidades de convergência sobre temas concretos se multiplicaram.

O Natal, com seu caráter tradicional firmemente arraigado, oferecia-nos uma ocasião para instilar no seio do pavilhão uma série de comportamentos determinados.[7] E, de fato, todo um imenso dormitório de 65 leitos foi esvaziado. De diferentes alas afluíram pacientes, homens e mulheres, enfermeiras e enfermeiros. O corpo médico e as equipes administrativas vieram em número considerável assistir a esse primeiro experimento. Canções religiosas, coros, cânticos natalinos, o presépio delicadamente decorado por mãos trêmulas de emoção, um pinheirinho, tudo foi posto em funcionamento para conferir a essa festa o máximo de solenidade.

E quando, dois dias depois, durante uma reunião do pavilhão, propusemos às pacientes organizar regularmente uma

---

6 [Azoulay: "o médico insistia".]
7 [Não no sentido do comportamento dos behavioristas, uma sequência complexa de movimentos mecânicos, mas no sentido de uma "conduta" integrada e significativa, como a estudou Merleau-Ponty em *La Structure du comportement* (Paris: PUF, 1942), pp. 174, ss. e passim.] [Ed. bras.: *A estrutura do comportamento*, trad. Márcia Valéria Martinez de Aguiar. São Paulo: Martins Fontes, 2006.]

festa, não encontramos nenhuma resistência. É claro que no início foi muito difícil, mas hoje os diversos pequenos incidentes já praticamente deixaram de ocorrer: após um período de inércia das pacientes e também das enfermeiras – pois não se tratava de colocar à frente sempre os mesmos delirantes, mas sim de integrar aquela catatônica ou aquela senil ou sitiofóbica –, já não precisávamos mais[8] nos ocupar disso diretamente. A festa foi preparada, os convites foram enviados, o cenário foi montado pelas pacientes, com o auxílio de uma ou duas enfermeiras, e nós apenas assistimos, como meros espectadores. A festa assumiu seu verdadeiro caráter terapêutico. Relatamos aqui, à guisa de anedota, a cena em que a paranoica responsável pela parte cantada – "Sombreros et mantilles"[9] – monitorava de esguelha a catatônica que tinha tendência a perder o fio da meada e a beliscava sempre que necessário para que voltasse a respeitar a cadência.

Além da comissão de festas, encarregada da organização das noites recreativas, havia uma comissão de filmes e uma comissão de discos. O cinema não deve consistir numa sucessão de imagens com acompanhamento sonoro: é preciso que se converta no desenrolar de uma vida, de uma história. Assim, a respectiva comissão, ao escolher os filmes[10] e ao comentá-los no jornal em uma coluna especial, conferia ao evento cinematográfico seu verdadeiro sentido. Do mesmo modo, a comissão dos discos organizava saraus musicais em que era possível escutar tanto os discos de Luis Mariano como a *Sinfonia inacabada*, esta última, aliás, comentada por uma paciente.

O *NotreJournal*, periódico semanal, era dirigido por duas comissões: a comissão de redação, que selecionava os textos propostos, e a comissão de gráfica. O editorial, redigido por um dos membros do corpo médico, estendia-se sobre um ou

---

8 [Azoulay: "o médico não precisava mais".]
9 [Do tenor Luis Mariano, muito popular na época.]
10 A comissão do cinema ainda não selecionara os filmes, pois os programas haviam sido suspensos até o fim do ano.

outro tema e despertava na equipe e nas pacientes a necessidade de pensar o hospital em sua totalidade.[11] A parte redigida pelas pacientes era bastante monótona no início: "Agradeço ao doutor por seus cuidados prestimosos", "Gostaria de sair logo". Hoje, por mais que se encontrem, com demasiada frequência, as mesmas manifestações, como assinala um editorial recente, o jornal ainda assim reflete os progressos conquistados: convite para a próxima festa e para uma audição musical; relatórios ou anúncios de excursões, de caminhadas, dos filmes da semana e, mais amplamente, de todos os eventos que tenham algum valor coletivo.

A ergoterapia ocupa um lugar importante na vida do serviço clínico e, por isso, buscamos integrá-la de maneira harmônica ao conjunto das atividades: afora os trabalhos domésticos, há um ateliê de tricô dirigido por uma das enfermeiras, onde diversas pacientes trabalham na confecção de uma mesma peça. Outras pacientes costuram e bordam guardanapos, lençóis e cortinas. Mais recentemente, pudemos criar um ateliê de costura encarregado de confeccionar roupões, usando tecido adquirido com dinheiro descontado do pecúlio individual. Para pacientes internadas no hospital há cinco ou seis anos, não é difícil imaginar a importância disso: os tecidos floridos ou listrados, claros ou escuros, de acordo com o gosto de cada uma, contrastam com a monotonia do traje institucional; sem contar a cerimônia de prova, em que a mulher deve se manter imóvel, entregue às hábeis mãos da costureira. A instituição, então, se torna forte demais para não alterar a postura da paciente perante o ambiente: ela não é mais capaz de viver sua loucura sem se ocupar daquilo que a cerca.

As diferentes atividades que acabamos de delinear brevemente formam, dessa maneira, a trama de uma vida social cada vez mais rica, que pôde ser organizada sem muitas dificuldades, pois já tivéramos uma experiência comproba-

---

11 [De fato, a maioria das intervenções de Fanon no jornal, bem como dos internos que lhe eram próximos, consistia em ressaltar o sentido de cada atividade em relação à sua função terapêutica.]

tória. Assim, desde os primeiros meses, sentimos em nosso atendimento às mulheres europeias um rápido e fecundo adensamento na agregação de grupo: a própria atmosfera do pavilhão havia mudado e podíamos apresentar, de modo explícito e sem maiores tropeços, todos os equipamentos de contenção. Não apenas a vida manicomial se tornara menos penosa para muitas, mas o ritmo das altas já aumentara consideravelmente.

Esses sucessos rápidos e relativamente fáceis apenas ressaltam o malogro completo dos mesmos métodos quando empregados em nosso atendimento aos homens muçulmanos. Retomando-os na mesma ordem de nossos esforços, pudemos constatar fracassos sucessivos ao longo de diversas tentativas. Sabíamos que a psicoterapia de grupo com os muçulmanos seria mais difícil para nós e, após diversas discussões com a equipe de enfermagem, reunimo-nos com os pacientes.[12]

A reunião foi preparada com cuidado. No grande refeitório, a mesa foi coberta com uma toalha e decorada com flores. O médico estava ladeado pelo interno, pelo supervisor e por enfermeiros para realçar a carga cerimonial. Os pacientes mais agitados ficaram no pátio. De saída, foi difícil estabelecer contato, pois não falávamos a mesma língua. Para superar esse obstáculo, selecionamos entre os enfermeiros muçulmanos um intérprete inteligente e fluente, a quem tomamos o cuidado de explicar detalhadamente o que almejávamos realizar.

Ao longo da reunião de uma hora, tentamos despertar o interesse do conjunto de pacientes, transformar aquela multidão impessoal e abstrata em um grupo coerente movido por preocupações coletivas. Falamos das festas, dos filmes, do jornal. Raramente obtivemos silêncio. Inconsciente de

---

12 [Azoulay: "O médico tinha plena noção de que a psicoterapia de grupo seria mais difícil com os muçulmanos e somente após diversas discussões com a equipe de enfermagem ele organizou uma reunião de pacientes".]

nossa existência, um dos pacientes mantinha sua estereotipia motora ou dava prosseguimento à sua conversação alucinatória; dois outros discutiam em voz alta; outro se evadiu para voltar a se deitar no pátio. Bem poucos se deram conta da importância da nossa presença e aceitaram o diálogo. O único atento, e atento em excesso, era um paranoico com delírios persecutórios que falava francês bem e que, longe de conciliar os companheiros para obter uma reação de grupo, buscava, acima de tudo, ora mais, ora menos conscientemente, se isolar dos demais. Diante desse desinteresse geral, não sabíamos qual tema explorar. Os silêncios se prolongaram, acentuando a impressão de mal-estar.

Ao cabo de algumas semanas, as reuniões, a princípio previstas para durar uma hora, tiveram de ser progressivamente encurtadas. Elas não representavam nada além de um cerimonial absurdo e desprovido de sentido, e decidimos, afinal, depois de alguma hesitação, suspendê-las. Em seguida, tentamos outro caminho: pedimos a cada enfermeiro que escolhesse dez pacientes e os reunisse à noite durante uma hora para despertar neles o interesse por discussões, jogos ou canções. Demos instruções precisas, pois nosso objetivo era criar cooperação, um espírito de equipe capaz de reavivar[13] sentimentos de sociabilidade.

Nos relatórios escritos a cada noite pelos enfermeiros responsáveis, os primeiros dias registram: "Nós nos reunimos e jogamos esconde-esconde, cartas e dominó. Boa atmosfera, mas este ou aquele paciente não se interessou pelos jogos". Mais adiante: "O jogo de bola a cavalo[14] teve a participação dos seguintes pacientes: [...], assistidos pelo servente K. De início, o jogo pareceu complicado, mas eles aprenderam as regras e tudo correu bem".

Nos dias seguintes, o tempo dedicado aos jogos coletivos diminuiu cada vez mais, e os relatórios se tornaram mais

---

13 [Azoulay: "despertar".]
14 Jogo de bola em duplas conhecido como *pelote cavalière* ou *balle cavalière*. [N.T.]

pessimistas: "No início, havia dez pacientes, mas dez minutos depois só restavam seis. M., N., B. e B. são jogadores inveterados (cartas). B. e L. foram se deitar, alegando que estavam cansados do trabalho". Ou então: "Os pacientes O., M., SNP[15] e I. se recusaram a comparecer à reunião; alegaram que estavam cansados demais. Os pacientes decidiram jogar uma partida de dominó; ficaram muito contentes por poderem jogar uma partida tranquila e sem discussão". O sarau se reduziu à audição de música oriental no rádio. Os pacientes se mantiveram indiferentes, e os enfermeiros encaravam essas reuniões como um suplício. Depois de algum tempo, a despeito de nosso insistente encorajamento, exprimiam abertamente sua falta de entusiasmo: "Não há como despertar o interesse dos pacientes; eles querem se deitar logo depois de comer e é preciso trancar os dormitórios a chave para impedi-los".

Paralelamente a esses "bate-papos noturnos", tentamos organizar uma festa do pavilhão. Dedicamos um bom tempo a programá-la, pois sabíamos que seria difícil. A festa deveria englobar duas partes: coral e teatro. Mas foi complicado encontrar dois enfermeiros que se dispusessem a se encarregar da organização. Ao final de duas semanas de ensaios, somente um velho PG[16] murmurava balançando a cabeça, enquanto os demais se mantinham calados. Os próprios enfermeiros não se esforçavam muito e nós, irritados com aquela má vontade, lhes dissemos que não estavam fazendo tudo o que podiam, pois o que era possível no pavilhão das europeias tinha de ser viável também no pavilhão dos muçulmanos. Eles tampouco se incomodaram com o fato de serem substituídos por outros, que falharam do mesmo jeito. Ainda outros foram igualmente malsucedidos; e digamos que um último, quando sondado para o mesmo encargo, solicitou

---

15 [SNP: *sans nom patronymique*, ou sem nome patronímico, designação clássica da administração colonial para os "nativos" cujo nome não correspondia a seus critérios normativos (nome e sobrenome).]
16 [paralisia geral]

transferência de ala, o que nos levou a cogitar que se tratava de mera preguiça.

Uma vez lamentavelmente fracassadas nossas tentativas de convencer os pacientes muçulmanos a organizar por conta própria os saraus recreativos ou teatrais, pensamos em resolver o problema "oferecendo" a eles algumas distrações. Assim, muitos entre eles compareciam aos saraus recreativos das mulheres europeias. O mesmo se deu com relação às idas regulares ao cinema. Constatamos, no entanto, que, se o chefe do pavilhão se esquecia de conduzi-los às festas, ninguém reclamava. E, no cinema, acontecia até de deixarem a capela[17] durante o filme para fumar do lado de fora.

Assim, tanto no que se referia às reuniões de pavilhão como aos saraus recreativos ou aos grupos restritos, fomos obrigados a reconhecer nosso fracasso. E o jornal, que deveria servir genuinamente de amálgama social, permanecia algo alheio aos pacientes: depois de seis meses, apenas um artigo de um paciente muçulmano chegou a ser publicado; no caso, tratava-se do mesmo paranoico que lamentava que os papéis masculinos fossem interpretados por mulheres. E, nos pavilhões, só alguns enfermeiros liam o jornal.

Se, do ponto de vista recreativo e cultural, não conseguimos desenvolver uma atividade válida, tampouco obtivemos sucesso no plano da ergoterapia. Sem dúvida, já havia no hospital, dentro da mesquita, uma oficina para tecer esteiras, cestas e chapéus que ocupava certo número de pacientes de nossa ala. Outros pacientes trabalhavam no interior do pavilhão ou nos serviços gerais. Mas não podíamos considerar esses trabalhos dotados de um valor propriamente terapêutico: as tarefas eram divididas sem escolha definida; o paciente as aceitava, sobretudo, para se distrair ou para se evadir do pátio do pavilhão e, com frequência, quando já tinha trabalhado o bastante para conseguir comprar bolos

---

17 As sessões de cinema ocorriam na capela.

ou cigarros, recusava-se a continuar, alegando, se necessário, uma dor na perna ou de estômago.[18]

Foi por isso que pensamos em criar uma oficina de ergoterapia no interior da ala. Com isso em mente, destacamos em tempo integral e durante mais de um mês e meio um enfermeiro que deveria aprender em detalhes a técnica da tecelagem com fibra de ráfia. De volta ao pavilhão, foram-lhe confiados somente os pacientes em tratamento com insulina, cerca de quinze, que ele deveria pôr para trabalhar durante parte da manhã e ao longo de toda a tarde. Porém, toda vez que passávamos pela oficina, constatávamos que a maioria dos pacientes se mantinha inativa, completamente indiferente à realização do trabalho comum. Bastava o instrutor virar as costas e eles abandonavam o local onde estavam trabalhando, preferindo ajudar os companheiros que, utilizando pás e enxadas, cuidavam do entorno. A despeito de nossos persistentes incentivos, não foram confeccionadas mais que três cestas, e percebemos rapidamente que seria inútil esperar por mais.

Assim, não apenas fomos incapazes de, mesmo depois de três meses de esforços intensivos, despertar o interesse dos pacientes muçulmanos para a incipiente vida coletiva que se organizava no setor europeu, como também a atmosfera da ala se manteve pesada, irrespirável. Uma grande proporção de senis permanecia ali e, no fim do dia, raramente havia roupa suficiente para mantê-los minimamente limpos. Durante as refeições, o alarido era ensurdecedor no refeitório, pois este era pequeno demais para o elevado número de pacientes, que pareciam se divertir jogando comida sobre a mesa ou no chão, entortando seus talheres de ferro ou que-

---

18 A propósito de "pacientes trabalhadores", as mesmas críticas podem ser feitas à maioria dos hospitais psiquiátricos: os pacientes partem cedo e só voltam no final da manhã ou ao entardecer. Acabam ficando mais ou menos excluídos da atividade terapêutica.

brando as colheres.[19] Pode-se compreender por que, nessas condições, os cuidados de limpeza absorviam parte considerável da atuação da equipe.

As frequentes brigas entre pacientes, que os enfermeiros precisavam apartar sob o risco de acabarem recebendo alguns golpes, alimentavam um clima de desconfiança. Os enfermeiros temiam os pacientes; para barbeá-los, o barbeiro exigia que eles fossem amarrados. Por medo dos pacientes, ou para puni-los, deixavam-nos numa cela, por vezes sem camisa, sem colchão e sem lençóis no caso de um "rasgador" inveterado. Os eternos "reincidentes" se viam amiúde enclausurados, antes mesmo de praticarem efetivamente os atos, como medida preventiva. Como bem mostrou Paumelle, o mesmo ritmo, o mesmo círculo vicioso – agitação, contenção, agitação – sempre cultivaram um espírito verdadeiramente concentracionário.[20]

E, quando propúnhamos uma nova tentativa para distender a estrutura punitiva do serviço clínico, a equipe técnica a recebia com inércia, por vezes até com hostilidade explícita travestida de ironia: "Tal paciente se agitou, bateu no outro ou quebrou alguns ladrilhos. O que fazemos? Amarramos ou deixamos que continue?". E nós nos sentíamos impotentes diante dos argumentos dessa equipe "veterana", consagrada por vários anos de vida manicomial: "O senhor acabou de chegar à Argélia, não os conhece; só vai entender quando tiver quinze anos de hospital, como nós!".

Desse modo, após alguns meses o contraste era arrebatador: no lado europeu, o jornal saía toda semana, os saraus teatrais ocorriam regularmente e a agitação havia desaparecido. O clima se tornara terapêutico. Em contrapartida, na ala dos homens muçulmanos, nós nos deparávamos com as mesmas dificuldades: havia sempre um número considerável

---

19 Os pacientes quebravam as colheres porque os cabos lhes serviam de "chave mestra" para abrir as portas. Ao final de um mês, o número de colheres quebradas era impressionante.
20 Philippe Paumelle, "Le Mythe de l'agitation" ["Le Mythe de l'agitation des malades mentaux", em Henri Ey (ed.), *Entretiens psychiatriques* [1953]. Paris: L'Arche, 1954, pp. 181-93.].

de pacientes internados e, a despeito de inúmeras tentativas, não se registrava nenhuma melhora. E, pouco a pouco, ficou claro que não podia ser por coincidência, preguiça ou má vontade: tínhamos seguido um caminho equivocado e era preciso investigar as razões profundas de nosso fracasso para que pudéssemos sair do impasse.

Nesse meio-tempo, havíamos tido a oportunidade de aprofundar a observação de nossa ala, o caráter dos pacientes que a ocupavam e, no ambiente externo, seu meio de origem. Havíamos ingenuamente concebido nossa divisão como um todo e tentado adaptar a uma sociedade muçulmana os enquadramentos de uma sociedade ocidental de marcada evolução tecnológica. Tentamos criar instituições e esquecemos que qualquer iniciativa desse tipo tem de ser precedida de uma investigação tenaz, concreta e real das bases orgânicas da sociedade autóctone.

Em razão de qual desvio de julgamento pudemos crer possível uma socioterapia de inspiração ocidental numa ala de alienados muçulmanos? Como seria possível uma análise estrutural se colocávamos entre parênteses os contextos geográficos, históricos, culturais e sociais? Duas explicações poderiam ser propostas.

1) De saída, a África do Norte é francesa e, de fato, não se vê, quando não se procura, em que aspecto a postura deva ser diferente de uma ala para outra. Reflexivamente, o psiquiatra adota a política da assimilação. O autóctone não tem necessidade de ser compreendido em sua originalidade cultural. O esforço tem de ser feito pelo "nativo", que tem todo o interesse em se assemelhar ao tipo de homem que lhe é proposto. A assimilação, nesse caso, não implica reciprocidade de perspectivas. Há toda uma cultura que deve desaparecer em benefício de outra.

Em nossa ala de muçulmanos, sem contar a necessidade de um intérprete, nosso comportamento não se adaptava a nada. Na verdade, uma postura revolucionária era indispensável, pois era preciso passar de uma posição em que a supremacia da cultura ocidental era evidente a um relativismo cultural. E era preciso uma vez mais voltar a Piaget: as noções de adaptação e de assimilação são muito importantes e ainda não as exploramos o bastante.[21]

2) Por fim, e acima de tudo, é preciso dizer que aqueles que nos precederam no desvelamento do fato psiquiátrico norte-africano estiveram demasiado limitados a fenômenos motores, neurovegetativos etc. Os trabalhos da escola de Argel, até onde os conhecemos, apesar de revelarem algumas particularidades, não empreenderam uma análise funcional que, em função disso, se demonstrasse indispensável. Era preciso mudar de perspectiva ou ao menos complementar as perspectivas iniciais. Era preciso tentar abarcar o fato social norte-africano. Era preciso exigir essa "totalidade" na qual [Marcel] Mauss via a garantia de um estudo sociológico autêntico. Havia um salto a dar, uma transmutação de valores a realizar. Com todas as letras, era preciso passar do biológico ao institucional, da existência natural à existência cultural.

O biológico, o psicológico e o sociológico haviam se separado apenas em razão de uma aberração do espírito. Na realidade, eles estavam indissociavelmente ligados. Foi em decorrência de não termos integrado em nossa prática cotidiana a noção de *Gestalt* e os elementos da antropologia contemporânea que experimentamos fracassos tão grosseiros.

Por seis meses, as mulheres muçulmanas haviam comparecido regularmente às festas que aconteciam nos pavilhões europeus. Por seis meses, aplaudiram à maneira europeia. Até que, certo dia, uma orquestra muçulmana veio ao hospital, tocou e cantou, e nosso espanto foi imenso ao escutar seus aplausos: modulações curtas, agudas e repetidas.[22] Elas reagiam, portanto, ao conjunto configuracional de acordo com as exigências específicas desse conjunto. Ficou evidente que precisávamos investigar os conjuntos que facilitariam reações já

---

21 Como tão bem demonstrou Gusdorf em seu *Traité de l'existence morale* [Georges Gusdorf, *Traité de l'existence morale*. Paris: Armand Colin, 1949].
22 Chamadas "ululos".

inscritas numa personalidade definitivamente elaborada. Uma socioterapia só seria possível na medida em que levasse em conta a morfologia social e as formas de sociabilidade.

Quais eram os valores biológicos, morais, estéticos, cognitivos e religiosos da sociedade muçulmana? Como reagiria o autóctone do ponto de vista afetivo e emocional? Quais eram as formas de sociabilidade que tornavam possíveis as diferentes atitudes desse muçulmano? Tínhamos diante de nós certas instituições que nos espantavam. A que correspondiam? Era preciso realizar uma análise funcional que pudesse facilitar a tarefa. Em um trabalho em preparação, um de nós mostrará a complexidade da sociedade norte-africana, que está passando por modificações estruturais extremamente profundas. Hoje, teremos de nos satisfazer em destacar alguns elementos característicos dessa sociedade.[23]

A sociedade muçulmana tradicional é uma sociedade de espírito teocrático. A religião muçulmana é, na verdade, além de uma crença filosófica, uma regra de vida que rege de maneira estrita o indivíduo e o grupo. Em território muçulmano, a religião impregna a vida social e não leva em conta a laicidade. O direito, a moral, a ciência e a filosofia se misturam a ela. Ao lado do imperativo propriamente religioso, islâmico, intervém com força a tradição, herdada dos antigos costumes berberes, e é o que explica a rigidez dos enquadramentos sociais.

É também uma sociedade gerontocrática. É o pai que dirige a vida da família e é a ele, ou, em sua falta, ao irmão mais velho ou mesmo ao tio, que é preciso se dirigir para qualquer decisão de alguma importância. A família é, aliás, bem ramificada e, não raro, um *douar* inteiro possui o mesmo patronímico! Ela tende a se identificar com o clã, que é o verdadeiro grupo natural da Argélia muçulmana. As decisões são tomadas pela

---

23 [As páginas a seguir retomam, com sutis modificações no que se refere a um questionamento do colonialismo, longas passagens do livro de André Leroi-Gourhan e Jean Poirier: *Ethnologie de l'Union française*, v. 1, *Afrique* (Paris: PUF, 1953), pp. 121 e ss.]

djemaa, uma espécie de conselho municipal chefiado por um presidente – e cuja administração tem recentemente adquirido reconhecida importância. Não existe, na realidade, ao menos não nesses últimos anos, uma verdadeira comunidade nacional efetiva, mas sim uma comunidade familiar, clânica.

É preciso insistir também na complexidade étnica da região, pois os cabilas formam uma minoria importante em meio ao restante da população árabe. Se os dois grupos são unidos pela religião muçulmana, a separação é claramente marcada pela diferença de língua, tradição e cultura. Os cabilas, de origem berbere, habitam as regiões montanhosas. Suas aldeias, cravadas no topo de colinas, constituem o elemento em que a organização tribal se mantém mais sólida. Os árabes vivem mais na planície e nas cidades. Ali se encontram não apenas agricultores, mas também comerciantes e pequenos artesãos. Não temos obviamente como nos estender a respeito das outras particularidades locais – nômades, árabes do sul, mozabitas, chawis –, bem menos importantes naquilo que nos interessa aqui. É assim que, em nossa ala, em meio a 220 pacientes, encontramos 148 árabes, 66 cabilas e seis chawis, marroquinos e mozabitas.

Por fim, cabe dizer algo sobre as condições de vida habituais dos pacientes muçulmanos, que explicam, em grande medida, seu estado de ignorância e seu primitivismo tradicional. Antes da conquista francesa, a terra era de propriedade coletiva e a noção de riqueza estava vinculada à noção de terra útil, arável, e consequentemente à posse de um arado ou de uma carroça; aqueles que os possuíam eram os verdadeiros proprietários rurais.

A instalação dos franceses teve como consequências a transformação da propriedade rural e uma redistribuição dos bens. A antiga propriedade coletiva foi fracionada entre posseiros, convertidos em proprietários privados. Os membros da antiga tribo levavam uma vida pobre, mas que não conhecia proletários. Hoje, existe, além de uma minoria de grandes proprietários rurais, tanto europeus como muçulmanos, uma massa de pequenos proprietários, de felás, que, com técnicas primitivas, vivem com dificuldade do cultivo de um pequeno lote de terra, sendo, porém, alvo da inveja dos que não se beneficiaram da partilha. Estes se tornaram os miseráveis cujo vínculo sociológico com a personalidade coletiva tribal se afrouxa dia a dia e que tentam alugar sua força de trabalho como *khammès*[24] ou diaristas. Existe, portanto, um movimento de dissociação dessa sociedade outrora homogênea entre os pequenos proprietários, de um lado, e pastores, meeiros ou diaristas, de outro.

Ademais, forma-se atualmente, a reboque da expansão das técnicas de cultivo modernas nas grandes propriedades, uma massa de trabalhadores agrícolas desempregados, lançados rumo às cidades pela fome e condenados ao proletariado – ou mesmo ao subproletariado – pela ausência de industrialização, acentuando ainda mais o desequilíbrio social. E é preciso ressaltar que, especialmente em meio à população de origem berbere, são inúmeros os que vão à França por determinado período, em busca de um emprego que não encontram em sua terra ou de um complemento à sua colheita magra.

Essa evolução dos sedentários, que desemboca numa fragmentação do grupo, vai, nesse sentido, ao encontro da evolução dos nômades. É difícil imaginar, hoje em dia, a importância que outrora teve o nomadismo na África do Norte: as tribos do sul chegavam até a orla litorânea; era uma vaga sazonal que subia das estepes e das dunas, atravessando os planaltos até a arrebentação. Mas a ocupação francesa obviamente acarretou um recuo constante desse nomadismo, que se decompôs em dois elementos: sedentarização e aluguel da força de trabalho. Contudo, os trabalhadores sazonais permanecem alheios ao agrupamento sedentário que vêm auxiliar. O antigo nomadismo preservava estritamente a autoridade tradicional e a coesão do grupo; esses deslocamentos individuais, observados hoje em dia, operam fora de qualquer regra tribal e contribuem profundamente para acelerar uma perigosa destribalização: a decadência do

---

24 *Khammès*: meeiros que trabalham pela quinta parte do produto das terras que cultivam.

nomadismo é inelutável, mas ele acaba sendo substituído pela proletarização.

Esses fatores, que favorecem a dissolução dos grupos, sejam de sedentários, sejam de nômades, explicam a formação de enormes "favelas" às portas das grandes cidades, o que representa não apenas um desafio à estética ou ao próprio urbanismo, mas também um grave perigo do ponto de vista sanitário e moral.

A título de exemplo, estudamos a composição social de nossa ala de homens muçulmanos. Entre os 220 pacientes encontram-se: 35 felás, isto é, detentores de um lote de terra que cultivam por conta própria; 76 trabalhadores rurais, meeiros ou diaristas; 78 trabalhadores (padeiros, pintores etc.); cinco intelectuais; 26 sem profissão. Mas esses números exigem interpretação. Pode-se pensar que existe um número relativamente elevado de trabalhadores: 78 em 220. Na realidade, trata-se, no mais das vezes, justamente desses sujeitos arrancados do campo e que conseguem obter na cidade um trabalho braçal num ofício qualquer. Na realidade, entre os 78 "trabalhadores", não passam de vinte os que têm ao menos um traço de especialização. No que se refere aos cinco "intelectuais", vale destacar que são professores nativos, cuja escolaridade mal equivale ao nível elementar de ensino.

Esses problemas geram profundos desdobramentos: são incontáveis os indivíduos que escapam isoladamente da sociedade tradicional, mas seu número está em constante progressão. Tais elementos são as forças, ainda pouco analisadas, que estão em via de romper com os enquadramentos domésticos, econômicos e políticos. Essa sociedade, que se diz rígida, fermenta pela base.[25] Essas poucas noções, apesar de breves e de necessitarem, cada uma delas, de extensas elaborações, são suficientes para explicar a especificidade da sociedade muçulmana argelina que devemos ter em conta em nosso esforço de criar as bases de uma socioterapia voltada para seus membros.

---

25 [Como na psiquiatria, Fanon substitui a abordagem substancialista por uma perspectiva temporal.]

Podemos agora entender as razões de nosso fracasso. Dissemos que as reuniões do pavilhão não se mostraram frutíferas. Isso essencialmente porque não falávamos árabe: tivemos de recorrer a dois intérpretes (cabila e árabe). Essa necessidade de intérprete vicia decisivamente a relação entre paciente e médico psicoterapeuta.

Em circunstâncias normais, o paciente já terá deparado com essa figura do intérprete em seu contato com a administração ou com o sistema de justiça. No hospital, a mesma necessidade de intérprete provoca espontaneamente uma desconfiança que dificulta qualquer "comunicação". Aliás, quando se sentia confiante, o paciente se inflamava em seu discurso ao nos explicar com veemência que estava curado e que deveria sair o mais breve possível; com frequência esquecia a presença desse terceiro e se dirigia diretamente a nós: sentia que o outro não era capaz de dizer com o mesmo "calor" tudo o que ele queria exprimir. É fácil inferir quanto um estudo desse diálogo a três demonstraria em termos de perturbação do fenômeno do encontro.

O intérprete não constrange apenas o paciente. O médico, sobretudo o psiquiatra, faz seu diagnóstico por meio da linguagem. Ora, nesse caso, os componentes gestuais e verbais da linguagem não são percebidos de maneira sincrônica. A mímica é expressiva, os gestos são abundantes, mas é preciso aguardar o fim do discurso para perceber seu sentido. Nesse momento, o intérprete resume em duas palavras aquilo que o paciente contou em detalhe ao longo de dez minutos: "Ele disse que tomaram sua terra ou que sua mulher o traiu". Frequentemente, ele "interpreta" à sua maneira o pensamento do paciente, de acordo com alguma fórmula estereotipada, subtraindo-lhe toda a riqueza: "Ele disse que ouve *djnoun*";[26] e já não há como saber se o delírio é real ou induzido.

---

26 Também romanizado como *jnoun*, representa o plural de *djinn* ou *jinn*, termo usado para se referir às criaturas sobrenaturais chamadas de gênios na mitologia árabe pré-islâmica, posteriormente absorvida pela mitologia e pela teologia islâmicas. [N. T.]

O emprego de um intérprete talvez seja válido quando se trata de explicar algo simples ou de transmitir uma ordem, mas deixa de sê-lo quando é preciso gerar um diálogo, uma troca dialética de perguntas e respostas, a única capaz de superar a reserva e ressaltar o comportamento anormal, patológico. Porém, como diz Merleau-Ponty, "falar uma língua é sustentar o peso de uma cultura".[27] Sem saber falar árabe, não conhecíamos os elementos do patrimônio afetivo ou cultural capazes de despertar o interesse. Entre as mulheres europeias, era fácil dar vazão à discussão sobre um disco de Tino Rossi ou um filme de Fernandel. Com os homens muçulmanos, a reunião se abreviava porque não sabíamos do que falar.

Do mesmo modo, vendo a situação em perspectiva, nossas primeiras tentativas de organizar festas nos pareceram bem ingênuas. A própria noção de festa, descolada de qualquer evento familiar ou religioso, soa abstrata demais para o muçulmano. Além disso, o conteúdo das celebrações coletivas nos parecia totalmente diferente das festividades ocidentais. Era difícil montar um coral porque o muçulmano detesta cantar em grupo. Ninguém canta em casa porque se respeita o pai ou o irmão mais velho. E, entre os enfermeiros muçulmanos da nossa ala, não encontramos nenhum que admitisse cantar ou tocar numa apresentação. No mesmo sentido, não se pode encenar uma peça de teatro, antes de mais nada, porque o teatro, como o concebemos, não existe entre os muçulmanos e também porque não se encena diante dos outros. É óbvio que atualmente existe um teatro árabe, mas ele é recente e alcança somente a população das grandes cidades. O ator ou o cantor é um profissional que se mantém alheio ao grupo. Nas aldeias, nos *douars*, é um "contador" itinerante que vai de praça em praça espalhando notícias, histórias do folclore, acompanhado de um alaúde

---

27 [Em *Pele negra, máscaras brancas*, Fanon escreveu simplesmente, sem referência a Merleau-Ponty: "Falar uma língua é assumir um mundo, uma cultura".]

rudimentar ou de uma *darbuka*,[28] evocando, assim, os trovadores da Idade Média.

Abandonado o projeto da festa, nem por isso as pequenas reuniões da tarde tiveram mais sucesso. Se verificarmos os relatórios dessas sessões, veremos que se falava, no início, do jogo de esconde-esconde ou de bola a cavalo. De fato, insistimos muito com os enfermeiros, que selecionamos, aliás, de maneira aleatória entre europeus e muçulmanos, para que encontrassem atividades capazes de despertar um espírito de equipe: no jogo de bola a cavalo ou de esconde-esconde, cada um deve agir levando em conta as reações de seus companheiros. Não se podem ignorá-los.

Mas o muçulmano raramente pratica esses jogos. É na escola que se aprende a brincar de esconde-esconde ou de polícia e ladrão, é lá que se adquire o espírito de equipe. Aos dez ou doze anos, no entanto, o menino árabe é pastor ou então ajuda o pai em pequenas tarefas. Se quiséssemos fazer reuniões vespertinas cotidianas, seria preciso que nos inspirássemos muito mais na realidade: após o trabalho, o muçulmano se reúne com outros homens no café mourisco. Ele se senta à volta de uma mesa para jogar cartas ou dominó ou então se deita sobre uma esteira para conversar sobre os eventos cotidianos ou escutar música, ao longo de horas, bebendo uma xícara de café ou um copo de chá. E é bem isso que a experiência nos mostrou: depois de algumas semanas, os enfermeiros encarregados das sessões vespertinas tinham perdido toda a iniciativa e os poucos pacientes que ainda concordavam em não se deitar apenas escutavam rádio.

Afora essas tentativas de ressocialização ativa, as distrações organizadas pelo hospital não eram para o paciente muçulmano uma necessidade quase "vital" como eram para o europeu. Assim, no caso do cinema, a maioria dos filmes aos quais

---

28 Instrumento de percussão (membranofone) tradicional na música árabe, também conhecido como tambor de cálice ou por suas inúmeras variações locais: *derbouka*, *tarabaki*, *dumbek*, *tombak*, tabla ou djembê, entre outros. [N.T.]

ele poderia assistir não era capaz de provocar nenhum envolvimento emocional. Anotamos alguns títulos exibidos recentemente: *Quatro destinos*, *As minas do rei Salomão*, *Les Noces de sable* [As núpcias de areia], *A duquesa de Langeais*, *Terra em fogo*, *Rio Grande*, *Teresa*, entre outros. Obviamente, eram seguidos com atenção quase que exclusivamente os filmes de ação, sem grandes complicações psicológicas e sentimentais. Mais que a certo "primitivismo", contudo, pode-se atribuir esse desinteresse à impossibilidade, para o muçulmano, de compreender as reações de personagens ocidentais que lhe são completamente estrangeiros. O exemplo do filme de Jean Cocteau, *Les Noces de sable*, é particularmente eloquente nesse aspecto.[29] O filme retrata as aventuras de um príncipe árabe que vai buscar sua noiva em meio aos nômades do Saara. Por mais que o figurino e a cenografia sejam, em tese, apropriados à ambientação na África do Norte, a trama psicológica se mantém ocidental. Não interessava aos muçulmanos porque eles não podiam participar plenamente da ação ou identificar-se com os personagens. E o que dizer dos demais filmes? Por outro lado, nos "filmes de ação", o esquema é simples, a imagem fala por si mesma, a linguagem é inútil.

O mesmo vale para as festas dos nossos pavilhões europeus: se era cantada uma melodia em voga, se eram encenadas *As preciosas ridículas*, *Médico à força*, *Cyrano de Bergerac*, uma peça de Courteline ou de Colette, parte do salão se mantinha insensível; quando muito, saíam de sua apatia quando um ator jogava um copo de água no rosto de outro ou o castigava a golpes de bastão.

Em relação ao jornal, o fracasso foi ainda mais completo: como seu objetivo era retratar mais ou menos fielmente a vida social da instituição, interessava muito pouco aos que se mantinham excluídos, razão pela qual mesmo os poucos pacientes que sabiam ler e escrever jamais enviaram artigos. Entretanto, o fracasso se devia, sobretudo, ao fato de que nossos pacientes

---

29 O filme foi dirigido por André Zwoboda. Jean Cocteau é creditado apenas como narrador. [N. T.]

muçulmanos eram, em sua maioria, analfabetos. Para sermos mais exatos, entre os 220 pacientes da nossa ala, cinco sabiam ler e escrever em árabe e dois sabiam ler e escrever em francês. Todos os outros eram analfabetos. Além disso, dos sete "letrados", apenas seis haviam obtido o diploma do nível médio.

Pensamos no início na possibilidade de pedir a um enfermeiro que escrevesse os artigos, como fazíamos entre os europeus quando um paciente não sabia ou não queria escrever. Mas o emprego continuado desse procedimento era praticamente inútil. Na realidade, pode-se dizer que, nas condições de analfabetismo hoje reinantes na Argélia, a cultura é mais oral que escrita: o ensino se faz, sobretudo, pela fala. Em geral, há no seio de cada grupo um ou mais letrados encarregados de ler e de escrever para os demais; foi assim que reconhecemos facilmente a escrita do mesmo *taleb* ou escrevente público nas cartas que recebíamos de parentes dos pacientes que viviam em um mesmo *douar*. Vimos também o importante papel do "contador" itinerante, que vai de aldeia em aldeia espalhando notícias e histórias do folclore, espécie de poemas épicos relatando os eventos dos séculos anteriores e, assim, assegurando o laço cultural entre as diferentes regiões.

Para encerrar essa explicação dos nossos fracassos iniciais, precisamos tratar da ergoterapia. Num país ocidental altamente industrializado, não é difícil organizar uma readaptação com base nas possibilidades existentes. Para o muçulmano argelino, por outro lado, que vive em uma situação que ainda é, em muitos aspectos, feudal, essa readaptação é muito mais difícil. O homem que cultiva a terra não possui especialização. Ele pratica amiúde um artesanato bastante rudimentar, alheio aos grandes centros urbanos, mas abomina trabalhar com lã ou ráfia, considerados labores femininos: são as mulheres que confeccionam os cestos e as esteiras.

Em um hospital psiquiátrico, pode-se tentar organizar ateliês de ráfia, tecelagem ou cerâmica. Mas seria melhor, ao que parece, confiar tais trabalhos às pacientes mulheres. Para os homens, é preciso partir de predisposições mais genéricas e mais arraigadas na personalidade do paciente – constatamos isso com os delirantes e mesmo com os catatônicos. Basta lhes dar uma pá ou uma enxada para que se ponham a carpir e a roçar, sem que haja nenhuma necessidade de incentivá-los a isso. Esses camponeses são próximos à terra, têm um vínculo com ela. E, se conseguirmos atrelá-los a um lote de terra específico, despertar neles o interesse pelo produto do cultivo, então o trabalho será genuinamente um fator de reequilíbrio; essa ergoterapia poderá ser inserida numa atividade social específica.

Em suma, vimos por que nossas primeiras tentativas de realizar socioterapia entre os pacientes muçulmanos resultaram em fracasso. Acreditamos, porém, que esse fracasso não foi inútil, uma vez que compreendemos as razões que o produziram. Desde então, modificamos o sentido de nossos esforços e pudemos ver algumas realizações se consolidarem. A criação de um café mourisco no hospital, a celebração regular das festas muçulmanas tradicionais e as reuniões periódicas em torno de um "contador" profissional já são fatos concretos. A cada nova manifestação, o número de pacientes envolvidos nas atividades aumenta. Essa vida social está apenas começando, mas desde já acreditamos que os erros metodológicos foram superados.

A VIDA COTIDIANA NOS *DOUARS*

FRANTZ FANON E JACQUES AZOULAY, 1954 OU 1955[1]

Ao iniciar uma pesquisa psicopatológica na Argélia, pareceu-nos de singular importância esclarecer alguns comportamentos privilegiados que nos permitimos chamar de primitivos. Não abordaremos a questão do valor dessas atitudes. Não tentaremos julgá-las com base numa pretensa aritmética da civilização. Sem dúvida, não afirmamos que, nesse âmbito, qualquer posição seja válida e defensável, mas tampouco queremos, em prol da tendência mais recente, o relativismo cultural, minimizar as tarefas que se apresentam ao psiquiatra, como demandava algo utopicamente Henri Damaye.[2]

Já se tornou uma afirmação clássica – como mostraremos ao longo de nossa proposta – afirmar que o Magreb é a terra dos gênios. Tais dados hagiográficos interessam apenas ao

---

1 [Este texto manuscrito, que figura nos arquivos Fanon depositados no Institut Mémoires de l'Édition Contemporaine (IMEC), sob a rubrica FNN 1.1, não foi assinado nem datado. Mas se inscreve claramente no quadro das pesquisas realizadas por Fanon e Azoulay a partir de 1954 sobre a percepção da doença mental no seio de determinada cultura. O manuscrito está rasurado na parte final, e algumas palavras são ilegíveis. Parece ter sido cuidadosamente copiado de um manuscrito anterior contendo notas sobre o contexto, no qual as páginas finais, que trazem o fulcro do texto, foram adicionadas ou profundamente retrabalhadas. A escrita da primeira página parece ser de Jacques Azoulay, e o resto provavelmente foi escrito e/ou copiado por Fanon.]
2 [A biblioteca de Fanon inclui um exemplar de *Psychiatrie et civilisation* (Paris: Félix Alcan, 1934), do neuropsiquiatra francês Henri Damaye (1876–1952).]

especialista das religiões. Para o psiquiatra, a palpitante e generosa realidade dos gênios é tal que, por vezes, ele experimenta o desejo de ordená-la.[3] Não de classificar, mas de encontrar no meio desse acúmulo de fatos uma linha geral a partir da qual tudo se especifica e se esclarece. Alguns dados que apresentaremos poderiam ter sido explicitados com base em outras constelações. Ora, a progressão, nesse caso, não é linear. A tentativa de expor os elementos de uma doutrina articulados ordenadamente teria sido válida se não nos tivesse sido imposta a necessidade de expor o mundo mental do muçulmano argelino em sua exuberante aridez.

Há, de saída, este fato que domina absolutamente tudo: a população magrebina, em sua imensa maioria, está dividida em *douars*.[4] Os indivíduos que ali vivem constituem comunidades humanas cuja organização pouco varia de um extremo ao outro do Magreb. Se acrescentarmos que, de modo geral, o magrebino se mantém ao longo da vida vinculado a seu *douar*, fica evidente que este representa uma unidade geográfica e humana fundamental. A decadência do nomadismo

---

[3] [Fanon definiu como meta conciliar a análise científica de um objeto real, a doença mental, com a apreensão de uma cultura viva, invariavelmente descrita em sua experiência corporal. Essa referência constante ao sentido por trás da classificação estava na base de sua tese de exercício, da mesma forma como permeia suas injunções aos enfermeiros de Blida para que voltem, a cada dia, a instilar vida nas comissões de socioterapia, demasiado propensas a se burocratizarem e a perderem o sentido. É essa a ambição do sujeito que declara, no início do capítulo sobre a experiência vivida pelo negro, em *Pele negra, máscaras brancas*: "Vim ao mundo preocupado em suscitar um sentido nas coisas".]

[4] Vários *douars* podem depender de uma mesma tribo. A tribo tende a engendrar uma comunidade humana mais ampla que a do *douar*, e certas crenças lhe são específicas. Contudo, no plano da vida cotidiana, ela não traz elementos novos. [As pesquisas de Fanon o persuadiram de que a realidade da demografia argelina era essencialmente rural. Essa foi uma das fontes de sua convicção de que lá a revolução somente poderia ser campesina.]

e a progressiva sedentarização do seminomadismo[5] reforçaram a importância do *douar*. É nesse quadro quase imutável e de grande estabilidade de forma e estrutura que se dá, há séculos, a vida do magrebino. Por mais que a maioria de seus habitantes permaneça definitivamente vinculada a ele, é preciso assinalar que existem exceções a essa regra. Além dos raros nômades e seminômades que se sentem impelidos a viver longe do *douar*, há aqueles a quem o serviço militar obrigatório afasta de seu lugar de nascimento.[6] Existe também o caso daqueles que vivem em áreas economicamente desfavorecidas, das quais de tempos em tempos os homens costumam sair para trabalhar nas cidades ou nas regiões de alta densidade agrícola.[7]

Quando se estuda de perto a vida nos *douars*, impressiona o violento contraste entre essa vida e a que ocorre nas cidades do Magreb. Nestas, onde predomina em grande medida uma população de origem europeia, a vida segue o molde ocidental, ou seja, dominada pela tecnologia moderna de formas cambiantes e complexas. Nos *douars*, por sua vez, o estilo de vida é natural e se caracteriza pela simplicidade e fidelidade a uma tradição secular que se manteve quase inalterada até os dias de hoje. É especialmente nos bairros muçulmanos

---

5 Sobre o nomadismo e o seminomadismo na África do Norte, ver André Leroi-Gourhan e Jean Poirier, *Ethnologie de l'Union française*, v. 1, *Afrique* (Paris: PUF, 1953), pp. 121 e ss. [A biblioteca de Fanon contém um exemplar dessa obra.]

6 Cabe destacar o número relativamente grande de indivíduos que são dispensados do serviço militar na Argélia.

7 Ao emigrar para a cidade, o habitante do *douar* vive como um desenraizado; na maioria dos casos, não consegue se adaptar ao novo ambiente e se mantém em condições rudimentares, para finalmente retornar à terra natal quando acredita ter guardado dinheiro suficiente para garantir o sustento dos seus por determinado período. O caso dos *douars* cabilas, entre os quais a emigração para a França se tornou habitual há algumas décadas, é bastante representativo nesse aspecto. Após uma ou mais estadas mais ou menos longas no ultramar, o cabila sempre retorna em definitivo à terra de seus pais.

das cidades que se assiste ao contato das duas culturas, das duas civilizações que evocamos, a ocidental e a magrebina. Em lugar de interpenetração mútua que desemboca numa mistura perfeita e harmoniosa, o que se percebe é mera coexistência – o citadino muçulmano permanece, no mais das vezes, à margem da civilização ocidental, apesar de certas veleidades adotadas com o intuito de superar o modo de vida tradicional. Com efeito, o citadino não é o camponês, pois sua condição não é modelada pelas mesmas determinantes econômicas e sua vida é menos rústica; porém, esses dois muçulmanos se reconhecem espontaneamente como pertencentes à mesma comunidade cultural, partilham as mesmas crenças, são irmãos. Outra constatação pode ser feita: se compararmos as aldeias cuja população é predominantemente de origem europeia aos *douars* muçulmanos que compõem os agrupamentos humanos geograficamente comparáveis, emergirá a mesma diferença que assinalamos. De estrutura bem distinta e muito mais complexa, esses vilarejos têm um aspecto que lembra muito as aldeias da França: não são tipicamente magrebinas.[8]

Essas comparações fazem com que o *douar*, hoje, se assemelhe a um agregado anacrônico, perenizando um passado que pareceria *a priori* impossível de encontrar nas regiões em que prosperam com grande vitalidade os rebentos da civilização dita ocidental. Em última análise, são fortes as razões que justificam o estudo das populações que se mantêm vinculadas aos *douars*.

O *douar* representa um espaço estável e geograficamente limitado; é o lugar em que ocorre, de modo permanente, a vida, em geral pouco dinâmica, de uma coletividade que não

---

8 [Os muçulmanos urbanos são mais próximos dos muçulmanos rurais que dos europeus urbanos e reciprocamente. Esse cisma sugere que uma consideração puramente estrutural ou uma explicação meramente socioeconômica (levemente marxista) não bastariam: é preciso fazer incidir o elemento da cultura, com sua inércia, mas também com sua resistência própria, com seus mecanismos de alienação e de libertação.] •

muda e que só se transforma em sua estrutura profunda a partir dos paroxismos substancialmente escalonados ao longo da história do Magreb. Do ponto de vista humano, é importante descrever a sociedade dos homens à parte da vida das mulheres, pois aqueles levam uma vida, sobretudo, pública, enquanto estas preservam uma existência em grande medida reclusa. O homem vive pouco no domicílio familiar, que ele deixa na maior parte do tempo sob o domínio da mulher. O elemento feminino se mantém vinculado a ele, ocupado com as obscuras e eternas tarefas domésticas que nem sequer a ausência quase completa de mobiliário, a monotonia das preparações culinárias e a rusticidade de um lar acanhado são capazes de perturbar. Desnecessário dizer que uma numerosa prole e proventos bastante modestos, como é de praxe, são fatores que tendem a tornar ainda mais naturais as condições da vida familiar e, consequentemente, da vida da mulher.

Em certas regiões, a mulher também pode se ocupar em casa de trabalhos artesanais (tecelagem ou cerâmica, seguindo uma técnica rudimentar em uso há séculos). Algumas incumbências domésticas podem levá-las a sair de casa, mas, nesses casos, elas saem cobertas por véus,[9] mantendo-se, em certa medida, à margem da vida pública. Todavia, as mulheres participam de uma vida social que lhes é própria. Referimo-nos àquela que se estabelece por ocasião das reuniões de mulheres, muito frequentes, por sinal. As tradicionais visitas de parentes e amigos são seu principal esteio.[10] Cabe acrescentar as visitas coletivas aos cemitérios às sextas-feiras, as peregrinações regulares aos marabutos, consagra-

---

9 Depois da nubilidade, a mulher deve cobrir o rosto, o qual somente pode ser desvelado para os homens de sua família que sejam parentes próximos. Existem, porém, algumas regiões, como a Cabília, onde a mulher, com frequência, não se cobre; cabe salientar, no entanto, que, mesmo nessa eventualidade, ela não pode se encontrar publicamente com um homem, ainda que seja parente.
10 Essas visitas são longas e duram, em geral, o dia todo. Elas são sempre feitas fielmente e com frequência se repetem.

dos ao culto dos santos locais. As grandes festas religiosas, os nascimentos, a circuncisão dos meninos, os casamentos e os velórios são outras das inúmeras solenidades que reúnem as mulheres, longe da presença dos homens.

A mulher vive numa sociedade fechada que se mantém à sombra da dos homens, os únicos a participar de uma sociedade verdadeiramente pública, aberta ao mundo. Com efeito, ao contrário de sua companheira, o homem encontra seus semelhantes livremente e em pleno dia, após a labuta diária, supondo que esta não lhe permita fazê-lo durante a faina do campo, do artesanato, do pequeno comércio ou, em certos casos, até mesmo da fábrica.[11] A praça pública e o café mourisco[12] são, por isso, lugares em que homens encontram homens.[13] Apesar de mais rica e mais elaborada que a das mulheres, a vida social dos homens nem por isso é menos natural e serena. Se acaso se verifica, durante o trabalho, a incidência de algum tipo de hierarquia, subordinando, por exemplo, o camponês sem terras ao meeiro que o emprega,[14]

―

[11] Os homens de certos *douars* são frequentemente empregados nas indústrias ou nas empresas que se desenvolvem nas proximidades de seus locais de origem; do mesmo modo, eles costumam trabalhar na aldeia ou na cidade mais próxima. No mais das vezes, sem "qualificação" profissional que os destaque, esses indivíduos são relegados a desempenhar as tarefas mais simples. Essas circunstâncias têm importância porque criam um espírito novo no *douar*; certamente, será necessário levar isso em conta no futuro.

[12] O café mourisco existe há séculos no Magreb. Ele esteve por muito tempo circunscrito às cidades; há alguns anos, tem-se assistido à sua implantação nos *douars*, onde se converte em importante elemento da vida social, por mais que, por vezes, possa enfrentar a resistência dos mais velhos.

[13] Também seria preciso falar dos mercados, que oferecem ao indivíduo a possibilidade de sair de seu contexto habitual e de encontrar na aldeia ou na cidade aqueles que nasceram sob outros céus.

[14] A hierarquia entre os habitantes do *douar* nunca é bem demarcada no trabalho, pois as condições de vida pouco se diferenciam. O grande proprietário rural e o industrial muçulmanos não participam da vida do *douar*, porque não é lá que residem.

na vida pública do *douar* isso não ocorre. Ali, as relações masculinas se assentam em bases profundamente democráticas e somente se distinguem do todo aqueles a quem a santidade ou o brilho pessoal dão destaque. Estes contribuem para formar a *djemaa*, espécie de conselho de notáveis que anima e dirige a vida do *douar*, regulando os conflitos particulares, defendendo a moral e os bons costumes e impondo a ordem.[15] As grandes festas religiosas do islã também são, para os homens, ocasião para grandes encontros, em que os adeptos de uma mesma fé se congraçam fraternalmente. Reuniões como as suscitadas pelos casamentos, pelas circuncisões etc. oferecem-lhes nova oportunidade de confraternizar. A solidariedade dos crentes sempre se manifesta nessas ocasiões de forma concreta e consiste num formidável amálgama social.[16]

Quando o homem reencontra a mulher em casa, é para ocupar ali o lugar que ela lhe destina e prepara, o de senhor respeitável e respeitado por sua virilidade e por sua autoridade, advinda de Deus.[17] Numa sociedade de tipo patriarcal, o antigo *domine*, no seio da família, é o marido, o pai que detém a primazia. A mulher é a serva que o admira e a mãe que o consulta. A mulher é também a pessoa que é estranha à linhagem e que é introduzida sob seu teto. É a pessoa que representa o mundo e os outros, o desconhecido. Sua situação é ambígua: de um lado, é a submissa e, de outro, é a que limita o poder do homem. A mulher comunga do oculto, mantém

---

15 A *djemaa* continua a ser muito respeitada e ouvida. Hoje em dia, ela já foi suplantada oficialmente pela autoridade administrativa e judicial, mais especificamente pela do caide, cuja incumbência é impor a ordem. Reside aí uma fonte de conflitos por vezes difíceis de resolver quando o costume e a lei se opõem.
16 Essa assistência mútua pública é praticada regularmente; é bastante eficaz – uma verdadeira instituição.
17 A propósito da poligamia autorizada pela lei divina, cabe um parêntese: sua prática se mostra cada vez mais rara no Magreb. A influência da civilização ocidental e fatores econômicos ocasionaram esse fenômeno. A poligamia é um luxo, e o habitante do *douar* não conhece luxo.

relação com um mundo que desvia o homem, conhece muitos segredos; portanto, é preciso domá-la. O homem teme sua serva: a mulher encontra, assim, sua revanche.

A vida religiosa nos *douars* é facilitada pela relativa simplicidade das grandes regras religiosas do islã e das práticas delas decorrentes. A crença num só Deus onipotente e na missão de seu profeta Maomé é absolutamente genérica e sempre formulada com convicção muito forte. A prece é praticada comumente, sobretudo pelos homens, após atingir a idade adulta. O jejum ritual do mês do Ramadã é sempre respeitado pelos adultos e se reveste de expressiva importância, modificando durante um tempo o ritmo de vida do grupo; são observados durante o dia o recolhimento e a abstinência, que contrastam com a animação e o júbilo noturnos. Para a criança que começa a jejuar perto da puberdade, isso marca um dos primeiros contatos com a religião do pai. Quanto à caridade e à assistência mútua, elas são exercidas espontaneamente: a demanda do vizinho, do viajante ou do errante sempre recebe uma resposta favorável. É assim que na vida do muçulmano se exterioriza e se concretiza a adesão ao islã; adeptos de uma mesma religião, os fiéis têm plena consciência de fazer parte de uma comunidade real e viva.[18] O marabutismo fornece também sua contribuição à vida religiosa, imprimindo-lhe um cunho local que traduz toda uma série de práticas e crenças populares compartilhadas pelo grupo como um todo.

A vida que acabamos de evocar parece ser, em seu conjunto, simples, rústica, natural, pouco propensa a acidentes extraordinários. Isso nos permite compreender por que essas populações não têm uma experiência da passagem do tempo tão universal e abstrata quando a do ocidental. Os únicos dados notáveis que lhes permitem perceber e compartilhar

---

18 [Em *L'An v de la révolution algérienne*, o motivo de uma cultura ou de uma comunidade *viva* se mostrará crucial na análise de Fanon sobre o impacto do colonialismo, que tende a reificar a cultura do outro.]

uma noção do tempo válida para todos são os grandes ritmos naturais que perfazem os fenômenos cósmicos. A marcha do Sol e da Lua e a sucessão das estações permitem a cada um obter uma ideia suficientemente objetiva da passagem do tempo. Cabe ainda acrescentar as grandes festas religiosas que se repetem em datas fixas, representando eventos notórios que entoam a vida da comunidade. Temos, assim, uma ideia geral bastante exata de tudo o que constitui o calendário natural das iletradas populações rurais que se mantiveram à margem da cultura ocidental. É evidente que nossa concepção de tempo e nosso calendário, tomados de empréstimo a uma cultura erudita e a uma história que lhes é estranha, são de um simbolismo demasiado abstrato para aqueles criados com base em uma tradição secular de origem popular e de transmissão oral. Também resulta disso uma incerteza significativa na percepção da passagem do tempo, o que nunca deixa de surpreender o observador. O camponês amiúde tem uma noção muito vaga de sua idade, de sua própria história e da história do *douar*. Ele procede por aproximações amplas e invoca marcas temporais comuns ao grupo. A morte de um notável, uma inundação, uma geada, um período de penúria ou uma colheita particularmente abundante: esses elementos são em si valiosos para toda uma sociedade, por menor que ela seja. O que dizer de quem precisa recorrer a fatos que não interessam a ninguém mais além dele mesmo ou dos seus: nascimento, doença etc.?

Contudo, se reposicionamos o homem em seu ambiente, nossa surpresa deixa de ter razão de ser, pois o habitante do *douar* evolui com desenvoltura entre os seus, entre seus semelhantes.[19] Ao longo de toda a sua vida, ele se manteve estritamente adaptado ao contexto que o viu nascer e ao qual seu passado e sua experiência cotidiana incessantemente o

---

19 [Esse argumento é obviamente importante para a crítica do "constitucionalismo" da etnopsiquiatria colonial, que enxerga diferenças ou deficiências raciais nesses traços de cultura que são, por exemplo, as distintas consciências do tempo.]

vinculam, desde sempre. Foi gerado à imagem de seus pais, que possuem o mesmo patrimônio, as mesmas certezas, o mesmo sistema de referências. Entre eles se enovela desde o berço uma linguagem jamais interrompida, que dispensa palavras, que o gesto ou mesmo o silêncio bastam para exprimir, mas que o verbo permite ampliar, bebendo nas fontes de uma tradição viva no coração de todos.

O caso do forasteiro que chega ao *douar* apresenta, a nosso ver, certos traços interessantes que devem ser especificados. Por ser muçulmano, embebido das mesmas crenças, herdeiro de uma mesma fé, o forasteiro é um irmão. Seu aspecto exterior, seu comportamento, sua língua o tornam ainda mais familiar para nós. A hospitalidade que lhe é reservada é sempre muito generosa, a excelência dela é proverbial no Ocidente. No entanto, se o forasteiro é sagrado e respeitável, ele é também o Outro, o que vem de fora, o que viveu sob outros céus. É por isso que a presença do viajante que se entrega sem reservas a seu anfitrião engendra uma sensação de mal-estar: ele representa o desconhecido, o mistério. Mesmo quando confia seus pensamentos e abre seu coração sem peias, não consegue impedir certa inquietação à sua volta. Se diferentes sistemas de sinalização o tornam familiar para nós, ele representa virtualmente um sistema de referências que nos escapa. Ele é aquele cujos poderes podem ser grandiosos, mas dos quais se ignoram os limites e a origem. Deve-se esperar dele alguma influência maléfica ou uma benévola *baraka*?[20] Trata-se, em suma, daquele a quem é preciso domesticar, pois se ignora o poder de sua verve e de seu olhar e porque ele possivelmente mantém algum vínculo secreto com essas Outras Gentes.[21]

---

20 *Baraka* ou *barakah* (بركة) é um termo árabe comumente traduzido como "bênção". No misticismo islâmico, representa um fluxo de continuidade espiritual originado na presença e na revelação divina e transmitido por intermédio de pessoas, coisas ou lugares dotados de santidade, próximos à divindade ou por ela escolhidos. [N. T.]
21 [Há uma indicação de nota nesse ponto do manuscrito, mas a nota não foi redigida por Fanon.]

Em suma, a vida dos *douars* é tranquila e a existência de cada um se inscreve num universo marcado por uma profunda serenidade; poderíamos dizer que é uma vida desprovida de história, na qual o fortuito parece não ter lugar. Regulada por uma tradição antiga, autenticada por uma religião comum, traduz uma adesão íntima e profunda dos membros da coletividade a um estilo de vida bem definido, sem sobressaltos. A crença inalterável e unânime em um Deus perfeito e onipotente e a relativa simplicidade das próprias formas da vida religiosa facilitam o florescimento de uma existência próxima à natureza, com seus ritmos regulares, tornando impossível qualquer histeria individual. Com a confiança absoluta do homem em Deus e em sua Criação, o indivíduo, flexível como o junco, se prostra e se anula perante a vontade de Alá. Com a confiança do homem em seus semelhantes, que com ele partilham uma visão comum do mundo, onde cada coisa ocupa o lugar que lhe é destinado numa ordem definitivamente estabelecida e que não deve ser perturbada, pois é a ordem divina. O esforço coletivo se dedica a fazer essa ordem perdurar por uma elaboração em que, a cada instante, cada um está ligado a seus irmãos. Nada pode suceder que já não seja aguardado de antemão; quanto ao resto, ao imprevisto, isso também está na ordem de Deus, cujos desígnios são insondáveis aos homens.

Muito se falou da negligência e da indiferença do magrebino, da despreocupação com o amanhã que o caracterizaria; em suma, fala-se sempre de seu fatalismo. Parece-nos que essa opinião considera apenas o aspecto negativo, secundário, de um estilo de vida que, na verdade, deriva de uma certeza e de uma segurança fundamentais: o homem se encontra, integralmente, num mundo estável, que é, no fundo, herdeiro de um passado e de um presente cuja continuidade é reconhecida e valorizada por uma adesão plena do indivíduo. Sei que o amanhã será composto do ontem e do hoje, na medida em que Deus me permite entrever seus desígnios; de todo modo, seja o que for que aconteça, o amanhã não poderia significar outra coisa senão a onipotência de Deus. O que me escapa do meu futuro nem por isso me é menos destinado por Deus em toda a sua justiça. O fortuito, ao me surpreender, prova minha fraqueza e minha impotência no seio do universo, fazendo-me vislumbrar melhor a generosidade de Alá, fonte de toda a certeza. A natureza, com seus ritmos reconfortantes, representa para mim um mundo confiável, desejado por Deus – cada mudança traz o peso que o tempo acrescenta com as sucessivas gerações que ele engendra e com as quais me familiariza, em decorrência de nossa fé comum.

Da forma como a descrevemos, a vida do *douar* parece desprovida de história, assim como a vida de seus habitantes. O advento da história começa com a adversidade. Mas há diversas formas de adversidade. Há aquela que afeta a coletividade como um todo ou em sua quase totalidade; aquela ligada às crises econômicas, aos cataclismos meteorológicos, às catástrofes naturais. A vida do *douar*, sua segurança, sua quietude se veem, então, em perigo. O indivíduo nunca está isolado. Decida ele lutar ou sucumbir sem resistência às dificuldades decorrentes, sente a seu lado seus irmãos afetados pelo mesmo drama. O infortúnio de cada um se funde com o de todos; o indivíduo se sente menos solitário, estando sua sorte ligada à do grupo todo. É assim que ele é levado a pensar e a agir em função da atitude e das decisões do *douar*, que, decerto, pode invocar os recursos que Deus oferece aos homens. A história de cada um, nesse caso, é também a da comunidade.

Mas a história que é propriamente pessoal se insere na existência e começa no momento em que a doença subtrai um indivíduo dos outros e o isola, impossibilitando-o de conviver em seu círculo. Ele cava para si mesmo uma vala profunda, que separa o homem do mundo, deixando-o impotente e sozinho com um mal que é rigorosamente seu. É assim, pois, que o homem a quem nenhuma iniciação fortificou se volta espontaneamente aos seres privilegiados que podem auxiliá-lo e curá-lo, à medida que Deus torna eficaz esse socorro. A ação mais ou menos direta de Deus é, de fato, essencial: se ele se encontra enfermo, é porque Deus o permitiu; se a cura continua a ser possível, é porque Ele a permite. Que Deus me ponha à prova por meio do mal, que me favoreça, reservando-me, assim, com maior certeza e rapidez as recompensas do além, ou então que me [puna] por atos que o ofenderam, tudo isso me escapa, os caminhos de Deus me são misteriosos; não existe medida comum entre sua perfeição e seu poder e o humilde fiel que sou. Deus sonda meu coração e me julga, e eu só posso adorá-lo. Contudo, Ele não me impede de recorrer àqueles a quem concede algum domínio sobre o mal, algum poder de cura. Também buscarei esses privilegiados que me podem auxiliar; e isso com esperança tanto maior por saber que o homem é capaz de me restaurar a saúde, na medida em que Alá lhe permite tal ação. Assim, se o homem contribuiu para me infligir um mal, ele também poderá ajudar a suprimi-lo.[22]

Na sociedade que me cerca, há diversas categorias de indivíduos capazes de me socorrer. Há, de saída, as mulheres, que geralmente comungam dos segredos do mundo dos gênios e conhecem o poder da palavra e da inveja – as mulheres talvez possam aliviar o peso do mal que me aflige. Elas trocam receitas misteriosas que, muitas vezes, funcionam. Mais poderosos que as mulheres e mais sábios que elas são os *iqqachs*: versados no conhecimento das palavras do Livro, eles sabem invocá-las para atuar contra todas as formas do mal, para proteger e curar. Sua ciência é transmitida em segredo, mas nem por isso ela é menos oficial ou pública em suas aplicações, está inteiramente sujeita ao poder de Deus, pois seus letrados nada podem sem a intervenção divina. Acima dos *iqqachs* há, enfim, os santos, [amigos] de Deus, que ficam ou estão destinados a permanecer junto a Deus, a fonte de toda *baraka*.

O poder dos santos é grande, e inesgotável é sua bênção. Para prevenir ou curar o mal que me podem causar os gênios, [a inveja] ou as palavras pérfidas, basta pedir ao marabuto

---

22 [Como na fenomenologia de *Pele negra, máscaras brancas*, trata-se aqui de reconstruir um processo de pensamento em primeira pessoa, com base na interação com um evento externo, em uma consciência cuja história e cujas estruturas e expectativas já foram analisadas previamente.]

que acione sua santa *baraka*. O homem ainda tem como recorrer aos feiticeiros, por mais que seja incomum relacionar-se com esses indivíduos, que hoje em dia são tão poucos e vivem isolados do grupo. Sua ação não remete a Deus, por mais que ele seja, na verdade, o único senhor que os governa e lhes outorga qualquer poder, fazendo-os participar, assim, da realização de seus desígnios. O feiticeiro, herdeiro de uma ciência secreta transmitida por meio de uma iniciação puramente individual, está apartado da massa dos fiéis. É inconfessável recorrer a ele e perigoso, em razão de suas relações com as forças do Mal. A enfermidade que ele cura pode ter surgido por sua iniciativa – e, futuramente, pode ser que ele ajude a fazê-la ressurgir.

Essa é, em toda a sua simplicidade, a vida natural dos *douars*. Cremos que uma descrição nesses termos seja fundamental: ela evidencia um atraso técnico e cultural que, como já dissemos, é característico das populações da Argélia como um todo e que não nos pareceu em nenhum outro lugar mais evidente do que nos *douars*, onde justamente é possível medir toda a sua amplitude. Esse atraso se torna ainda mais palpável pela existência, em solo argelino, de uma fração da população que vive à maneira ocidental e possui amplo contato com as tecnologias modernas. Tal coexistência e tal contraste não deixam de despertar o interesse do sociólogo preocupado em estabelecer o determinismo exato de fenômenos tão surpreendentes e em detectar, sob a aparente estabilidade da vida do *douar*, os indícios de uma eventual transformação em via de acontecer paulatinamente ou sob a forma de uma súbita mutação.

Mas não é esse nosso objetivo. Limitamo-nos a assinalar que nossa descrição, na medida em que seja válida, nem por isso deixa de estar vinculada a um período específico da história da Argélia. As tecnologias modernas, mesmo que não sejam habituais para populações ainda voltadas à exploração e à explicação da natureza de modo relativamente rudimentar e primitivo, obsoleto a nossos olhos de ocidentais, nem por isso deixarão de ser a fonte provável de novos problemas. Estabilidade, passado e tradição não serão capazes de explicar tudo no futuro. Amanhã, será necessária uma nova explicação, que deverá se orientar, sobretudo, pela investigação de tudo o que, nesta vida já menos natural, há de sinalizar a ruptura com o passado. Sem nos perguntar por que até hoje continuam a ser tão importantes, digamos simplesmente que todos os elementos que destacamos explicam a amplitude e a vivacidade ainda atuais de crenças profundamente ancestrais e tradicionais.

Desses dados se depreende uma noção importante: certas condutas, certas reações podem nos parecer "primitivas", mas isso não passa de um juízo de valor, discutível e apoiado em caracteres mal definidos, que nos impede de progredir no conhecimento do homem muçulmano argelino. Na realidade, é preciso dizer que essas crenças, condutas ou reações *não nos devem surpreender*, pois não são sinal de algo anormal, fortuito ou paradoxal, como seria o caso se as encontrássemos em meio a populações do continente europeu, por exemplo. Se um parisiense nos disser: "São os gênios que causam a loucura", tal afirmação não terá o mesmo valor se a colhermos dos lábios de um muçulmano magrebino, visto que na Argélia essa crença é normal e adaptada, e nós a encontramos tanto no homem enfermo quanto no homem são. Não ocorre o mesmo em Paris, onde nada a justifica, onde ela se encontra em desacordo com as ideias correntes. *Na Argélia, é normal acreditar em gênios.*

Dissemos que, na Argélia, as condições materiais das populações nos pareciam a ponto de se modificar. No que se refere às crenças populares, isso é menos evidente: elas continuam profundamente arraigadas na consciência individual e coletiva, possivelmente atrasadas em relação às condições vitais, econômicas e técnicas.

INTRODUÇÃO AOS TRANSTORNOS DA SEXUALIDADE DO NORTE-AFRICANO

JACQUES AZOULAY, FRANÇOIS SANCHEZ
E FRANTZ FANON, 1955[1]

Ao longo de nossa prática psiquiátrica na Argélia, chamou nossa a atenção a frequência dos transtornos relacionados ou associados à sexualidade. As modalidades fundamentais desses transtornos são delimitadas pelos diferentes tipos de impotência no homem e de vaginismo na mulher. A importância desse tema nos delírios nos levou a investigar em que medida ele tinha origem na consciência normal. Era preciso, portanto, interrogar a consciência normal, os núcleos da crença...

Uma breve pesquisa nos permitiu constatar que a impotência sexual era um problema tanto mais preocupante em vista do fato de a sociedade muçulmana estar fundada na autoridade do homem. Qualquer déficit da potência viril é sentido como profunda alteração da personalidade, como se o homem, ora impotente, tivesse sido atingido em seu atributo essencial. E a impotência aparecia proporcionalmente com mais frequência entre muçulmanos que entre europeus. Diversos médicos muçulmanos confirmaram que dois ou três casos de impotência eram constatados no decorrer de uma única consulta. Em geral, porém, o médico é o último a ser consultado nesses casos. Primeiro, recorre-se ao mara-

---

[1] IMEC Fundo Fanon, datiloscrito FNN 1.4. [Texto inédito não datado, provavelmente escrito no final de 1954 ou em 1955, pois parece seguir a tese de Jacques Azoulay. O datiloscrito disponível no IMEC se intitulava originalmente "Introdução aos transtornos da sexualidade dos norte-africanos" (o plural desse último termo foi riscado). Nele aparece *djouns*, em lugar de *djnoun*, como o plural de *djinn* (gênio).]

buto e ao *taleb*,[2] porque, como veremos, esses distúrbios quase nunca têm sua origem atribuída a uma causa orgânica. Guardam, no mais das vezes, relação com práticas mágicas e, como tais, devem ser tratados.[3]

Nessa perspectiva, compreende-se igualmente a existência de fenômenos conexos relacionados à sexualidade feminina e que seremos levados a estudar. Uma tentativa de compreensão psicopatológica dos distúrbios da sexualidade pode ser esboçada.

Em linhas gerais, podem-se distinguir clinicamente três grandes grupos de impotência: as impotências por déficit hormonal; as impotências de origem nervosa, ligadas a alterações orgânicas da medula lombossacral; e as impotências nervosas centrais ou psíquicas.

Tais distinções se encontram em parte nas crenças dos muçulmanos. Tivemos ocasião de interrogar um *taleb*, S. A., residente em Castiglione, nas proximidades de Argel, que gozava de prestígio na região e era praticamente especializado no tratamento da impotência. Para dizer a verdade, suas explicações nos pareceram um pouco confusas, mas ele se inspirava num livro que conseguimos encontrar, no qual a impotência é minuciosamente investigada do ponto de vista clínico, etiológico e, sobretudo, terapêutico. Trata-se do *Livro da clemência na medicina e na sabedoria*, de Al-Soyouti, escritor árabe da Idade Média, conhecido como comentarista do Corão.[4] Para Soyouti,

---

2 *Taleb*: aquele que escreve. Espécie de curandeiro cujo atributo essencial é saber ler e escrever as velhas fórmulas corânicas, tanto mais eficazes porque a população é, em sua maioria, analfabeta.
3 Ver Desparmet, *Le Mal magique* (Argel: Jules Carbonel, 1932) [Joseph Desparmet, *Le Mal magique: Ethnographie traditionnelle de la Mettidja*. Publicação da faculdade de letras de Argel, antigo boletim de correspondência africana, 1ª série, v. 63].
4 *Livre de la clémence sur la médecine et la sagesse de Jalal Eddin El-Soyouti* [Jalal al-Din al-Suyuti], editado em Tanta (Cairo) por Mustapha Tadj El-Koutoubi.

a impotência pode decorrer de três causas: malformação das partes sexuais, sopros de demônios e magia.

a) O primeiro grupo compreende todas as impotências devidas a uma má-formação evidente dos órgãos genitais: insuficiência de desenvolvimento, atrofia testicular etc. Esse distúrbio, em geral, é acompanhado de redução ou ausência do desejo sexual. A impotência é então atribuída a uma enfermidade e estaria, em princípio, fora do alcance dos meios terapêuticos do *taleb*. Nesse caso, ao que parece, o paciente se mostra mais disposto ou até mesmo sistematicamente movido a buscar auxílio médico. Quando muito, pode-se tentar, segundo Soyouti, administrar ao doente um pênis de asno selvagem, extraído do animal antes de sua morte e misturado a determinadas especiarias que ele sabiamente detalha.

b) A impotência decorrente dos *djouns*[5] tem caráter distinto: "O homem que se tornou impotente pelos sopros dos

---

5 Os *djouns* ou demônios desempenham papel importante na patologia mental norte-africana. Sua influência na psiquiatria foi bem estudada na tese de Suzanne Taïeb, inspirada pelo prof. Porot. Um de nós acredita, aliás, ter detectado em sua tese relações entre a crença nos gênios e diferentes níveis de desestruturação da consciência.

[Em sua tese, Jacques Azoulay se refere nos mesmos termos à tese de Suzanne Taïeb: "Abordamos aqui um aspecto extremamente interessante da psiquiatria norte-africana. A enfermidade mental é exterior ao sujeito. Ela é enviada e pode ser retirada por Deus. Para alguns, ela se deve a *djouns* ou espíritos que se podem tentar capturar ao longo de sessões de exorcismo conduzidas por um marabuto (ver Suzanne Taïeb, *Les Idées d'influence dans la pathologie mentale nord-africaine: Le rôle des superstitions*)".

Tese de exercício em medicina, apresentada e defendida publicamente em 24 de junho de 1939 pela srta. Suzanne Taïeb, residente do Hospital Psiquiátrico de Blida, nascida em 17 de agosto de 1907, Universidade de Argel. O orientador da tese e presidente da banca era Antoine Porot. Suzanne Taïeb escreveu na conclusão: "As ideias de influência são muito frequentes na patologia mental dos nativos norte-africanos. Elas são a expressão de crenças e superstições bastante difundidas e profundamente ancoradas entre eles. O que de fato caracteriza esses nativos do ponto de vida psicológico é um 'primitivismo' muito especial, no qual entra, em grande medida, um

demônios pode ser reconhecido pelo fato de ejacular antes de ter tido relações com uma mulher", diz Soyouti. Trata-se, como se vê, do fenômeno da ejaculação precoce.

Essa impotência é interpretada como uma punição de *djouns* aos quais o homem pode ter irritado num passado mais ou menos distante, e é sabido que tais demônios são particularmente suscetíveis, de onde decorre a necessidade permanente de ritos propiciatórios para prevenir sua ira: "Recomenda-se levar a mão à boca e proferir o *bismillah* antes de cuspir, por temor aos espíritos do solo, para que, se um deles se encontrar nesse local, seja advertido para se esquivar.[6] [...] A micção tem seus ritos de advertência, de orientação, de postura etc., aos quais os camponeses se mantêm fiéis. Cuida-se para que as crianças não urinem, especialmente à noite, na rua, no pátio interno, no jardim, sobre o lixo e em muitos lugares considerados assombrados. Aqueles que faltam com respeito aos gênios, que, segundo a expressão árabe, 'quebrantam seu prestígio', são quase invariavelmente punidos por aflições patológicas, como afecções cutâneas, a privação de um sentido, doenças nervosas e a loucura".[7] E citaremos

---

fundo de misticismo e de credulidade religiosa, no sentido definido por Lévy-Bruhl e Blondel em seus estudos sobre a 'mentalidade primitiva'. As explicações racionais e científicas não existem para eles; existem apenas valores afetivos, ações sobrenaturais e místicas que não se discutem, não se controlam, às quais se está sujeito e contra as quais é preciso encontrar meios de proteção, quando forem maléficas. [...] Todas essas crenças voltam a ser encontradas nas diversas manifestações da patologia mental nativa. Todas essas sensações anormais que se experimentam (transtornos cenestésicos, alucinações), todas as desordens do seu comportamento são atribuídas a essas influências mágicas" (pp. 147 e ss.).

A respeito de Suzanne Taïeb, ver Laura Faranda, *La signora di Blida: Suzanne Taïebe e il presagio dell'etnopsichiatria* (Roma: Armando, 2012).]
6 *Bismillah* é a fórmula de invocação e de dedicação ao nome e aos atributos de Deus, necessariamente pronunciada em árabe, a língua litúrgica do islã, e comumente traduzida para o português como "Em nome de Deus, o Clemente, o Misericordioso". [N. T.]
7 J. Desparmet, *Le Mal magique*, op. cit., p. 194.

o caso de um de nossos pacientes, que atribuía sua impotência ao fato de que, por descuido, teria pisado no sangue de um carneiro recém-degolado por ocasião da festa do *mulude*.[8]

O homem que se torna impotente por ter ofendido os *djouns* deve recorrer ao *taleb*, que tentará aplacá-los de diversas maneiras: por meio de invocações, da criação de amuletos, que devem ser levados ininterruptamente junto ao corpo e nos quais são inscritas, num sachê de couro, diferentes fórmulas mágicas, ou da ingestão de determinados produtos. E o marabuto que consultamos afirmou que os resultados são, no mais das vezes, favoráveis.

c) Os casos de impotência atribuídos a uma prática mágica, a um feitiço, parecem ser os mais frequentes e os mais complexos. Neles, a impotência é marcada pela impossibilidade de ereção ou pela perda de ereção no momento da penetração. Diz-se, então, que o homem foi enfeitiçado ou amarrado (*marbout*).

O feitiço geralmente é praticado pela esposa que quer tornar o marido impotente, a menos que, não se considerando hábil o bastante, recorra a outra mulher afamada por seu conhecimento dessas práticas mágicas. Portanto, a impotência é, no mais das vezes, seletiva. Desse modo, uma mulher traída pode amarrar o marido, que se torna impotente para qualquer outra mulher exceto ela. Tal feitiço é mais ou menos lícito e é praticamente aceito pela moral coletiva. Faz parte daquilo que se pode chamar de magia branca.

Mas a amarração pode ser total: o homem se torna então totalmente impotente. É o caso, por exemplo, de uma mulher enciumada ou abandonada que quer se vingar do marido.

---

8 O sangue e o leite derramados não devem ser conspurcados: são destinados aos espíritos do solo. Alguns comentaristas fantasiosos do Corão acreditam ser necessário interpretar, nessa perspectiva, a interdição de consumir o sangue (sura Al-Maida [A Mesa Servida], versículo 3). (*Mulude* é a celebração do nascimento do profeta Maomé, observada por muitas comunidades muçulmanas, mas considerada herética por alguns teólogos islâmicos e atribuída a uma emulação das celebrações natalícias cristãs. [N. T.])

Trata-se, nesse caso, de uma ação maligna, realizada sob a influência do *Chitan* [Satã], plenamente condenada pela sociedade, parte integrante da magia negra, pois se, de um lado, existem a proteção de uma unidade, a promoção de um valor, de outro, não passa de destruição, aniquilação do homem.

Os procedimentos empregados são inúmeros. Relataremos apenas alguns entre os mais típicos. A mulher que quer amarrar o marido mede, com a ajuda de um fio de lã, o comprimento de seu pênis ereto. Ela faz um nó em cada extremidade e esconde o fio. O homem se torna impotente.

Ou então ela pode pôr sob os pés do marido um espelho redondo novo, por cima do qual ele passa sem nem perceber. Em outros casos, é uma faca que a mulher coloca desembainhada sob os pés do marido e que ela volta a embainhar em seguida. Alguns procedimentos são ainda mais pitorescos: em algum lugar perto de Argel, a mulher que quer amarrar o marido é aconselhada a recolher algumas gotas de seu esperma e misturá-las a uma terra esbranquiçada encontrada num local determinado, para então moldar com a massa uma pequena estatueta de forma humana, que a seguir deve ser disposta num esconderijo conhecido apenas da mulher, em geral numa tumba abandonada de algum cemitério. Podem-se também escrever certas fórmulas mágicas num chifre de bode que é, então, jogado num cemitério: o homem se torna paulatinamente impotente.

Essa enumeração não é exaustiva – os métodos variam de acordo com os lugares e com os costumes específicos, mas eles possuem certos traços comuns. De saída, o poder crucial da palavra: no feitiço, há sempre uma invocação, um encantamento que acompanha e autentica o gesto. Por isso, é necessário conhecer a linhagem do homem que se amarra, especialmente o nome de sua mãe. No rito mágico, o gesto de amarração é acompanhado de prescrições, consignações, verdadeiras intimações verbais.

Cabe notar também a importância, nessas práticas de amarração, dos nós e dos laços que são encontrados, aliás, em todos os fenômenos de ordem mágico-religiosa:

É significativo que sejam utilizados nós e cordéis no rito nupcial, para proteger os jovens noivos, uma vez que são justamente os nós, como se sabe, que podem impedir a consumação do matrimônio. Mas essa ambivalência é daquelas que são observadas em todas as utilizações mágico-religiosas dos nós e laços. [...] Em suma, o que é essencial em todos esses ritos mágicos e mágico-medicinais é a orientação que é imposta à força que reside no laço, em todo e qualquer ato de enlaçar.[9]

O homem que se torna impotente desse modo pode se curar se a mulher renunciar ao feitiço, destruindo o nó ou a estatueta-substituta. Mas a mulher nem sempre é tão misericordiosa, de onde se torna ainda mais indispensável a intervenção do *taleb*, que recorre, como no caso anterior, a fórmulas mágicas, a amuletos e a diversas poções que devem ser administradas ao paciente. Mas as fórmulas e os produtos são diferentes, conforme a impotência se deva a um feitiço ou à ação de *djouns*. Para sermos mais exatos, eles são adaptados a cada caso específico, e existem sistemas bem complicados, verdadeiras chaves que permitem decifrar a natureza da impotência a ser tratada. Nesses sistemas, intervêm o nome do paciente, cada letra representando convencionalmente determinado número, o nome da mãe, o dia do tratamento, a duração da enfermidade etc.

A partir daí há uma classificação bastante complexa, que, apesar de bem detalhada na obra de El-Soyouti, permanece confusa, o que, sem dúvida, permite a cada *taleb* acrescentar sua nota pessoal. Eis algumas fórmulas que consideramos interessantes ressaltar no trabalho de El-Soyouti: o homem que se torna impotente por práticas mágicas é curado pela ingestão de diversas especiarias indianas (gengibre, pimen-

---

9   Mircea Eliade, "Le Dieu lieur", em *Images et symboles*. Paris: Gallimard, 1952, p. 147 ["Le 'Dieu lieur' et le symbolisme des noeuds", capítulo 3 de *Images et symboles: Essais sur le symbolisme magico-religieux*; ensaio publicado anteriormente na *Revue de l'Histoire des Religions*, v. 134, n. 1-3, 1947, pp. 5-36].

ta-do-reino, cravo-da-índia) se sua impotência já perdura há cerca de um ano. Caso seja mais antiga, é preciso fazer com que o paciente coma um pênis de raposa ou de asno selvagem, temperado com as especiarias citadas, ao longo de um período de sete dias. A impotência também pode ser curada com a inscrição de certas fórmulas e símbolos num machado,[10] que é então aquecido e em seguida resfriado na água, que deve ser colocada sob o paciente.[11]

Podem-se inscrever também determinados versículos do Corão num pires em que sejam mencionados os nomes da mulher e do marido, acrescentando: "Ó, meu Deus, eu vos suplico que una este a esta". Ou então se escreve sob o umbigo do paciente a seguinte fórmula corânica: "Os que se afastaram de Deus e do Profeta serão aniquilados como seus predecessores".

Eis ainda outra forma de curar a impotência: uma série de fórmulas cabalísticas é escrita num copo com azeite, com o qual o homem e a mulher besuntam suas partes sexuais. Ou então se desenha num ovo duro uma grade cabalística de nove quadrados, nos quais são inscritos determinados algarismos e letras e, na margem dessa grade, de cada um dos lados, escrevem-se os seguintes adjetivos: violento, forte, duro, potente. O impotente come o ovo, cuja casca, acondicionada num saquinho de tule utilizado para seu cozimento, é pendurada ao pescoço da mulher.

Em última instância, vemos que o *taleb* combate o feitiço mágico com o emprego de uma espécie de antimagia: de um lado, ele tenta substituir o sexo pelo pênis de um animal que serve de produto substituto; de outro, responde às fórmulas mágicas do feitiço com fórmulas encantatórias em meio às quais com frequência se encontram palavras como "chave", "abrir", "estaca", "cajado de Moisés" etc. O marabuto de Castiglione contou-nos o caso de um homem de Tiaret amarrado

---

10 O machado rompe o laço.
11 O paciente inspira o vapor dali desprendido.

havia mais de dez anos e que conseguiu se desatar em sete dias por meio dessas práticas.

Acabamos de ver que a impotência no homem é, no mais das vezes, atribuída a um feitiço, a uma amarração. Mas a amarração também pode ser dirigida a mulheres.

a) Frequentemente as jovens são amarradas por seus pais. Trata-se, nesse caso, de proteger sua virgindade. Sabe-se que a virgindade, em seu sentido propriamente anatômico, deve ser preservada de modo pleno na jovem antes do casamento. Dar como virgem uma menina que não o seja constitui injúria grave e fraude[12] da parte dos pais em relação ao marido. No dia do casamento, os pais da noiva aguardam com impaciência o momento em que o marido sairá do quarto nupcial para apresentar a toda a família o lençol manchado de sangue, prova peremptória da castidade de sua jovem esposa. Se a virgindade não puder ser provada dessa forma, o marido tem o direito de devolvê-la aos pais; por sua vez, ela fica condenada à vergonha e ao celibato, pois o matrimônio é, para a mulher, a única consagração humana e social.

Em princípio, antes do casamento a jovem não sai de casa, a menos que esteja acompanhada pela mãe ou por uma parente mais velha. Por vezes, contudo, sobretudo no campo, essa regra não pode ser observada, pois é preciso pastorear as cabras ou as ovelhas, colher cereais nos campos ou sair em busca de água na fonte. É por isso que os pais cuidam de amarrar a filha para evitar qualquer "acidente". Trata-se de uma proteção da família inteira, e a amarração não tem caráter oculto: ela se faz com o conhecimento da amarrada, que desempenha um papel no ritual.

Também, nesse caso, as técnicas são inúmeras e variam segundo as tradições familiares e locais. Uma delas, que nos pareceu particularmente habitual, foi relatada por uma enfermeira muçulmana de nossa ala, que foi amarrada pelos pais

---

[12] Com efeito, o dote de uma virgem é muito superior àquele exigido por uma mulher deflorada.

antes do casamento: põe-se a jovem sobre uma mala nova com fechadura a chave.[13] A mãe tranca a mala enquanto profere uma fórmula consagrada: a jovem está amarrada. No momento do casamento, esses gestos serão repetidos na ordem inversa: a jovem é posta sobre a mala, a mãe a abre e a amarração é, assim, cancelada.

Nesses ritos, também se empregam amiúde laços, nós, cadeados, cujo valor simbólico é evidente, mas em todos os casos o resultado é o mesmo: a jovem fica protegida contra qualquer ataque à sua virgindade, consentido ou não. O mecanismo dessa proteção nem sempre é muito claro: parece que ele opera de forma ampla, tornando impotente o eventual deflorador. E essa proteção é tão absoluta que, por vezes, acarreta consequências imprevistas.

Soubemos do caso de uma mulher que havia sido amarrada em sua juventude e cuja mãe morrera antes de poder desamarrá-la. Essa mulher, apesar de casada diversas vezes, era sempre devolvida pelo marido, pois nenhum deles conseguia manter relações com ela. Cabe relatar também a anedota segundo a qual o tio de uma jovem, queixando-se à mãe por ver sua filha buscar um pouco além da conta a proximidade dos rapazes e temendo por sua ilibada reputação, ouviu como resposta que não haveria nada a temer, pois a menina havia sido amarrada.

b) As jovens não são as únicas, aliás, a serem amarradas. Assim, os pais de uma mulher rejeitada podem amarrá-la para se certificar de que ela respeitará seu celibato transitório. Diz-se que, às vezes, os pais aguardam alguns dias após o novo casamento para desamarrar a filha, a fim de demonstrar ao marido que ela se manteve séria depois do divórcio.

c) Outras vezes é o marido que é levado a amarrar a esposa, sobretudo quando tem razões para duvidar de sua fidelidade. Nesses casos, a amarração pode se manifestar de duas formas: de modo geral, tornando impotente qualquer outro

---

13 É preferível, de acordo com alguns, comprar essa mala numa loja voltada para Meca.

homem que pretenda manter relações com a mulher, salvaguardado o marido. Encontramos aqui a noção de amarração seletiva, que já havíamos destacado na amarração-impotência. Mas ocorrem também casos em que o feitiço desencadeia na esposa a supressão de qualquer desejo e até mesmo da vontade de viver, levando a uma verdadeira morte afetiva, muito adequada, na verdade, para eliminar qualquer risco de infidelidade conjugal.

d) Por fim, a mulher pode ser amarrada por outra mulher, por uma estranha: é o que com frequência se observa no caso de uma mulher traída ou preterida em favor de outra e que amarra a rival para impedi-la de ficar com seu marido. Mas se, nos casos anteriores, a amarração da jovem ou da mulher se mantinha como prática normal, lícita, admissível pela moral coletiva, neste ela se reveste do caráter de vingança, de maldade e, como tal, é condenada pela sociedade. É a mesma distinção entre magia negra e magia branca que mencionamos na amarração do homem.

ASPECTOS ATUAIS DA ASSISTÊNCIA MENTAL NA ARGÉLIA

JEAN DEQUEKER, FRANTZ FANON, RAYMOND LACATON, M. MICUCCI E F. RAMÉE (HOSPITAL PSIQUIÁTRICO DE BLIDA-JOINVILLE), JANEIRO DE 1955[1]

A iniciativa de *L'Information* [*Psychiatrique*] de dedicar um número às instituições [psiquiátricas] dos departamentos franceses de ultramar nos pareceu particularmente feliz neste momento em que a Argélia padece de uma insuficiência de milhares de leitos para acomodar pacientes mentais que exigem tratamento urgente e para responder às demandas de repatriamento dos muçulmanos hospitalizados na França, sobretudo agora que o terremoto de Orléansville[2] acaba de privá-la de duzentos leitos indispensáveis.

---

1 *L'Information Psychiatrique*, v. 31, 4ª série, n. 1, pp. 11-18, jan. 1955.
2 [De acordo com fontes da época, o terremoto, ocorrido em 9 de setembro de 1954, deixou 1,5 mil mortos, 1,2 mil feridos e 60 mil desabrigados. Jacques Ladsous, então diretor do abrigo infantil Ceméa (estabelecimento da Cruz Vermelha) em Chréa, situada a 1,8 mil metros de altitude acima de Blida, descreveu assim o envolvimento de Fanon: "O terremoto daquilo que se chamava Orléansville multiplicou por três o número dos meus internos (120 × 3). Mitigar o sofrimento e não permitir que sofressem os que nos foram confiados eram obviamente nossas principais preocupações. Enquanto Frantz Fanon ajudava nossa equipe a compreender os traumas sofridos pelas crianças, nós o ajudávamos a transformar o abrigo, apoiando seus esforços para a construção e a implantação do campo de futebol" (Jacques Ladsous, "Fanon: Du soin à l'affranchissement". *Vie Sociale et Traitements*, n. 89, pp. 25-29, 2006). Ladsous confirmou o empenho constante de Fanon na formação de enfermeiros e educadores do abrigo infantil de Chréa para o tratamento dos traumas, assim como os contatos constantes que mantiveram durante todo o período em Blida (conversa de 10 de janeiro de 2015).]

O problema da assistência psiquiátrica nas colônias já havia sido apresentado em toda a sua amplitude no relatório de Reboul e Régis ao 22º Congresso de Médicos Alienistas e Neurologistas realizado em 1912. Os participantes do congresso haviam adotado uma moção especificando as condições para a realização de uma assistência minimamente válida. Na Argélia, entretanto, foi preciso esperar até 1932 para que, por iniciativa do médico geral Lasnet e do prof. A. Porot, algo de concreto se realizasse no campo da assistência psiquiátrica. Um decreto de 14 de março de 1933 regula o recrutamento dos médicos dos serviços de psiquiatria argelinos, apelando aos profissionais do quadro metropolitano. Duas instruções de 10 de agosto de 1934 regulam o funcionamento dos serviços psiquiátricos da Argélia: serviços de primeira linha de Argel, Oran e Constantine e o Hospital Psiquiátrico de Blida.

Para os serviços de primeira linha, adotou-se a fórmula do serviço aberto e de observação, ao passo que o Hospital Psiquiátrico de Blida deveria funcionar sob as condições previstas na lei de 30 de junho de 1838. Adentramos, assim, a fase das realizações e, em julho de 1935, o dispositivo previsto foi implantado, com a inauguração do serviço aberto de Constantine.

Em 1938, em seu relato ao Congresso de Médicos Alienistas e Neurologistas [da França e dos Países de Língua Francesa], em Argel, Aubin apresentou um balanço dos recursos disponíveis na Argélia. Para os serviços de primeira linha: Argel, 43 leitos; Oran, 55 leitos; e Constantine, 62 leitos. Àquela altura, o Hospital de Blida tinha um contingente de mil pacientes (o que já ultrapassava a capacidade regular prevista).

Desde aquela época, o prof. Porot, conselheiro técnico de psiquiatria, insistiu na necessidade de aumentar o número de leitos: ele estimava que a demanda era de 5 mil leitos e preconizava a construção de hospitais psiquiátricos nos departamentos de Oran e de Constantine. Infelizmente, não lhe deram ouvidos, e a implantação dos anexos psiquiátricos em Aumale e Orléansville representou uma solução insatisfatória do ponto de vista psiquiátrico, além de incapaz de fornecer o número de leitos requerido. As construções realizadas de 1938 até hoje foram insignificantes, e a situação em 1954 se apresenta como descrito a seguir.

A Argélia tem 10 milhões de habitantes: 8,5 milhões de muçulmanos e 1,5 milhão de europeus. A psiquiatria no país está fundada no princípio de que, em cada departamento, deve haver um serviço de primeira linha e um de segunda linha. No departamento de Argel, o serviço de primeira linha se encontra no Hospital de Mustapha, hospital universitário, onde existem 81 leitos. O Hospital Psiquiátrico de Blida--Joinville conta com 2,2 mil leitos, e os anexos de Aumale e de Orléansville, com trezentos e duzentos leitos, respectivamente, representam a segunda linha.

O departamento de Oran, cuja primeira linha se situa no Hospital de Oran, possui 545 leitos no total. Para o departamento de Constantine, na primeira linha, há o Hospital de Constantine, com 76 leitos. Células em Bougie, Philippeville, Guelma e Bordj-Bou-Arreridj, num total de dezesseis, representam a segunda linha.

Esses serviços de psiquiatria são garantidos por um médico psiquiatra para o departamento de Oran, um médico psiquiatra para o departamento de Constantine, cinco médicos psiquiatras para o Hospital de Blida e um médico psiquiatra para o Hospital de Mustapha. A clínica da faculdade é supervisionada pelo prof. Manceaux e seus assistentes. Em outras palavras, para 10 milhões de habitantes, há oito psiquiatras e 2,5 mil leitos.

Além disso, em 1952, 536 pacientes muçulmanos foram tratados em hospitais metropolitanos. Vê-se, pois, que há cerca de um leito para cada 4 mil habitantes. Mas, se levarmos em conta – e é preciso levar em conta – que o Hospital de Blida--Joinville foi concebido para abrigar 1,2 mil pacientes e que o congestionamento progressivo dos serviços pouco a pouco compromete toda a sua eficácia, mal se chega a um leito para cada 7 mil habitantes.

É fácil imaginar o número de problemas que se apresentam a um psiquiatra que queira trabalhar numa situação dessas. Nós nos propomos, neste estudo, a mostrar em três âmbitos – internações, estada e altas –, que uma prática psiquiátrica adequada se revela atualmente muito difícil.

Internações

Enquanto, na metrópole, os pacientes que são trazidos ao hospital, munidos de um certificado de internação e de uma solicitação de admissão, são obrigatoriamente recebidos, o mesmo não ocorre na Argélia, onde a admissão ocorre apenas no limite das vagas disponíveis (ou seja, em função das altas e dos óbitos). Em 23 de setembro de 1954, 850 prontuários estavam na fila de espera da central de internações de Blida; eles se repartiam da seguinte forma: mulheres europeias, 33; mulheres nativas, 141; homens europeus, 87; homens nativos, 583. Esses prontuários eram oriundos dos três departamentos argelinos, e seu número crescia regularmente. Muitos tinham sido abertos havia vários meses, não raro mais de um ano. (Também acontece de um paciente já ter se curado quando chega sua vez de ser admitido ao hospital...)

Esses atrasos prolongados acarretam incidentes diversos: a) reações agressivas de indivíduos internados tardiamente; b) reações agressivas da família em relação a um paciente, cujas reações são imprevisíveis; c) agravamento do estado do paciente em virtude do atraso na prestação de cuidados; d) escândalos de menor monta: acontece de pacientes trazidos com urgência ao hospital serem recusados e permanecerem por longos períodos do lado externo antes de retornarem a suas famílias.

Entregando-se a reações delituosas, pacientes se beneficiam do limbo e acabam sendo mantidos na prisão enquanto aguardam uma vaga. O prefeito recentemente enviou um ofício ao diretor do hospital, solicitando que esses casos "médico-legais" fossem recebidos em caráter prioritário, dentro de no máximo um mês. Não é preciso dizer que uma medida dessas somente seria passível de aplicação em detrimento de pacientes que apresentam distúrbios possivelmente mais agudos e mais típicos.

O modo de internação para todo o hospital é quase uniforme: trata-se quase sempre de IO,[3] visto que, para 2101 pacientes presentes em 22 de setembro, não se contam mais que 36 IV (das quais quinze pagas). A solicitação de internação voluntária gratuita, na verdade, é sujeita a um inquérito administrativo complexo – que nunca termina antes de dois ou três meses – a respeito da "situação de renda e de família dos alienados". Nota-se, contudo, que o número das IVG tende a aumentar: uma vez requisitada a IO, mas sem que a admissão possa ser efetivada, as solicitações que visam a uma IVG podem ser apresentadas e, não raro, obter resposta favorável antes da internação.

Por fim, uma dificuldade de ordem sobretudo administrativa é frequentemente gerada na internação pela falta de identificação precisa de determinado número de pacientes (na maioria, originários do Marrocos ou dos Territórios do Sul). Essas pessoas ou SNP (sem nome patronímico) são reconhecidas graças a um número de matrícula e a uma fotografia.

Permanência

Como os pavilhões não podiam crescer, rapidamente, nos vimos obrigados a utilizar até o menor dos espaços. E o congestionamento maciço dos serviços foi tal que a capacidade regulamentar prevista foi praticamente dobrada em todos os setores: um pavilhão de tuberculosos, previsto para 32 pacientes, tinha 74; um pavilhão de "agitados",[4] previsto para 44, contava com 106; um pavilhão de pacientes difíceis, pre-

---

3 [IO: internação de ofício, ou seja, requisitada por um médico em casos de distúrbio da ordem pública ou de situação de perigo para o paciente; IV: internação voluntária, ou seja, solicitada, no mais das vezes, pela família ou por pessoas próximas; IVG: internação voluntária gratuita.]
4 [As aspas indicam as dúvidas formuladas por Fanon e vários outros psiquiatras da época, como Paumelle, a respeito da pertinência da noção de agitação como condição psiquiátrica. Ver o artigo

visto para oitenta, abrigava 165; e assim por diante. Também o hospital, que no momento de sua construção fora planejado para atender a 971 pacientes, estava atendendo a mais de 2 mil. Quase todos os refeitórios e banheiros foram convertidos em dormitórios e vimos surgirem aqui e ali refeitórios já não tão adequados.

Que atividade terapêutica é possível realizar num pavilhão de 170 leitos? Há catorze anos os médicos vêm solicitando à administração que construa ateliês e salas de atividades diurnas. A capela, erguida há vinte anos, não é utilizada somente para culto (um padre vem ao hospital uma vez por mês): também foi transformada em ateliê de ergoterapia, em sala de cursos para os enfermeiros, em sala de cinema etc. Da mesma forma, instalou-se na mesquita um ateliê de cestaria e de espartaria; o *mufti* também vem duas vezes por mês para conduzir a prece.

Nos pavilhões, muitos pacientes (os que não se beneficiam da ergoterapia) não têm escolha; são largados no pátio após o café da manhã; não há sala de atividades diurnas. Poucas são as possibilidades para o paciente se sentar, a não ser no chão, e o chão da Argélia é bem duro no verão...

Os efetivos da equipe de serviços gerais tiveram de ser consideravelmente ampliados. Na cozinha: trinta funcionários; na eletricidade, oito; na rouparia, 26; na pintura, dezenove; na construção, dezenove; na lavanderia, vinte. O que permite ao hospital, obviamente, assegurar seu funcionamento sem ajuda externa. Nos escritórios, os mesmos contingentes elevados: 26 funcionários. Entre serviços gerais e administrativos, temos mais de 280 funcionários.

As instalações dos serviços gerais, por outro lado, não passaram por ampliação equivalente: as instalações elétricas sobrecarregadas sofrem panes frequentes, ainda mais lamentáveis porque delas depende o aquecimento dos pavilhões. O abastecimento de água é insuficiente e só permite sua dis-

---

de Fanon e Asselah sobre o "fenômeno da agitação em ambiente psiquiátrico", p. 129 e nossa introdução, p. 53.]

tribuição por três horas diárias no verão, a despeito dos graves inconvenientes que resultam dessa situação, em especial para os idosos.

No entanto, o equipamento médico é bastante satisfatório. Todas as solicitações são atendidas com rapidez, e a comissão de monitoramento praticamente nunca questionou uma despesa que fosse de interesse médico. Em termos numéricos, a equipe médica é relativamente grande. Chegamos quase aos números oficiais recomendados: um para cada quinze nos pavilhões calmos, um para cada dez nos pavilhões de admissão ou de pacientes agitados (o número de agentes médicos chega atualmente a 820). Por fim, neste ano foi criada uma escola de enfermagem: 120 agentes fazem o curso e em dezembro ocorrerá o exame de qualificação.

Como o recrutamento é feito em condições muitas vezes bastante excepcionais, ocorre com certa frequência de boa parte dos agentes serem analfabetos ou saberem escrever apenas o próprio nome. Felizmente, não lhes falta boa vontade, como se diz. Sempre que se solicitou à equipe um esforço extra, foi com perfeita espontaneidade que eles atenderam ao nosso pedido. Pouco a pouco, mesmo os mais desfavorecidos do ponto de vista intelectual chegam a ser de um valor inestimável num setor em que há tanto a ser feito.

Mas, ainda assim, foi preciso tentar regulamentar o recrutamento. Nesse sentido, atualmente se exige o certificado de conclusão de estudos ou a aprovação num exame de equivalência. Essas medidas puderam ser adotadas rapidamente, pois no âmbito local a equipe médico-administrativa se conscientiza cada vez mais da importância dos problemas coletivos. As condições de vida dos pacientes também melhoram progressivamente.

Graças a essa colaboração, foi possível realizar certas coisas. Vimos, assim, surgir um jornal semanal, cuja impressão foi assegurada pela administração. Sem poder contar com salão de festas, fomos obrigados a fazer os saraus recreativos nos pavilhões, e os eletricistas e carpinteiros ficaram à disposição dos pacientes para organizar o cenário, a iluminação, os microfones etc. Da mesma forma, por ocasião das grandes festas que cadenciam a vida muçulmana, pratos tradicionais passaram a ser servidos aos pacientes. Mais que uma contribuição material, os serviços administrativos e gerais nutrem grande interesse pelas manifestações sociais e coletivas organizadas pelos pacientes, e foram o diretor e os médicos que inauguraram o café mourisco.

Evidentemente, será difícil dar continuidade se não for construído o salão de festas que vem sendo solicitado há quinze anos pelos diversos médicos que aqui se sucederam. As sessões semanais de cinema têm lugar na capela, cujo caráter e acústica mal se prestam a eventos dessa natureza. Por fim, puderam ser organizadas recentemente excursões semanais de ônibus até a praia.

Altas

O problema das altas é particularmente grave, sobretudo no que se refere aos pacientes muçulmanos. Esse problema, já agravado por conta de determinadas circunstâncias de ordem geográfica, assume uma complexidade insuperável na ausência de toda e qualquer política de higiene e assistência mentais. De ano para ano, para uma população hospitalizada que não para de crescer pelo acréscimo de novos leitos, o número de altas diminui ou se estabiliza. Para retomar os termos do relatório de 1951, o hospital caminha, lenta mas seguramente, rumo à asfixia total.

As causas dessa situação são várias: 1) os pacientes provenientes dos serviços de primeira linha são cuidadosamente selecionados de acordo com o nível de resistência explícita à cura; para os serviços de primeira linha, o HPB[5] é um hospício de incuráveis; 2) os doentes mentais muçulmanos só chegam ao HPB depois de uma longa evolução até o estágio do escândalo e do perigo público; 3) os muçulmanos resistem a entregar a esposa para ser tratada no hospital.

---

5 [Hospital Psiquiátrico de Blida-Joinville.]

Se todos esses fatores comprometem dolorosamente as possibilidades terapêuticas, outros ainda travam o bom andamento rumo à alta, quando esta é possível.

1) O estatuto da mulher muçulmana, que permite ao marido voltar a se casar instantaneamente, é fonte de dificuldades insuperáveis. Após o repúdio, as mulheres curadas se mantêm por meses no hospital antes de poderem se reintegrar em um núcleo familiar, que, na ausência de informações precisas, tem de ser procurado sem a ajuda de nenhum serviço médico-social.

2) As altas em ambiente estranho são quase todas condenadas ao fracasso. Além de serem praticamente impossíveis no âmbito muçulmano, são tão questionáveis no âmbito europeu que nem sequer vale a pena considerá-las.

3) Os contatos com as famílias a centenas de quilômetros de distância são difíceis; eles se fazem por intermédio de administradores ou comissários, na ausência de toda e qualquer polarização médica ou paramédica.

4) As internações em hospícios de idosos, de débeis ou de epilépticos estabilizados são difíceis de conseguir e frequentemente condenadas ao fracasso. Na Argélia, a doença mental é reforçada por seu antigo aspecto tradicional sagrado.[6]

5) Entre os muçulmanos, a alta experimental é uma ilusão – na ausência de um órgão responsável pela saúde mental, é impossível acompanhar os progressos da readaptação social e direcioná-la. Mesmo quando dirigida pelo médico, a alta experimental é, no mais das vezes, irrealizável, em vista do afastamento dos parentes responsáveis, que se veem materialmente impossibilitados de vir buscar o paciente.

6) Essas dificuldades são duplicadas ou triplicadas no caso de pacientes oriundos dos departamentos de Oran e de Constantine. Não há caminhos que possam levar de volta um paciente curado ao serviço que o internou e que estaria mais

---

6 [Ver a esse respeito os artigos de Fanon escritos com Azoulay e Sanchez, p. 219 e 245.]

bem situado, em termos geográficos, para resolver todos os problemas decorrentes da alta.

Já em 1940, o prof. [Jean] Sutter, num relatório enviado ao senhor governador Gaubert, solicitava à alta administração: 1) dispensários de profilaxia mental e de pós-cura; 2) um serviço social anexo ao HPB; 3) a nomeação de uma assistente social; 4) uma associação de tutela para vir ao auxílio dos pacientes em via de alta ou já de alta. Foi preciso esperar até 1954 para que surgissem os primeiros sinais de concretização dessas demandas.

Anexos psiquiátricos

Existem dois anexos psiquiátricos: um em Aumale (a 120 quilômetros de Blida), outro em Orléansville (a 180 quilômetros de Blida). A necessidade imperiosa decorrente da demanda e o congestionamento progressivo do HPB por pacientes que, de um ou outro modo, deram provas de incurabilidade possibilitaram, na ausência de construções adaptadas às terapias ativas, essa solução venturosa e conveniente.

Instalados de modo rudimentar num hospital geral que praticamente abarcam por completo, os anexos dependem diretamente do centro de Blida, que exerce a direção médica sobre suas atividades, apesar de estar a mais de três horas de viagem. Os médicos-chefes do HPB têm a incumbência de visitá-los uma vez por mês, o que os obriga, na ausência de médicos e até mesmo de residentes, a assumir a plena responsabilidade por eles. Em termos práticos, ficam à mercê da competência profissional de antigos chefes de ala do HPB, que os dirigem com uma equipe recrutada localmente, detentora de uma formação psiquiátrica muito sumária.

Depois do terremoto de Orléansville, os duzentos pacientes desse anexo foram deslocados para o Hospital Psiquiátrico de Blida; ali, parte deles foi abrigada em tendas. Para lhes assegurar um abrigo decente antes do inverno, o diretor de saúde do governo-geral planeja distribuí-los por diversos novos anexos nos hospitais civis das cidades da região (à espera de que sejam construídos os hospitais psiquiátricos de Oran e de Constantine...). Receia-se que ainda seja preciso esperar muito por isso, sobretudo em vista do impacto financeiro.

Enfim, algumas disposições distinguem, no plano administrativo, esse hospital de um hospital metropolitano. Por exemplo: 1) o diretor é escolhido entre o quadro funcional dos hospitais civis; ele não goza do mesmo status dos diretores de hospitais psiquiátricos metropolitanos e sua falta de "especialização" é um inconveniente; se, por um lado, só temos a celebrar a competência e a compreensão do diretor atual, por outro, receia-se que, em caso de mudança, sobrevenha um período de flutuação e de adaptação; 2) durante a licença anual do diretor ou em caso de ausência, o serviço administrativo não é confiado a um dos médicos-chefes, mas ao intendente; 3) um médico-chefe de serviço é membro da comissão de monitoramento etc. A experiência demonstrou que essas anomalias nem sempre deixam de trazer inconvenientes. Estamos decididos a lutar para que esse hospital se torne um hospital psiquiátrico o mais próximo possível (nas questões apontadas acima) de um correlato metropolitano.

Conclusões

Este estudo mostra que não temos como nos dar por satisfeitos com as condições locais de prática psiquiátrica que nos são oferecidas – e ainda menos com a organização atual da assistência mental nos três departamentos argelinos.

No plano local, esperamos que a administração decida levar em conta nossas queixas, regularmente externadas há mais de dez anos, e que dê o devido valor à importância do hospital psiquiátrico no seio da estrutura hospitalar geral. Almejamos ver a complementação de nossa estrutura, a redução do congestionamento e a recuperação, desse modo, da eficácia terapêutica do estabelecimento. No plano geral, é preciso acelerar a criação dos dispensários de saúde mental e dos órgãos de atenção pós-cura.

É preciso, acima de tudo, que hospitais psiquiátricos de capacidade suficiente e de concepção racional sejam construídos em Oran e em Constantine. Ao que tudo indica, o fulcro do problema se encontra aí, e os médicos há muito insistem nisso. Eles, decerto, não ignoram as dificuldades e as resistências de todo tipo, sobretudo no âmbito local, com as quais a administração se vê frequentemente confrontada, mas parece que a situação se tornou grave demais para que possamos continuar a nos satisfazer daqui em diante com soluções distantes ou parciais.

CONSIDERAÇÕES ETNOPSIQUIÁTRICAS

FRANTZ FANON, VERÃO DE 1955[1]

No noticiário cotidiano local, um advogado parisiense nos apresenta algumas reflexões não sobre os "problemas argelinos", que ele se exime de conhecer, mas sobre o fenômeno que se impôs à sua atenção. Esse racismo, que as pessoas que vivem no Magreb tão bem conhecem, por serem ou suas vítimas ou testemunhas mudas, ou então partícipes, se insinua até mesmo nos espíritos considerados "científicos". A mera justaposição de textos ou de publicações médicas a respeito da psiquiatria dos norte-africanos representa um dos atalhos percorridos pelo racismo com pretensão científica. Cabe destacar a respeito disso alguns fatos que convidam à reflexão sobre as práticas psiquiátricas no Magreb: 1) não existe psiquiatria autóctone; 2) a arma essencial da psiquiatria é a psicoterapia, isto é, um diálogo entre o doente mental e o médico; na Argélia, inúmeros médicos psiquiatras ignoram a língua; 3) os testes psicológicos utilizados são aqueles normalmente empregados em território europeu e não levam em conta nada da cultura, da sociologia ou das condições de vida das massas argelinas.

---

1 *Consciences Maghribines*, n. 5, verão 1955. [Este texto foi publicado num pequeno dossiê dessa revista, intitulado "Aperçus sur le racisme: Un fait divers... un article médical", precedido de uma "epígrafe" anônima (que reproduzimos em itálico), mas muito provavelmente de autoria de André Mandouze, o diretor da publicação, que era veiculada em Argel na época. O primeiro texto é de Claude Dennery, amigo de Mandouze, advogado progressista e membro do Movimento Nacional Judiciário (que agrupa antigos membros da resistência). O segundo texto não é assinado, mas foi atribuído a Fanon por Pierre Chaulet e por Alice Cherki. A introdução de Mandouze, que reflete claramente as preocupações de Fanon, corrobora essa atribuição.]

Já há alguns anos muito se tem falado da etnopsiquiatria. Importantes monografias foram redigidas e relatórios foram apresentados. A Organização Mundial da Saúde recentemente oficializou essas pesquisas com base no relatório de J. C. Carothers.[2] Os avanços recentes parecem suficientemente sólidos para permitir um esforço de sistematização.

Foi o prof. Porot, de Argel, quem pela primeira vez, em 1918, esboçou uma tentativa de abordagem psiquiátrica do *muçulmano*.[3] Em suas "Notas de psiquiatria muçulmana", ele elenca, num vigoroso diagrama, as principais características do nativo norte-africano: pouca ou nenhuma emotividade; crédulo e sugestionável ao extremo; obstinadamente tenaz; predisposição a acidentes e a reações pitiáticas.[4] Em seu trabalho com Arrii, em 1932,[5] a respeito da impulsividade criminosa do nativo norte-africano, Porot não incorporou nenhuma modificação relevante em sua maneira de ver. Acrescentou meramente que o cabila é "inteligente, instruído, trabalhador, econômico e, por isso, escapa à debilidade mental, à tara de fundo do argelino" (p. 590).

Foi somente em 1935, no Congresso dos Médicos Alienistas e Neurologistas [da França e dos Países] de Língua Francesa, realizado em Bruxelas, que se propôs a fecunda ideia.

---

2 John Colin Carothers, *Psychologie normale et pathologique de l'Africain: Études ethnopsychiatriques*. Genebra: Masson e Cie.; Organização Mundial da Saúde, 1954. [Esta obra está disponível em: apps.who.int/iris/handle/10665/41138. Na época diretor do hospital de Nairóbi, o sul-africano John Colin Carothers (1903–1989) foi classificado pelo psiquiatra francês Bernard Doray como "pseudopsiquiatra autor de teorias racistas extravagantes" (ver seu perfil detalhado: Bernard Doray, "De quoi Fanon est-il contraire?", *Frantz Fanon International*, 25 jan. 2012. Disponível em: frantzfanoninternational.org/Mais-de-quoi-Fanon-est-il-le-contraire).]
3 [Antoine Porot, "Notes de psychiatrie musulmane",] *Annales Médico-Psychologiques* [n. 74, pp. 377-84], maio 1918.
4 Ou seja, histéricos.
5 [A. Porot e Côme Arrii, "L'Impulsivité criminelle chez l'indigène algérien: Ses facteurs",] *Annales Médico-Psychologiques* [n. 90, pp. 588-611], dez. 1932.

Discutindo o relato de Baruk sobre histeria[6] e tendo em vista o caso específico do norte-africano, o prof. Porot pôde afirmar que o nativo, grande débil mental, cujas atividades superiores e corticais são pouco evoluídas, é, acima de tudo, um ser primitivo, cuja vida essencialmente vegetativa e instintiva é regulada, sobretudo, por seu diencéfalo. E o menor choque psíquico se traduz, em primeira linha, em demonstrações diencefálicas muito mais do que em reações psicomotoras e diferenciadas.[7]

Em abril de 1939, no *Sud médical et chirurgical*, com o dr. [Jean] Sutter, o prof. Porot voltaria à questão.[8] Estudando o problema da epilepsia,[9] esses autores concluíram: "O primitivismo não é uma falta de maturidade, uma interrupção assinalada no desenvolvimento do psiquismo individual; ele é uma condição social advinda ao fim de sua evolução e está adaptado de maneira lógica a uma vida diferente da nossa. Não se trata apenas de um modo de ser decorrente de uma educação especial; ele possui bases muito mais profundas e consideramos até mesmo que deva ter seu substrato numa disposição específica da arquitetônica ou ao menos da hierarquização dinâmica dos centros nervosos".

Assim, para a escola de Argel, o norte-africano se caracteriza pela dominância subcortical, mais precisamente diencefálica. As funções psicomotoras, considerando que são integradas corticalmente, são muito frágeis e instáveis e dependem, na verdade, do diencéfalo. Foi a partir de então que diversos trabalhos orientados por [Pierre] Gallais conferiram a essas hipóteses uma raiz científica. Estudando os registros eletroen-

---

6 [Henri Baruk, "L'Hystérie et les fonctions psychomotrices: Étude psycho-physiologique", em *Relatório do Congresso de Médicos Alienistas e Neurologistas da França e de Países de Língua Francesa* (Bruxelas, 1935). Paris: Masson, 1935.]
7 [Ibid., p. 264.]
8 [A. Porot e Jean Sutter,] "Le 'Primitivisme' des indigènes nord-africains: Ses incidences em pathologie mentale" [*Sud médical et chirurgical*, Marselha, Imprimerie marseillaise, pp. 11-12, 15 abr. 1939].
9 *Algérie Médicale*, pp. 135 e ss., mar. 1938.

cefalográficos dos negros, os autores concluíram pela existência de imaturidade neuronal com tendências a manifestações paroxísticas, de um lado, provando assim, de outro, a predominância dos núcleos da base. Via-se, desse modo, confirmada a hipótese da escola de Argel: no plano psicofisiológico, o negro africano se assemelha muito ao norte-africano – os africanos formam uma unidade.

Em 1954, o dr. J. C. Carothers foi encarregado pela Organização Mundial da Saúde de conduzir o estudo etnopsiquiátrico do negro africano.[10] Seu relatório, que, no entanto, se limitava à África Inglesa, demonstrava conformidade com as conclusões dos autores franceses. A lobotomia, à qual a neurocirurgia nos habituou, permitiu ao autor compreender melhor o africano, pois, dizia, "a semelhança entre o paciente europeu leucotomizado e o primitivo africano é muito amiúde plena". "O africano, com sua total falta de aptidão para a síntese, deve, consequentemente, utilizar apenas muito pouco os seus lobos frontais, e todas as particularidades da psiquiatria africana podem estar relacionadas a essa indolência frontal."[11] "São esses os dados extraídos de casos que não se referem a categorias europeias. Foram coletados em diferentes regiões da África – Leste, Oeste, Sul – e, em seu conjunto, cada um dos autores tinha muito pouco, se é que algum, conhecimento dos trabalhos dos outros. A similitude na essência desses trabalhos é, portanto, para todos os efeitos, espantosa."[12]

---

10 J. C. Carothers, *Psychologie normale et pathologique de l' Africain: Études ethnopsychiatriques*, op. cit.
11 Ibid., p. 176.
12 Ibid., p. 178.

CONDUTAS CONFESSIONAIS NA ÁFRICA DO NORTE (1)

FRANTZ FANON E RAYMOND LACATON, SETEMBRO DE 1955[1]

O médico encarregado de uma avaliação mental, se quiser responder à questão principal que lhe é apresentada – "O acu-

---

1 *Relatório do Congresso de Médicos Alienistas e Neurologistas da França e de Países de Língua Francesa* (53ª sessão, Nice, 5-11 set. 1955). Paris: Masson, 1955, pp. 657-60. [O Fundo Fanon nos arquivos do IMEC abriga um datiloscrito de cinco páginas (FNN 1.15) "contendo o resumo da apresentação de Fanon" a esse congresso, mas, na verdade, bem diferente da versão publicada. Portanto, nós o reproduzimos aqui em seguida a esse texto. O leitor encontrará ali considerações filosóficas que formam o fundamento do pensamento de Fanon sobre o tema.
No Congresso de 1955, as sessões dedicadas à medicina legal tinham por tema a confissão. As atas publicadas, que contêm inúmeros textos teóricos importantes sobre o assunto, marcaram época. Nesses dois textos, Fanon afirma categoricamente a necessidade de levar em conta a "experiência vivida do ato [...]; em outras palavras, os fatos conforme vistos pelo acusado" para determinar a responsabilidade penal. Os valores ou as atitudes mentais que compõem o horizonte do ato, para além de suas causas imediatas, determinam, pois, o sentido do processo judicial e penal, seu "desenlace", concebido por Fanon no sentido teatral. Mas esses valores são determinados pela cultura. Ignorá-la levou a psiquiatria colonial a hipostasiar uma diferença cultural e uma diferença biológica, uma incapacidade "racial" de assumir uma responsabilidade. Fanon ataca – sob o inesperado viés de uma reflexão sobre a noção de confissão na medicina legal – a escola psiquiátrica de Argel, que via no "primitivismo" a fonte dos distúrbios psiquiátricos que afetavam tanto a ação como a cognição e, portanto, em certos casos, a consciência da responsabilidade. Este texto se aproxima de outro artigo crítico da etnopsiquiatria colonial, publicado também em 1955 ("Considerações etnopsiquiátricas", ver p. 232).]

sado estava em estado demencial no momento do ato?" –, vê-se obrigado a encontrar ou ao menos buscar junto ao réu as ideias, os valores, as atitudes mentais com base nas quais aquele ato foi decidido ou realizado. Na prática médico-legal, a experiência vivida do ato, suas justificativas, o conflito que ele procura suplantar – em outras palavras, os fatos conforme vistos pelo acusado – são sempre de primordial importância. O especialista deve, portanto, tentar descobrir a verdade do ato, que será o fundamento da verdade de seu autor. Pois, para este, negar seu ato, rejeitá-lo, pode ser vivido como uma alienação fundamental de seu ser. Reivindicar seu ato, por outro lado, assumi-lo plenamente (como Hugo, o herói de Sartre que disse não lhe restar nada além de seu ato),[2] é escapar do absurdo e dar um sentido à própria vida.

Tendo sido estabelecida a coerência interna do ato criminoso e tendo a falta provocado autocondenação na consciência e levado, nas palavras do relator,[3] a uma verdadeira segregação, a confissão se converte no preço a ser pago pela própria reinserção no grupo. Mas como não destacar que esse desenlace favorável não pode se realizar sem o prévio reconhecimento recíproco do grupo pelo indivíduo e do indivíduo pelo grupo?

É nesse ponto que pode ser interessante apresentar brevemente as observações fornecidas pela experiência médico-legal na Argélia. Os exames periciais realizados com muçulmanos argelinos permitem reconhecer rapidamente a complexidade

---

2 [Assassino, a mando de seu partido proletário, de um dirigente favorável a um acordo com os partidos liberais burgueses, Hugo foi condenado à morte quando Moscou mudou de linha e passou a favorecer esse acordo. É possível que Fanon, grande apreciador do teatro, tenha assistido à peça *As mãos sujas* no Théâtre des Celestins de Lyon, que a apresentou durante as temporadas de 1948–49 e 1950–51.]
3 [Em cada sessão desses congressos, as apresentações eram precedidas por e reagiam a um "relato" que cobria a temática abordada. No Congresso de 1955, Gabriel Deshaies apresentou o relato inicial, um instigante ensaio histórico e teórico a respeito da confissão, que Fanon claramente lera em profundidade.]

específica do problema da confissão. Com efeito, se o relator diz que a praxe é a confissão do acusado antes do exame pericial, na Argélia o perito se vê, com frequência, diante de um acusado que nega de forma absoluta; no limite, ele não explica a própria detenção.

No caso de crimes cometidos por cabilas e que guardam estreita relação com o direito costumeiro berbere, no qual as regras tradicionais, com seu imobilismo e rigor, em nada foram abaladas (por exemplo: assassinatos ou tentativas de assassinato perpetrados em virtude de disputas de herança, de venda ou de permuta de terrenos ou então por causa da traição de um cônjuge etc.), a proporção dos negadores costuma ser muito significativa (chegando a dezesseis em cada vinte).

Contudo, em muitos casos o inquérito é eloquente. Por vezes, a negação se instala já de saída, mas, no mais das vezes, uma confissão plena é obtida pelos primeiros interrogadores, assim como as motivações, o desenrolar do ato e a reconstituição coerente dos fatos. Ao longo da fase instrutória, a atitude não se altera, mas então, a partir de certo momento (após um ou dois meses de detenção, em princípio), o acusado reavalia suas declaraçõe se as nega em bloco (na grande maioria dos casos, alega ter confessado sob coação). Tornando-se definitiva e inalterável essa retratação total, o acusado deixa de tentar provar ativamente sua inocência. Ele apenas se diz inocente e se entrega nas mãos da justiça; se ela assim decidir, que seja castigado. Tudo é aceito em nome de Alá... (Voltaremos a tratar dessa submissão, que não é simulada.)

É fácil imaginar que o perito se sente desconfortável nessas circunstâncias. Ele realmente se sente incapaz de responder à questão crucial, fica privado do valor diagnóstico da confissão mencionada pelo relator, que expôs as grandes dificuldades acarretadas por uma retratação. Já não há apropriação do ato pelo acusado; o ato se revela desprovido de autor e a compreensão criminológica se revela impossível. Não resta nada além do inquérito. Todavia, as acusações nele contidas são, com frequência, como vimos, pesadas demais para o acusado, que reconstituiu o crime e revelou o paradeiro da arma, enquanto inúmeras testemunhas afirmam tê-lo visto dar o golpe (acontece, aliás, de essas testemunhas também retratarem suas declarações).

Assim, no momento do exame, o perito está na presença de um homem lúcido, coerente, que afirma a própria inocência. A assunção do ato e, a seguir, a anuência subjetiva à sanção, a adesão à condenação e a própria culpabilidade seguem completamente ausentes. A verdade do criminoso não pode ser obtida pelo perito. Talvez possamos nos aproximar desse sistema ontológico que nos escapa ao nos perguntarmos se o autóctone muçulmano estabeleceu algum compromisso com o grupo social que ora o mantém sob seu poder. Por acaso ele se sente vinculado por um contrato social? Sente-se excluído por sua falta? Se sim, de qual grupo? Do europeu? Do muçulmano? Que significado terão dali em diante seu crime, a instrução do processo e, por fim, a sanção?

Por certo, pode-se levantar uma questão para evitar responder a ela. Pode-se, assim, dizer que o norte-africano é mentiroso. É uma ideia admitida amplamente. Todo magistrado, todo policial, todo empregador será capaz de oferecer inúmeros e convincentes exemplos (o norte-africano, além do mais, é preguiçoso, trapaceiro etc.). Mas será que essa simplificação permite encontrar a verdade inatingível? Essa orquestração da mentira, que descrevemos brevemente, exige uma compreensão mais aprofundada.

De todo modo, o próprio mentiroso é um ser que se vê constantemente diante do problema da verdade. Afirmar que a raça padece de uma propensão a mentir, a dissimular deliberadamente a verdade, ou que é incapaz de separar o verdadeiro do falso, ou então que não consegue integrar os dados da experiência em virtude de uma pretensa debilidade filogenética, é se livrar do problema sem resolvê-lo. O caminho de sua solução talvez passe pelas noções indicadas no início.

Lembremos, afinal, que a reinserção do criminoso pela confissão de seu ato depende de ele reconhecer o grupo. Em suma, não pode haver reinserção se já não havia inserção. Sempre que diversas instâncias sociais ou ético-sociais (segundo a expressão do relator) coexistirem, o grupo não será homogêneo, a harmonia estará ausente. A anuência subjetiva do criminoso, que fundamenta a sanção e a ela confere valor, não será obtida sob essas condições. A adesão fundamental requer um todo coerente, atitudes coletivas, um universo ético.

Para o criminoso, reconhecer seu ato perante o juiz implica desaprovar esse ato, implica legitimar a irrupção do público no privado. O norte-africano, ao negar, ao se retratar, não estará se recusando a isso? Sem dúvida, vemos assim concretizada a separação total entre dois grupos sociais coexistentes – tragicamente, há que se lamentar –, mas cuja integração recíproca não foi iniciada. Essa recusa do acusado muçulmano em autenticar, pela confissão de seu ato, o contrato social que lhe é proposto significa que a submissão, por vezes profunda, que percebemos que ele demonstra perante o poder (judiciário, no caso), não pode ser confundida com a aceitação desse poder.

Essas breves considerações certamente exigem estudos bem mais aprofundados. Podem mostrar, no entanto, um problema amplo e grave que incide sobre a tarefa do médico-legista na Argélia, e foi por isso que as apresentamos aos senhores.

CONDUTAS CONFESSIONAIS NA ÁFRICA DO NORTE (2)

FRANTZ FANON, SETEMBRO DE 1955[1]

Na prática médico-legal, a vivência do ato, suas justificativas, o conflito que se tenta superar por meio desse ato – em outras palavras, os fatos do ponto de vista do acusado – assumem uma importância nada desprezível. Se quisermos responder à questão precisa – o acusado estava demente no momento do ato? –, teremos de recuperar junto ao réu as ideias, os valores e as atitudes mentais com base nas quais esse ato foi decidido e realizado. É preciso, pois, investigar a verdade do ato, ela própria fundamento da verdade de seu autor. O Hugo de Sartre diz que nada lhe resta além de seu ato.[2] Negá-lo, rejeitá-lo, não "reivindicá-lo" é algo que ele vive como alienação fundamental de seu ser. Assumi-lo, por outro lado, é negar a incoerência, é escapar ao mundo do absurdo e da descontinuidade, é dar sentido, afinal, à própria vida. Cabe acrescentar que uma abordagem existencial condena irrefutavelmente a contração neurótica da consciência.

No entanto, essa consideração expõe claramente o problema da coerência interna do ato criminoso. A experiência da falta cometida, diz Nabert,[3] provoca na consciência uma

---

1 "Communication de médecine légale", resumo da comunicação de Frantz Fanon à 53ª sessão do Congresso de Médicos Alienistas e Neurologistas da França e de Países de Língua Francesa, Nice, 5-11 set. 1955. (datiloscrito IMEC FNN 1.15). [Este texto é consideravelmente distinto da versão publicada, reproduzida acima.]
2 [Ver nota 2 do texto anterior.]
3 [Jean Nabert, *Éléments pour une éthique*. Paris: PUF, 1943. Esse título figura na biblioteca de Fanon.]

autocondenação de feitio eterno e absoluto. E é em razão de ser a falta vivida como viciação irreversível da existência, da minha existência, que Bergson vê na confissão de Raskolnikov o preço a ser pago para ser reinserido no grupo.[4]

Como não ressaltar que essas diferentes atitudes postulam um reconhecimento recíproco prévio do grupo pelo indivíduo e do indivíduo pelo grupo? Essas atitudes pressupõem relações de fundamento dialético,[5] concretas e cotidianas. O encontro estruturante no seio do grupo permite a cristalização de valores coletivos. É apenas com base nesses valores, marginalmente dinâmicos, que se torna possível a definição sociológica do crime.

Tudo isso ainda pressupõe a homogeneidade do grupo. E a sanção só tem valor ao ser ratificada pelo eu. O assentimento subjetivo fundamenta e dá significado à sanção. É fácil prever que tal harmonia se encontra ausente sempre que diversas instâncias coexistem. O pluralismo moral é impensável no seio de um mesmo grupo. A existência do grupo implica um conjunto coerente, atitudes coletivas, uma adesão fundamental, um universo ético.

Não se trata obviamente de se afundar na poesia da "lei da selva", tão cara aos romancistas. Não porque a estrutura sado-masoquista desses meios criminais seja desprovida de atitude normativa, mas, antes de mais nada, porque sempre existe um reconhecimento da verdadeira lei. Não é uma tentativa de instaurar uma sociedade melhor em paralelo a outra considerada inadequada. É uma tentativa de instaurar o reino do terror recriando o sistema do grupo unipolar que era a horda. Contudo, no caso das gangues, a confissão é bastante difícil, se não impossível. Interpreta-se essa não condenação de si mesmo como agressividade diante do superego. Essa inter-

---

4 Henri Bergson, *As duas fontes da moral e da religião*, trad. Nathanael C. Caixeiro (Rio de Janeiro: Zahar, 1978), p. 15: "Ele se reintegraria na sociedade ao confessar seu crime: tratá-lo-iam então como ele merece, mas seria a ele precisamente que se dirigiriam". [N.T.]

5 [Na seção B do sétimo capítulo de *Pele negra, máscaras brancas*, Fanon destaca que o racismo tornou impossível a dialética hegeliana do reconhecimento recíproco.]

pretação tranquiliza a "consciência coletiva". Com efeito, considera-se impossível que tal ato, internamente, não seja condenado de ponta a ponta. Diz-se que a hostilidade manifesta e a agressividade espetacular mascaram uma derrota moral latente. Depositamos nossa confiança nos dados culturais, educacionais, religiosos e éticos que, de acordo com um mesmo cerimonial, teriam sido registrados nas consciências.

O reconhecimento do ato perante juízes é também a confissão de uma desaprovação. Mesmo que circunstâncias atenuantes possam aliviar ou até anular a responsabilidade, o ato específico continua a ser ilegal, viciado em sua materialidade. Entretanto, a justiça somente pode intervir a partir do momento em que o ato seja reconhecido pelo acusado. A ele é permitido se defender. Ele é até mesmo obrigado a fazê-lo. Mas, antes, o ato precisa ser reivindicado. É porque ele confessa, logo, porque se reconhece faltoso, que a sanção pode ser aplicada ao acusado. A sanção busca atingir uma liberdade, uma consciência. É preciso, porém, que essa consciência seja *autêntica*. A ambiguidade, nesse caso, está fora de questão.

Existe um polo moral da confissão: aquilo que se chamaria de sinceridade. Mas existe também um polo cívico, e é sabido que essa posição era cara a Hobbes e aos filósofos do contrato social. Confesso como homem e sou sincero. Confesso também na condição de cidadão e, assim, autentico o contrato social. Por certo, essa duplicidade está inserida na existência cotidiana, embora em determinadas circunstâncias seja preciso saber invertê-la.[6]

---

6 ["Confissão" assumiu dois sentidos: consentimento (assinado) e reconhecimento de culpa. Tratando do pacto social, Rousseau escreveu em *Do contrato social*, IV, 2: "Todo homem nasce livre e senhor de si mesmo, e ninguém poderia, qualquer que fosse o pretexto, subjugá-lo sem seu consentimento. (trad. Ciro Lourenço Borges Jr. e Thiago Vargas. São Paulo: Ubu Editora/UnB, 2020, p. 616) [N.T.]). Fanon renova ambos os sentidos. Toda assunção de responsabilidade, toda confissão supõe subscrever-se a um contrato social, isto é, aderir ao todo social por admissão própria.] (*Aveu*, em francês, também tem o sentido de admissão, permissão. [N.T.])

No caso específico do árabe argelino, não existe essa duplicidade? Terá o autóctone estabelecido um compromisso? Ele se sente vinculado? Sente-se excluído pelo delito? Se sim, por qual grupo? O europeu ou o muçulmano? Qual é o significado vivenciado do crime? Da instrução criminal? Da pena? O norte-africano, repete-se amiúde, é mentiroso; e todo magistrado, todo oficial de polícia, todo empregador nos oferecerá exemplos significativos disso. Essa simplificação, como se pode imaginar, deixa de lado a verdade. Essa orquestração da mentira exige uma compreensão mais aprofundada, menos primária e mais nuançada.

Diversas perícias realizadas na Argélia me permitiram considerar a complexidade do problema. Em oito de cada doze casos, o acusado negava absolutamente. No limite, ele não oferecia explicações para sua detenção. Em todos os casos, porém, admitiu a própria culpa no decorrer da instrução. Em seguida, a partir de dado momento, em princípio após três meses de detenção, revertia suas declarações. Não tentava provar sua inocência, mas se dizia inocente. Se a justiça assim decidir, que ela o mate. Ele aceita tudo: "Alá é maior". É fácil imaginar que o perito se sente desconfortável, pois não pode responder à questão fundamental. Não há apropriação do ato pelo acusado. O ato se revela desprovido de autor e a compreensão criminológica se revela impossível.

Por vezes, no entanto, as acusações contidas no inquérito são, de acordo com a expressão, extremamente pesadas. O acusado reconstituiu o crime. Revelou o esconderijo da arma. Testemunhas afirmam tê-lo visto realizar o ataque.[7] Ora, no momento do exame pericial, vemo-nos na presença de um homem lúcido, coerente, sem qualquer perturbação do juízo, que afirma a própria inocência. A assunção do ato, o assentimento subjetivo à sanção, a adesão à condenação, a culpabilidade, nada disso está presente ali. A verdade do criminoso não é encontrada. Gravitamos em torno de um sistema que, ontologicamente, nos escapa.

---

7   Não é raro ver todas as testemunhas retratarem suas declarações.

ATITUDE DO MUÇULMANO MAGREBINO DIANTE DA LOUCURA

FRANTZ FANON E FRANÇOIS SANCHEZ, 1956[1]

Nos capítulos que os manuais consagram à história da psiquiatria, data-se constantemente a criação de estabelecimentos para alienados nos países muçulmanos desde antes da Idade Média, numa época em que tais instituições ainda eram muito raras. Assim, a atitude do muçulmano em relação à loucura se reveste para nós de uma importância considerável. No presente trabalho, vamos nos restringir a estudar a postura do muçulmano magrebino diante da doença mental à luz de nossa experiência na África do Norte e, em especial, na Argélia.

Já é clássico falar do respeito e da veneração das massas muçulmanas perante os doentes mentais, que, como se sabe, têm ligação íntima com o misterioso mundo dos gênios: o oculto desencadearia o respeito, engendraria a veneração. No que se refere ao Magreb, essa afirmação não nos parece inteiramente adequada. Busquemos interpretar os fatos lançando luz sobre eles a partir de dentro, sem desconsiderar o olhar que o magrebino projeta sobre o mundo. Como ele se comporta em relação aos que, em seu entorno, considera acometidos por uma doença mental?

Antes de responder a essa pergunta, gostaríamos de esboçar qual é a atitude do ocidental das camadas populares em tal circunstância. O ocidental crê, em geral, que a loucura aliena, que não seria possível compreender o comporta-

---

1 *Revue Pratique de Psychologie de la Vie Sociale et d'Hygiène Mentale*, n. 1, pp. 24-27, 1956.

mento do doente sem levar em conta a doença. Contudo, na prática essa crença nem sempre acarreta uma atitude lógica, e tudo se passa como se o ocidental com frequência se esquecesse da doença: o alienado parece experimentar alguma complacência na própria morbidez e tende a se aproveitar mais ou menos dela para abusar de seu entorno. O paciente é em parte responsável por seus propósitos e atos, sua vontade está atrelada a eles. Se é agressivo, não é necessário atribuir sua agressividade inteiramente ao domínio do patológico; ela é em parte ambígua, nela se imiscui uma intenção consciente de prejudicar, os golpes desferidos trazem consigo e desencadeiam reações que visam não só dominar, mas ao mesmo tempo punir. Esse paciente se mantém continuamente imóvel, parado num canto; anima-se apenas para buscar seu alimento ou para voltar ao leito. Ficamos tentados a pensar que ele escolheu viver como parasita social, decidido a morrer de fome ou em decorrência do abandono. A coletividade chega a considerar a servidão do enfermo uma obrigação moral que ele exerce contra ela. Não raro se percebem no hospital psiquiátrico interpretações semelhantes por parte da equipe médica. Um enfermeiro poderá se sentir atingido pelo desdém ofensivo de um megalomaníaco e guardar em relação a ele um ressentimento que talvez venha a se manifestar por meio da privação de um lanche ou de um passeio.[2] A mãe que se vê mal acolhida pelo filho que ela vai visitar no hospital volta para casa com o coração ferido. Ela decerto sabe muito bem que o filho está doente, mas não reconhece o "direito" de se portar dessa forma, de ele não levar em conta sua velhice, sua afeição, seu desvelo.

---

2 Recordamos o caso de um epiléptico cujas flutuações de humor, acompanhadas de observações ofensivas dirigidas à equipe de sua ala, haviam "obrigado" os enfermeiros a se queixar ao médico-chefe, chegando ao ponto de lhe requerer que "apertasse os parafusos" do paciente, que abusava da gentileza de todos. Pensamos em certos artigos de jornal que falam de "loucura sanguinária", de loucos assassinos que são verdadeiras "bestas imundas" e que, com frequência, chegam a se aproveitar da "credulidade" dos peritos psiquiátricos.

Se existe uma certeza bem assentada, é a do magrebino em relação à loucura e seu determinismo: o doente mental é absolutamente alienado, não tem responsabilidade por seus transtornos; somente os gênios detêm total responsabilidade por eles. O enfermo é uma vítima inocente do gênio ou dos gênios que o possuem. Não é sua culpa se for grosseiro e ameaçador ou se persistir no mais completo apragmatismo. A mãe insultada ou espancada pelo filho doente jamais vai ousar acusá-lo de desrespeito ou de desejos homicidas; ela sabe que o filho não seria capaz de desejar deliberadamente seu mal. Jamais se chega sequer a considerar a questão de lhe atribuir atos que não decorram de sua vontade, sujeita por completo ao domínio dos gênios. A coletividade jamais adota uma atitude receosa ou agressiva diante do doente. Em princípio, ele não é excluído do grupo. Porém, é possível que o entorno recorra a meios de contenção. Afinal, em certos casos, não é prudente por algum momento controlar gênios que pareçam atentar contra a segurança do enfermo ou do grupo? Somente eles é que praticam os excessos. O grupo concorda em não atribuir ao paciente a intenção de causar danos. O que está em jogo é a perversidade e a duplicidade dos gênios mórbidos.

A conduta do enfermo é "interpretada" em função das crenças gerais. Seu crédito se mantém intacto. Preservam-se, em relação a uma personalidade conturbada, a estima e a consideração sociais. A doença-gênio é uma enfermidade acidental; mais ou menos duradoura, ela se mantém contingente, afetando apenas a aparência, sem jamais atingir o EU subjacente. Da mesma forma, permite-se sempre uma esperança de cura.[3] Ela se mantém como a principal preocupação do entorno. Impõe-se, de acordo com a opinião de todos, a

---

3 [Nessa perspectiva, portanto, a ideia de cronicidade não faz sentido. Ela havia se tornado, aliás, no momento em que Fanon escrevia este artigo, um dos alvos dos movimentos de reforma psiquiátrica, circunstância da qual ele se mantivera bem informado desde sua estada em Saint-Alban.]

peregrinação aos santuários. Essas visitas terapêuticas serão repetidas sempre que necessário. Se a cura não chega, isso serve de incentivo para que se dê continuidade a uma terapia que se revela como a mais eficaz, desde que não seja abandonada prematuramente. Se uma melhora se observa, isso prova quão útil é completar um tratamento que já se mostrou capaz de afugentar um ou mais gênios. Se a cura é alcançada, o indivíduo pode retomar seu lugar na sociedade sem temer nenhuma desconfiança ou ambivalência da parte do grupo. Ele poderá falar de sua enfermidade pretérita sem sombra de reserva. Vale mesmo, afinal, ocultar uma condição que não o afetou diretamente? Se perguntarmos a um magrebino a respeito de seus ascendentes, ele falará dos casos de loucura de que possa ter conhecimento sem nenhum traço de vergonha: os gênios não se transmitem de forma hereditária. Citam-se casos em que é mencionado no contrato de matrimônio o dever assumido pelo marido de levar a esposa de tempos em tempos para visitar determinado marabuto; convém cumprir escrupulosamente uma promessa feita ao santo que permitiu a cura da jovem esposa.

Em última análise, assistimos no Magreb a uma articulação harmoniosa de crenças,[4] que permite a criação e a implementação de uma "assistência mental".[5] Obviamente, essa assistência é rudimentar e só pode pretender resolver o pro-

---

4 [Harmoniosa quando comparada aos dois conflitos que dominam a psiquiatria ocidental: entre psicogênese e organogênese e entre atitudes morais e atitudes terapêuticas em relação ao paciente. Serendipidade de Fanon, mas não pragmatismo propriamente dito: essa harmonia deve inspirar uma reflexão sobre a organização das estruturas de tratamento, mas não constitui uma compreensão genuína da enfermidade, como é ressaltado no final do artigo.]
5 [Mais por estruturas psicoterapêuticas do que manicomiais, é o que se sugere. Para Fanon, a loucura não é somente o produto de uma estrutura social determinada, visto que se produz em todos os lugares. Mas as atitudes sociais em relação a ela variam em função das estruturas culturais e permitem que seja tratada com maior ou menor facilidade.]

blema da loucura de forma fragmentada e apenas por meio do emprego das boas vontades individuais ou familiares que o caso concreto venha a tocar de perto. No plano social, não se pode falar de um "rendimento" satisfatório do sistema do ponto de vista quantitativo. Assentado solidamente em bases culturais, o sistema possui, em termos humanos, um grande valor que não pode ser limitado à mera eficácia da terapêutica magrebina. Esse modo natural de assistência está impregnado de um espírito profundamente holístico, que preserva intacta a imagem do homem normal, apesar da presença da doença. Que a doença represente uma punição ou uma graça divina é algo que escapa ao grupo, para o qual os desígnios de Deus são alheios: sua atitude é guiada pela preocupação em respeitar a pessoa. Aquele que é considerado doente mental é protegido, alimentado e mantido pelos seus, na medida do possível. Não é a loucura que suscita respeito, paciência e indulgência – é a pessoa acometida pela loucura, pelos gênios; é a pessoa como tal. Acaso se depreende dos cuidados esmerados dedicados a um tuberculoso um sentimento específico em relação à própria tuberculose? Respeito é dado ao louco porque ele continua a ser, apesar de tudo, uma pessoa; presta-se assistência ao louco porque ele está à mercê de forças inimigas. A questão jamais consiste em respeitar o louco e muito menos em venerá-lo.[6]

Todavia, não se devem silenciar determinados fatos. Por mais que isso não seja frequente, acontece de serem encontrados em certas regiões, em certos *douars*, doentes mentais que realmente são objeto de respeito e de veneração por parte da coletividade ou, pelo menos, por parte de algumas pessoas. O enfermo não é tratado como louco (*mahboul*) pos-

---

6 [Fanon se distancia, assim, mais uma vez, de Jacques Lacan, mas também de Paul Balvet, cujo importante artigo sobre "O valor humano da loucura" havia sido citado em sua tese – já com certo distanciamento (Paul Balvet, "La Valeur humaine de la folie", *Esprit*, n. 137, set. 1947). É, paradoxalmente, pela via de uma análise das visões populares tradicionais da loucura, que ele se distancia de qualquer sacralização do louco.]

suído por gênios (*majnoun*). Ele é tratado como um santo, crê-se em sua *baraka*, em seu poder benigno. Acredita-se que seu espírito seja atraído para junto de Deus (*majdzoub*) e que o pensamento humano já não habite seu cérebro. Quer se trate de um retardamento mental, quer seja uma psicose, as fantasias do doente, suas bizarrices, seus transtornos são, em geral, toleráveis e compatíveis com a opinião do entorno.[7] Conhecemos casos de pacientes que foram internados no hospício a despeito da vontade de seus familiares, que os consideravam santos, livres de qualquer doença. Houve uma família, de poucos recursos, que chegou a exigir a saída de "seu" doente, que fora sempre tratado como marabuto, com a intenção de tirar algum proveito da piedade dos fiéis.

Essa é, em última análise, a atitude do magrebino em relação à loucura. Esse ponto importante merecia algum aprofundamento. Pareceu-nos interessante expor como o norte-africano vivencia o problema da loucura.

Se a Europa recebeu dos países muçulmanos os primeiros rudimentos de uma assistência aos alienados, ela lhes ofereceu, em retribuição, uma compreensão racional das enfermidades mentais![8]

---

7 Émile Dermenghem, *Vie des saints musulmans*. Argel: Baconnier, [1943], pp. 283 e ss.; [Edmon] Doutté, *Les Marabouts: Notes sur l'islam maghribin*. Paris: [Ernest] Leroux, 1900, p. 77.

8 [Na edição original, esta última frase se encontra sublinhada.]

O TAT EM MULHERES MUÇULMANAS: SOCIOLOGIA DA PERCEPÇÃO E DA IMAGINAÇÃO

FRANTZ FANON E CHARLES GERONIMI
(DE BLIDA-JOINVILLE), SETEMBRO DE 1956[1]

O TAT, teste projetivo,[2] consiste em submeter um indivíduo a uma série de situações, panoramas perceptivos no interior dos quais espontaneamente emergem linhas de força, permitindo uma reestruturação desse campo para o ego. O polimorfismo dos conteúdos formais, a progressiva complexidade das situações e a rica e diversa constelação das identificações possíveis propiciam o surgimento, no nível da interpretação, de significações ambíguas.

São raros os trabalhos a respeito do TAT, sem termo de comparação com a abundância bibliográfica em torno do teste de Rorschach. Por ocasião do Congresso Internacional

---

1 *Relatório do Congresso de Médicos Alienistas e Neurologistas da França e de Países de Língua Francesa* (54ª sessão, Bordeaux, 30 ago.– 4 set. 1956). Paris: Masson, 1956, pp. 364-68. [Neste texto, são os testes psicológicos padronizados – que passaram a fazer parte do arsenal da psiquiatria mundial – que revelam, *a contrario*, por meio de suas falhas, que percepção e imaginação deveriam se submeter ao crivo da sociologia. Outra corroboração da nova perspectiva etnopsiquiátrica defendida por Fanon.]
2 [O Teste de Apercepção Temática (TAT) é um "teste projetivo de personalidade" utilizado por psicólogos e psiquiatras para o diagnóstico de alterações da personalidade, geralmente em associação com o teste de Rorschach. Consiste em interpretar imagens ambíguas; mas, diferentemente do de Rorschach, pede-se ao paciente que interprete lâminas padronizadas *figurativas* (Fanon possuía um conjunto delas), representando diversas situações sociais. Isso implicava naturalmente a questão da determinação cultural do conteúdo e das conotações das imagens.]

de Psiquiatria de 1950, Guera, num estudo exaustivo e doutrinário sobre os métodos projetivos, dedicou-se com especial afinco ao TAT. A perspectiva fatorial ainda é contestável no trabalho de Guera, mas aparecem ali pela primeira vez dados fenomenológicos, gestaltistas e antropológicos: é assim que se menciona, por exemplo, o encontro da pessoa e de sua circunstância. Em todo caso, uma posição assumida por Guera deve reter nossa atenção: "Como teste projetivo, o TAT apresenta características de origem que refletem uma época e uma estrutura social específicas".[3] No quadro das civilizações ocidentais, de nível tecnológico em grande medida equivalente, mas com características culturais em certa medida específicas, exige-se que sejam levados em consideração os ritmos de vida, os costumes, a verdade social.

Recentemente, Ombredane, numa apresentação feita à Sociedade Real Belga de Etnografia, retomou a questão. Legitimando a posição doutrinária de Guera, Ombredane elaborou uma modalidade do TAT tendo em vista os negros do Congo Belga.[4] Na África do Norte, no que nos diz respeito, realizamos uma experiência bastante original que gostaríamos de relatar.[5]

---

3 Alfredo Guera, "Le TAT comme modèle des méthodes projectives", em *Congrès International de Psychiatrie: Psychiatrie clinique*. Paris: Hermann Éditeurs, 1950, pp. 56 e ss.
4 Ombredane, *L'Exploration de la mentalité des Noirs congolais au moyen d'une épreuve projective: Le Congo TAT*. [Bruxelas: Institut Royal Colonial Belge, 1954. De autoria do doutor André Ombredane, professor da Universidade Livre de Bruxelas e membro do Instituto Real Colonial Belga. O exemplar do Hospital Psiquiátrico de Blida se encontrava na biblioteca de Fanon.]
5 [Em seu interessante artigo "The Critical Impact of Frantz Fanon and Henri Collomb: Race, Gender and Personality Testing of North and West Africans" (*Journal of the History of the Behavioral Sciences*, v. 41, n. 3, pp. 225-48, 2005), Alice Bullard compara o trabalho de Fanon e Geromini com o do psiquiatra Henri Collomb (1913-1979), que fez uma apresentação no mesmo congresso sobre a adaptação do TAT à África Ocidental. Ela os inscreve no contexto de uma reflexão mais ampla sobre a história dos testes psicológicos no âmbito colonial.]

Submetemos ao TAT padrão um número bastante grande de muçulmanas internadas no serviço clínico aberto do Hospital Psiquiátrico de Blida. Selecionamos cerca de uma dúzia de observações, abrangendo casos de hipocondrias menores com tendência ansiosa, casos caracterológicos que evoluíam no âmbito familiar sem distúrbios graves de comportamento e um caso de mania juvenil que fora curado sem deixar sequelas.[6] Qual foi a atitude geral que encontramos nesses casos? Como a mulher muçulmana reagiu ao TAT? Como ela vivenciou o teste? Como o compreendeu?

Para a mulher europeia, a percepção é total e imediatamente satisfeita. Ela se envolve já de início com a lâmina. A mulher muçulmana, nesse caso, adota uma atitude radicalmente diferente. É assim que a vemos se lançar a um esforço paciente, laborioso e tenaz de deciframento, de análise. Seguem-se alguns exemplos.

Lâmina 3 BM (obs. 4): "Não sei se é um menino ou uma menina. Acho que é uma menina. Não sei o que ela faz. Não sei o que dizer. Não entendo. Pode ser que esteja doente. Está com dor de cabeça. Estou cansada (*suspiro*)".

Lâmina 11 (obs. 7) (Rit.): "Parece o mar, mas ele é azul ou verde, e esse aí é preto. Não é o mar, talvez seja uma aldeia (vira e revira a lâmina), parece um avião, um barco, mas não é nada disso. Não entendo. Parece uma serpente? Parece uma pessoa (*as pedras*). (*A lâmina está posicionada do lado certo.*) Parecem pessoas, mas não dá para distinguir bem (*as pedras*)".

Esse percurso incomum transforma o teste numa prova de desempenho intelectual. Tem-se a impressão de que as pacientes se esforçam para encontrar na lâmina o maior número de coisas conhecidas. Paradoxalmente, porém, as respostas são desorganizadas, pobres e desarticuladas. No mais das vezes, tudo o que se obtém é uma enumeração árida. Nenhum fio condutor se destaca. Nenhuma estrutura emerge. A narrativa

---

6 Do ponto de vista étnico, encontramos três cabilas e nove árabes. A idade média é de 23 anos. O meio rural é predominante. Nenhum dos enfermos sabe ler.

é inexistente. Não há cenário nem drama. São entregues a nós, em franca desordem, elementos diversos recolhidos aleatoriamente da lâmina. Aquilo que Dana chama de organização perceptiva não se encontra aqui.[7] Apesar de nossas instruções precisas, as muçulmanas não nos dizem o que acontece nas lâminas, mas sim o que existe.

Assinalemos também as identificações incorretas: é assim que o violão da lâmina 1 é descrito como "caixão", "berço"; as cruzes do cemitério (lâmina 15) são descritas como escovas de piaçava, casinhas de cães. Elementos que "furam os olhos",[8] como o sol da lâmina 17 GF e o fuzil da lâmina 8 BM, não são percebidos.

No que se refere à organização do teste, âmbito em que situações de aspecto conflitivo e atitudes ambíguas dos personagens geralmente provocam o envolvimento do ego, obtivemos respostas pobres, indigentes, nada significativas. A análise das modalidades perceptivas mostra que o teste não é compreendido e acaba convertido em teste de deciframento, de leitura. Essa atitude intelectual, racional, pontilhista, suspensa sobre o vazio, é paradoxalmente compreensível, se considerarmos as intenções originais de Murray. Ela decorre da situação na qual colocamos as pacientes. Ao pedir a elas que descrevam e vivenciem o que, na verdade, é uma cena elaborada por ocidentais para ocidentais, nós as lançamos num mundo diferente, estranho, heterogêneo, não apropriável. Suas primeiras reações são, ademais, reações de espanto, de perplexidade diante do desconhecido: "Meu Deus, mas o que é isso?". As muçulmanas procuram na lâmina elementos

---

7 [Richard H. Dana, *A Manual for Objective TAT Scoring*. Saint Louis: Saint Louis State Hospital, 1956. Dana definiu a categoria de organização perceptiva (*perceptual organization*) dentro do sistema do TAT como reflexo da "aptidão do sujeito para seguir as instruções padrão para 'contar uma história'" diante da apresentação das figuras do teste. Aqui, trata-se também de medir a capacidade cognitiva para produzir o sentido de uma situação em função de parâmetros culturais.]
8 [É preciso, portanto, desnaturalizar o que parecia ser uma evidência, isto é, relacioná-la a uma cultura específica.]

identificáveis, mas as linhas de força que organizam a percepção estão ausentes: as pacientes "soletram" a lâmina sem jamais vivenciá-la. Imagina-se desde logo que, a despeito de um esforço intelectual tão significativo e tão laborioso, não tenhamos sido capazes de obter mais do que respostas desorganizadas, que não iam além do estágio da enumeração, do estágio do "existe". Do mesmo modo, explicam-se facilmente os erros perceptivos e os elementos que passaram despercebidos. O que dá conta desses erros é a ausência de correlação entre os "estímulos perceptivos" oferecidos ao escrutínio de nossas pacientes, à personalidade de cada uma delas, e a expectativa de um mundo cultural preciso, exigente e, em certo sentido, espasmódico.[9]

As respostas incoerentes, inadequadas, frouxas e desarticuladas e as percepções de feitio caricatural indicam que nosso método está errado. Os dinamismos que circulam no seio da sociedade magrebina, a vivência do mundo europeu circundante, a existência marginal do muçulmano, que induz uma escotomização e um desinteresse, a verdade cultural, tudo isso deveria ter sido tematizado. A desadaptação de nossas pacientes é o correlato da inadaptação do método.

A exploração da imaginação de nossas pacientes deparou com dificuldades análogas. Diante da instrução "Na sua opinião, o que aconteceu? O que acontecerá?", apenas raramente obtivemos relatos, todos desprovidos de valor psicanalítico. As respostas curtas e desorganizadas eram de uma banalidade constante. Jamais surgiu qualquer traço de invenção. Se o TAT se propõe estimular a criatividade literária, pode-se dizer que, entre as nossas pacientes, esse objetivo não pôde ser alcançado. Outras pacientes, aliás, recusavam-se a inventar. Elas nos opunham uma ignorância absoluta: "Não sei o que aconteceu antes... Só digo o que sei".

---

9 [Encontramos essa metáfora física de uma espécie de espasmo cultural nos livros de Fanon sempre que ele analisa o vínculo colonial com a cultura e seus efeitos reais.]

Outras justificavam sua recusa em função de exigências corânicas precisas: "Não posso mentir, é pecado. Só Deus sabe o que vai acontecer". Nessa perspectiva, apropriar-se do futuro equivale a assumir o lugar de Deus, algo inimaginável para um muçulmano. Na realidade, temos de investigar o que se esconde por trás dessa ausência de imaginação, dessa rejeição à ficção. Dizer que o muçulmano é incapaz de inventar, por referência a uma constituição genética específica, constituição que adentraria o quadro mais geral de um primitivismo, parece ser uma posição difícil de defender. No mesmo sentido, a explicação proposta pela mulher muçulmana, a necessidade que ela sente de invocar interdições corânicas, é uma atitude por trás da qual é preciso ver o que se esconde.[10] Na realidade, essa atitude se explica pela própria lógica do imaginário. A vida imaginária não é isolável da vida real: são o concreto e o mundo objetivo que alimentam constantemente o imaginário e que o permitem, legitimam e fundam. A consciência imaginária é certamente irreal, mas ela se nutre do mundo concreto. A imaginação e o imaginário só são possíveis na medida em que o real nos pertence. A lâmina, nesse caso, constitui a matriz. Ora, em nossa análise das modalidades perceptivas das pacientes testadas, sinalizamos que a lâmina não fornecia nenhum dos esquemas, nenhum dos padrões culturais específicos. Não existe homogeneidade entre aquilo que se apresenta à paciente e aquilo que ela conhece: o mundo que lhe é apresentado é, de saída, um mundo desconhecido, alheio, heteróclito. Diante de objetos incomuns, de situações não identificáveis, rejeitada por panoramas hostis em virtude de sua heterogeneidade, a

---

10 [A crítica ao constitucionalismo colonialista de Porot é repetida aqui, mas, assim como nos textos sobre os *djnoun*, as racionalizações locais também devem ser superadas por uma perspectiva científica. Não é o caso, porém, de falar em movimento dialético, pois, se existe determinada prática de higiene mental a ser preservada nas concepções locais, não há nada a ser mantido do essencialismo da escola de Argel, que se limitava a hipostasiar, nomeando aquilo que não podia ou não queria explicar – um erro crucial de método.]

muçulmana não consegue elaborar uma existência imaginária. Os raros relatos obtidos não nos restituem um mundo.[11]

Ressaltemos um elemento interessante desse teste. Diante da lâmina em branco, a imaginação, não se vendo entravada por uma camisa de força cultural estrangeira, pôde se desenvolver. Sem tropeçar num mundo que as excluía, nossas pacientes construíram relatos ricos e variados.

A despeito de ter se caracterizado por uma falha sistemática, pareceu-nos oportuno relatar esse experimento. Estamos atualmente elaborando, com base numa pesquisa cultural, um teste projetivo destinado a muçulmanos magrebinos. Os primeiros ensaios realizados confirmam nossa conclusão: a indeterminação aparente dos testes projetivos deve se inscrever num quadro espaçotemporal, movido por dinamismos culturais que sejam homogêneos nas instâncias psicoafetivas investigadas.[12]

---

11 [Este artigo é, portanto, outro exemplo da preocupação constante de Fanon em identificar as condições da atividade criadora de sentido, assim como de seus obstáculos, para uma consciência dedicada à constituição de um mundo. Sua biblioteca continha um exemplar usado, e anotado ao longo de todo o texto, de *O imaginário*, de Sartre. Nele, a expressão "contra o pano de fundo de um mundo" [na edição brasileira, "sobre o fundo do mundo"] na frase a seguir está assinalada na margem: "Todo imaginário aparece 'sobre o fundo do mundo', mas, reciprocamente, toda apreensão do real como mundo implica uma ultrapassagem velada em direção ao imaginário" (*O imaginário: Psicologia fenomenológica da imaginação*, trad. Duda Machado. São Paulo: Ática, 1996, p. 245).

12 [Esse tipo de teste de interpretação só faz sentido, portanto, no seio de um quadro cultural que seja meramente indeterminado e, apenas por isso, pareça universal, o que paradoxalmente a lâmina em branco revelará. Charles Geronimi relata da seguinte forma suas memórias dos trabalhos com Fanon a respeito do TAT: "Outros trabalhos seriam feitos: elaboração de um teste projetivo, o TAT (*Thematic Aperception Test*, em que se solicita ao indivíduo que conte uma história com base em uma imagem que lhe é apresentada), adaptado à sociedade da Argélia, tendo um estudo preliminar demonstrado que as lâminas clássicas eram inoperantes no contexto argelino. Com isso em vista, fizeram-se fotos, mas a realização do teste, sua amostragem etc. foram suspensas, uma vez mais, até depois da

independência. Podemos, no entanto, afirmar que Fanon estava muito comprometido com sua realização" (Charles Geronimi, *Fanon à Blida*, manuscrito não publicado, gentilmente cedido pelo autor).]

[3]
CURSO DE
PSICOPATOLOGIA SOCIAL
E OUTROS TEXTOS

TRAÇO DE UNIÃO

FRANTZ FANON, EDITORIAIS DE *TRAIT D'UNION*, JORNAL INTERNO DO HOSPITAL PSIQUIÁTRICO DE SAINT-ALBAN, DEZEMBRO DE 1952 A JANEIRO DE 1953[1]

19 DE DEZEMBRO DE 1952, N. 127. FADIGA.

Em qualquer conversa com um paciente, com frequência ouvimos frases ou expressões como: "Estou cansado, nada mais me apetece, estou farto, tenho preguiça... Se dependesse de mim, ficaria o tempo todo na cama. Falar me cansa. Queria poder ficar num canto sem me mexer".

Outras vezes nada disso é dito, mas será que não conhecemos, em qualquer serviço clínico, mulheres e homens que sempre ficam isolados, não falam com ninguém e parecem pessoas para quem qualquer esforço, qualquer palavra, qualquer gesto representa uma montanha a ser removida?

Um filósofo contemporâneo, felizmente não psiquiatra, enunciou uma frase que acredito ter para nós certo interesse: "Se você quiser se aprofundar na estrutura de determinado país, é preciso visitar seus hospitais psiquiátricos". E, de fato, cabe reconhecer, afinal não existe no mundo de hoje uma tendência a deixar estar, deixar dizer, deixar fazer?

---

1 [Reproduzimos os editoriais de Fanon publicados no jornal interno do Hospital Psiquiátrico de Saint-Alban, onde fez sua residência com François Tosquelles (agradecemos vivamente a associação Saint-Alban Arts Culture Psychothérapie Institutionnelle (SACPI), que nos enviou cópias dos números 127 e 128 de *Traços de união*, aqui publicados). Retificamos alguns erros evidentes de pontuação. É digno de nota quanto o tema da vigilância se faz presente desde o início, ponto central dessa teoria do engajamento no presente e da desconfiança diante de qualquer institucionalização.]

Quando discutimos com as pessoas, não descobrimos logo certa fadiga?

Se nos perguntarmos, veremos que tudo isso decorre de uma renúncia. Quando um chefe de governo constata que a oposição é forte demais ou que ele não consegue resolver os problemas atuais em consonância com os anseios da nação, que ele não está mais à altura da vida, ele renuncia, sente-se esgotado, cansado, desiludido, desesperado.

Viver não é somente comer e beber ou, pelo menos, é comer e beber depois de muitas outras coisas. Quem renuncia não quer nada além de comer e beber; quem renuncia totalmente não quer nem mesmo comer ou beber. Estar esgotado, estar cansado não é estar somente esgotado e cansado dos outros, mas sobretudo de si mesmo. (*Continua*.)

26 DE DEZEMBRO DE 1952, N. 128. FADIGA. (CONTINUAÇÃO)

Não devemos confundir "fadiga" e "repouso". Nem "fadiga" e "ócio". Fadiga é a recusa a continuar; pôde-se começar, até mesmo avançar na realização do ato, mas eis que surgem esse peso enorme nos braços, essa carga fora do comum nas pernas, esse vazio inusitado na cabeça e, acima de tudo, essa angústia que aperta o peito.

"É preciso tentar viver", dizia Valéry. Aqui dizemos: é preciso tentar continuar. Se, aos quarenta anos – e, é preciso dizer, é especialmente aos quarenta anos que isso ocorre –, nasce em mim esse desejo de não fazer mais nada ou, mais exatamente, se, aos quarenta anos, ao acordar um belo dia, percebo que nada mais me agrada, o que devo concluir?

Não quero dar uma explicação que seja válida para todos, mas com frequência penso que isso se apresenta dessa forma. Durante dez ou quinze anos, vivi assim, sem preocupação; sem preocupação porque estava convencido de que alguma coisa aconteceria. Talvez, poderão me dizer, eu tivesse ao menos a preocupação com essa coisa. Mas, não, nem isso. Eu esperava por ela, como também esperava por muitas coisas, mas nada fazia para saber de que se tratava.

Nada fazia para antecipar ou viabilizar isso. Apenas esperava. Como o indiozinho do filme de Buñuel, *Os esquecidos*, que espera por seu pai um dia inteiro, enquanto tudo leva a crer que o pai o esquecera deliberadamente.

Pois bem, aos quarenta anos, sou um esquecido. O mundo não respondeu à minha expectativa, o mundo não veio beijar minha testa, acariciar meu rosto. E é isso? De jeito nenhum! Não fui esquecido e, quando digo, aos quarenta anos, que estou cansado de trabalhar ou de sofrer ou de ser infeliz, pelo contrário, é preciso compreender que estou cansado de ter esperado, como esses amigos pelos quais esperamos um dia, dois dias, três dias e, por fim, danem-se!, não esperamos mais.

De certa forma, estar cansado aos quarenta anos é dizer que se danem o mundo, os outros, a vida, eu que me dane. Danem-se, danem-se todos, danem-se aqueles que querem ser gentis comigo, danem-se aqueles que não me amam mais. Danem-se! Afinal, estou cansado, estou exausto. (*Continua.*)

30 DE JANEIRO DE 1953, N. 133. A PESSOA EM FACE DAS COISAS.

No mundo, há objetos, árvores, campos, carros, aviões. No mundo, há coisas. A pessoa que observa esses objetos, essas coisas, pode se manter indiferente. Pode também desejá-las. Querer ou desejar um carro é querer não ter mais o desejo de um carro. Desejar alguma coisa é não querer mais desejar. Dizemos normalmente que o desejo enxerga mais longe que a coisa desejada: a coisa desejada é sempre um limite.

Produz-se uma mudança imediata quando, no lugar de uma coisa, se coloca uma pessoa. Toda pessoa pertence a uma instituição, ela se encarna numa estrutura. No caso de um militar, é oficial ou de segunda classe. No de um construtor, é empresário ou trabalhador. É casado ou solteiro, tem filhos ou não, aprecia a leitura ou o cinema ou, então, o dominó. Quando nos encontramos pela primeira vez com uma pessoa, ela quase sempre demonstra certa timidez. Um novo lavrador chega a uma fazenda: os outros, de imediato, o observam de longe, só depois se aproximam dele. Falam bom-dia... Na hora do almoço, o ato social de comer e de beber acabará soltando suas línguas, como se diz. No início, porém, o que se faz é respeitar, é medir pelo olhar.

Quando encontramos uma pessoa nova, falamos; só nos resta falar. É a linguagem que rompe o silêncio e os silêncios. Então, pode-se comunicar ou comungar com essa pessoa. O próximo, no sentido cristão, é sempre um cúmplice. Um cúmplice que pode trair, como todo cúmplice. Aborrecer-se com alguém é constatar que não se tem nada em comum. Comungar é comungar em face de alguma coisa.

Na base de toda comunicação há uma intenção, mas é preciso que essa intenção seja sincera. Para descobrir e querer essa sinceridade, é preciso distinguir o mundo e a soma dos objetos que se encontram sobre a Terra. Diante dos objetos, agimos de maneira diferente do que em face de outras pessoas. Comemos por comer, respiramos por respirar. Ao fazer isso, vivemos. E comemos ou respiramos sinceramente. Viver é uma sinceridade. Não há por que desprezar aquilo que chamamos de cotidiano. Não há por que sair em busca do inusual. É a partir do comum que poderão surgir as intenções criativas. Mas darei continuidade a isso outro dia...

Sábado de manhã, na reunião do jornal, discutimos um pouco sobre o sono. E o dr. Tosquelles nos lembrou de que muitos enfermos pedem comprimidos para dormir. Essa dificuldade para dormir se chama insônia. O que é insônia? É uma maneira de viver que se pretende válida. Fica-se acordado quando existe razão para estar acordado. O comum é quem é capaz de suspender sua vigília. Sua sinceridade é tal que possui a liberdade de se suspender. O insone não tem essa liberdade de sono, de repouso, de torpor. O insone não está em vigília, é a noite que está. A noite vela.

6 DE MARÇO DE 1953, N. 138. ONTEM, HOJE E AMANHÃ.

Uma das coisas mais difíceis, tanto para uma pessoa como para um país, é manter sempre presentes diante dos olhos os três elementos do tempo: passado, presente e futuro. Ter em mente esses três elementos é atribuir uma grande importância à espera, à esperança, ao futuro; é saber que nossos atos de ontem podem ter consequências em dez anos e que, por isso, pode ser necessário justificá-los; daí a necessidade da memória, a fim de realizar essa união de passado, presente e futuro.

Contudo, a memória não deve ser predominante na pessoa. A memória é, com frequência, a mãe da tradição. Ora, se é bom ter uma tradição, também é bom superar essa tradição para inventar um novo modo de vida. Quem considera que o presente não tem valor e que somente o passado deve nos interessar é, em certo sentido, uma pessoa a quem faltam duas dimensões e com a qual não se pode contar. Quem acha que é preciso viver o agora com todo o ímpeto e que não devemos nos preocupar com o amanhã nem com o ontem pode ser perigoso, pois crê que cada minuto é separado dos minutos vindouros ou dos que o precederam e que não existe nada além dele mesmo no planeta. Quem se desvia do passado e do presente, quem sonha com um futuro longínquo, desejável e desejado, também se vê privado do terreno contrário cotidiano sobre o qual é preciso agir para realizar o futuro desejado. De modo que, como se pode ver, uma pessoa deve sempre ter em conta o presente, o passado e o futuro.

Se perguntarmos a qualquer um no hospital: "Desde quando você está doente?", e a pessoa nos responder: "Já não me lembro", dizemos que essa pessoa tenta esquecer as más lembranças – a enfermidade, a privação da família – e se comporta como se o passado estivesse morto. Se perguntarmos a qualquer um, a um paciente: "Que dia é hoje?", e ele nos responder: "Não sei nem o dia, nem o mês, nem o ano", somos obrigados a reconhecer que ele se desinteressa completamente pelo mundo e age como se estivesse morto. Do mesmo modo, se o paciente se abandona e não faz nenhum esforço para melhorar, para compreender seus problemas, para lutar contra a doença que o acomete; se esse paciente não tenta criticar sua atitude e suas ideias, somos obrigados a reconhecer que ele não está mais interessado na verdadeira vida em sociedade e que já aceitou continuar enfermo por toda a vida.

É preciso que o passado, o presente e o futuro constituam os três interesses predominantes da pessoa e é impossível ver ou realizar qualquer coisa de positivo, de valioso ou de duradouro sem levar em conta esses três elementos.

27 DE MARÇO DE 1953, N. 141. PAPEL TERAPÊUTICO DO ENGAJAMENTO.

Há algo muito importante no âmbito da psiquiatria; refiro-me à preocupação constante em remeter cada palavra e cada gesto, cada expressão do rosto de um paciente, à enfermidade que o acomete. Cada gesto, cada palavra, cada expressão do rosto deve ser remetida à afecção que o aflige, ao estágio atual da enfermidade, à aparição ou não da cronicidade; mas, se isso é importante na psiquiatria, uma segunda questão se coloca: quem deve registrar essas modificações, essas flutuações, essas alterações, essas mutações? Cabe dizer *a priori* que somente em raros casos o enfermo é capaz de realizar essa auto-observação, tendo em vista que ele a sofre enquanto a vive. No entanto, se lhe fosse possível, material e organicamente possível, decerto ele adoraria dizer a seu médico ou a seu enfermeiro: "Vou ficar agitado, minhas alucinações estão para recomeçar, minha insônia está voltando, sinto que ficarei ansioso".

Da mesma forma que alguém que tem uma úlcera estomacal na primavera procura seu médico para reiniciar o regime, assim também o catatônico que sente voltar sua inércia, seu desinteresse e seu mutismo, se pudesse, se não estivesse tão abominavelmente preso a essa rigidez do corpo que chamamos catatonia, a esse corpo substancializado, a esse corpo que teima em não ser nada além de corpo, se ele pudesse, certamente nos diria: "Façam com que eu não seja mais catatônico". Mas, por ora, se nem o médico nem o enfermeiro o substituem nesse papel de guardião vigilante, acontece de um gesto de cólera desse enfermo às vésperas da catatonia ser etiquetado pelo enfermeiro como reação ferina, paciente belicoso, paciente desagradável.

Ocorre-me frequentemente pedir a uma enfermeira que me fale dessa ou daquela paciente. As respostas são sempre vagas. Tenho a impressão de que a funcionária nunca enxerga a paciente a ser cuidada e curada; não há tensão psicoterápica, por assim dizer. Não se trata de uma crítica dirigida às enfermeiras, tendo em vista que sou responsável pela formação profissional no primeiro grau, e sim de uma técnica para aperfeiçoar a atuação delas. Quem quiser realizar perfeitamente seu trabalho de enfermagem precisa estar atento a duas coisas: o sinal de melhora de uma paciente; o sinal de que uma outra terá recaída ou evoluirá para a cronicidade. Acima de tudo, porém, um conselho: jamais aceitem que uma paciente se tornou crônica em definitivo. Considerá-la crônica é deixar de dar atenção à atividade psicoterápica. Chego a pensar, mas a questão ultrapassa minhas prerrogativas, chego a pensar que um hospital não deveria permitir que enfermeiros e enfermeiras trabalhassem por muito tempo com pacientes ditos crônicos, pois se perde a capacidade de vigilância, que é o traço fundamental da enfermagem moderna.

ENCONTRO ENTRE A SOCIEDADE E A PSIQUIATRIA

CURSO DE PSICOPATOLOGIA SOCIAL DE FRANTZ FANON NO INSTITUT DES HAUTES ÉTUDES DE TÚNIS, NOTAS REUNIDAS POR LILIA BEN SALEM, TÚNIS, 1959–60[1]

INTRODUÇÃO
POR LILIA BEN SALEM

Esse curso foi ministrado pelo dr. Frantz Fanon aos estudantes matriculados no programa dos bacharelados em sociologia e em psicologia na diplomação de psicologia social, ao longo do ano letivo de 1959-60. Eu era, na época, estudante de primeiro ano do bacharelado em sociologia. Muito interessada na obra de Fanon e nesse curso, preservei as notas coligidas naquela altura sem as reler. Anos mais tarde, quando se preparava uma homenagem a Fanon à qual não pude com-

---

1 [Uma primeira edição deste texto foi publicada pela Universidade de Oran, na série "Études et recherches sur la psychologie en Algérie", do Centre de Recherche et d'Information Documentaire en Sciences Sociales et Humaines (CRIDSSH), realizada com a colaboração do Organisme National de la Recherche Scientifique (ONRS) e da Assemblée Populaire de la Wilaya (APW) de Oran, em 1984. Foi revista em setembro de 2013 por Lilia Ben Salem, professora de sociologia da Universidade de Túnis, que então se prontificou a redigir para esta edição uma introdução inédita a suas notas, pelo que lhe somos muito gratos (ela infelizmente veio a falecer em 28 de janeiro de 2015). O prof. Frej Stambouli, que também frequentou as aulas de Fanon e conhecia bem a profª. Ben Salem, confirmou a fidelidade dessas notas. Assim como o fizeram diversas outras testemunhas, ele ressaltou que, além dos estudantes matriculados no curso, Túnis inteira frequentava o curso para escutar Fanon, incluindo alguns célebres militantes argelinos que estavam na cidade na época (correspondência de fevereiro de 2016).]

parecer, mencionei esse texto a um colega e amigo da Universidade de Oran, Abdelkader Djeghloul, e enviei-lhe minhas anotações depois de as haver lido e datilografado.[2] Hesitei muito, por não saber mais se estavam completas, se eram realmente fiéis ao discurso de Frantz Fanon, se porventura havia me ausentado de algumas aulas... Tentarei evocar aqui, simultaneamente à criação do bacharelado em sociologia na Tunísia, a partir de 1959, o contexto no qual, no período que se seguiu à independência do país, o Instituto de Ciências Sociais decidiu privilegiar os problemas da Tunísia – e, por extensão, do Magreb – em construção.

A Tunísia conquistou sua independência em março de 1956. Durante os anos de 1956 e 1957, sua soberania foi consolidada em vários âmbitos: instituição da Assembleia Constituinte; formação de um governo dirigido por Habib Bourguiba; tunisificação do aparato de segurança interna e externa (18 de abril de 1956); restabelecimento do Ministério de Assuntos Estrangeiros (3 de maio de 1956); instituição de um novo aparato administrativo, com a nomeação de catorze governadores; tunisificação da administração; instituição do

---

2 [Eis o prefácio à edição de 1984, escrita por Abdelkader Djeghloul: "A publicação destas notas do curso de Frantz Fanon, que a sra. Lilia Ben Salem teve a amabilidade de nos confiar, suscita triplo interesse: 1) Representa uma modesta contribuição do CRIDSSH às 'homenagens' e às 'releituras' de Fanon que acompanharam o vigésimo aniversário de sua morte; 2) No plano documental, este texto é útil na medida em que revela um aspecto da prática social de Fanon, no mais das vezes ignorado: o ensino. Se Fanon é psiquiatra, político, jornalista e ensaísta, é também professor. Durante seu período tunisino, paralelamente a suas outras atividades, ministrou cursos na Universidade de Túnis; 3) No que se refere ao pensamento fanoniano, é claro que se encontram neste texto embriões de análise que serão desenvolvidos em *Os condenados da terra*. Mas seu interesse reside, acima de tudo, na definição explícita, tornada necessária, sem dúvida alguma, pela prática pedagógica, de sua vinculação às categorias da psiquiatria, da socioterapia e da psicanálise, que determinaram, tão ampla quanto implicitamente, a escrita de sua obra central".]

Exército tunisiano (1º de julho de 1956); reforma do sistema judiciário em função dos princípios de secularização, unificação e tunisificação (3 de agosto, 17 de agosto e 25 de setembro de 1956); transferência da radiodifusão ao governo tunisiano e promulgação do Código do Estado Civil (18 de julho de 1957)... Uma ampla reforma do ensino foi iniciada em 1958 (lei de 4 de novembro de 1958), voltada aos ciclos primário e secundário.

A Universidade de Túnis somente viria a existir por meio do decreto de 31 de março de 1960. Uma Escola Normal Superior havia sido criada em outubro de 1956 para formar os quadros do ensino secundário. Mas o ensino superior, ou melhor, um embrião de ensino superior, continuava a ser assegurado pelo Institut des Hautes Études, que dependia das universidades francesas. Os estudantes iniciavam seus estudos nesse instituto e, em seguida, os concluíam numa universidade francesa. Foi nesse contexto que se instituiu em 1959 o bacharelado em sociologia. Os estudantes de humanidades preparavam em Túnis seu certificado de estudos literários gerais (propedêutico); alguns primeiros diplomas de bacharelado foram criados após 1956, notadamente em árabe, história e geografia. Em 1958, foi instituído o primeiro diploma do bacharelado em filosofia e o diploma de ética e sociologia. Essa iniciativa correspondia menos a uma vontade de dar aos estudantes a possibilidade de obter um bacharelado de filosofia em Túnis do que à disponibilidade de professores associados, que, havia vários anos, já ministravam essa disciplina no secundário e no Institut des Hautes Études. Dois deles haviam produzido uma tese de doutorado, Jean Cuisenier[3] e Carmel Camilleri.[4] Georges Granai, que tinha sido aluno de Georges Gurvitch, foi chamado para ensinar sociologia.

---

3 Jean Cuisenier, *Économie et parenté: Essai sur les affinités de structure entre système économique et système de parenté*. Paris: Mouton, 1971.
4 Carmel Camilleri, *Jeunesse, famille et développement: Essai sur le changement socioculturel dans un pays du tiers monde*. Aix-en-Provence: CRESM/CNRS, 1973.

Convém lembrar que a sociologia despertava interesse na Tunísia no contexto da política do desenvolvimento. Na primavera de 1951, o Institut des Hautes Études havia iniciado um círculo de estudos sociológicos, etnológicos e geográficos que tinha por meta realizar uma série de pesquisas. Em outubro de 1955, o instituto organizou um colóquio sobre os níveis de vida na Tunísia, do qual participou Paul Sebag, que à época lecionava no Liceu Carnot. Nomeado pouco depois diretor de pesquisa no Institut des Hautes Études, com alguns colegas ele produziu uma série de monografias sobre os assalariados da região de Túnis e os bairros periféricos da capital.[5]

Foi nesse contexto que, com o apoio de Jacques Berque, decidiu-se criar o bacharelado em sociologia – ao mesmo tempo que ele se estabelecia na Sorbonne, em 1959 –, bem como o Centro de Estudos Sociais, sob a direção de Georges Granai. Os estudantes da primeira turma, pouco numerosos, incluíam aqueles que já haviam obtido os diplomas de ética e de sociologia como parte da graduação em filosofia, à qual haviam renunciado, assim como alguns recém-formados no ensino secundário, tunisianos, argelinos, franceses e de outras nacionalidades, que, em sua maioria, já haviam entrado no mundo do trabalho. Era a época da Guerra da Argélia, e Túnis acolhia os refugiados e os inúmeros militantes da causa argelina. A maior parte desses estudantes considerava incontornável o conhecimento sobre nossa sociedade, notadamente a tunisiana e a argelina, para o projeto que compartilhávamos de, por meio de sólidas análises científicas, contribuir para sua independência e seu desenvolvimento. Afinal, não foi Jacques Berque quem repetiu à exaustão que "não existem países subdesenvolvidos, apenas países subanalisados"?

O bacharelado em sociologia compreendia quatro diplomas: um de sociologia geral, um de psicologia social, um

---

[5] Paul Sebag (1919–2004) publicou pelas Éditions Sociales, em 1951, em plena luta nacional, uma monografia sobre a Tunísia, a primeira obra a lançar um olhar crítico a respeito da colonização.

de economia política e social e o quarto era de livre escolha dos estudantes. Os que ficavam em Túnis deviam postular o diploma de geografia humana do bacharelado em geografia, enquanto outros iam à França, onde se matriculavam notadamente para a obtenção de um diploma em etnologia.

Foi no contexto do diploma de psicologia social, postulado igualmente pelos estudantes matriculados no bacharelado em psicologia, que Frantz Fanon, atuando como psiquiatra em Túnis desde 1957, depois de deixar a Argélia, de onde havia sido expulso,[6] propôs – sem dúvida por sugestão de Claudine Chaulet, também refugiada em Túnis com seu marido, o dr. Chaulet, e pesquisadora do Institut des Hautes Études – oferecer um curso semestral de psicopatologia social. Esse curso, ministrado no fim da tarde, era frequentado não apenas por diversos estudantes de ambos os bacharelados, como também por um público variado, formado por médicos, universitários, militantes argelinos e figuras políticas, a ponto de assumir uma dimensão e um alcance pouco comuns no panorama universitário tunisiano.

O curso propriamente dito era o centro das intervenções de Fanon, mas as digressões eram para nós igualmente valiosas e cativantes. Ele nos falava de sua experiência como psiquiatra no Hospital de Blida, de seus conflitos com colegas a respeito dos métodos de intervenção psiquiátrica; preconizava novos métodos, como a socioterapia e a psicoterapia institucional, algo que, na época, era revolucionário nessa área. Evocava também as relações entre negros e brancos – ele havia publicado *Pele negra, máscaras brancas* em 1952. Falava-nos ainda da opressão colonial e da violência, do

---

6 Frantz Fanon havia se demitido de suas funções de psiquiatra no Hospital de Blida e enviara uma carta aberta a Robert Lacoste (ver p. 292), dizendo que lhe era impossível querer a todo custo desalienar os indivíduos, "colocá-los de volta em seu lugar num país em que o não direito, a desigualdade e o assassinato foram alçados a princípios legislativos, onde o autóctone, alienado permanente em seu próprio país, vive num estado de despersonalização absoluta". Em resposta a essa carta de demissão, Fanon recebeu uma ordem de expulsão.

racismo que sofrera desde sua juventude, especialmente no Exército francês, no qual havia se alistado no fim da Segunda Guerra Mundial,[7] ou então na universidade, em Lyon, onde fora "confrontado, apartado, isolado";[8] do racismo contra os negros, contra os colonizados e, mais especificamente, contra os argelinos, com cuja causa havia se identificado;[9] do racismo que estava inscrito na cultura e na sociedade que o produzia.[10] Ele evocava a escola argelina de psiquiatria, caracterizada por uma postura racista do corpo médico em relação aos pacientes norte-africanos, considerados "homens primitivos, cuja evolução cerebral é anatomicamente defeituosa".[11] Tinha como projeto lutar contra todas as formas de alienação. Suas análises e a paixão que o movia nos impressionavam. Estava escrevendo *L'An v de la révolution algérienne*. Admirávamos nele o militante da descolonização e da independência da Argélia, sua rejeição a todas as formas de submissão e de desigualdade. Ele nos ensinou muito. Isso correspondia aos nossos questionamentos naquele momento.

Fanon convidou alguns de nós, estudantes de psicologia social do Centro de Estudos Sociais, a assistir às suas consul-

---

7 "Por ocasião da Libertação, Fanon e seus camaradas antilhanos foram desmobilizados e repatriados a bordo de um barcote convertido em negreiro, com a sensação de terem acreditado que lutaram na guerra pela igualdade das raças e pela fraternidade humana, quando, na verdade, em vista do comportamento das massas diante dos soldados franceses, tanto os aliados como eles próprios, eles se sentiam solitários, ignorados e, por vezes, até mesmo desprezados" (entrevista com Mahmoud Maamouri, ex-embaixador e amigo de Fanon, relatada por ocasião de uma conferência proferida em 2008).
8 Ver *L'Action*, Túnis, dez. 1963 (por ocasião do segundo aniversário da morte de Fanon).
9 Na carta de demissão que havia escrito ao deixar o Hospital de Blida, Fanon afirmou: "Se a psiquiatria é a técnica médica que visa permitir ao homem não mais ser estrangeiro em seu meio, devo afirmar que o árabe, alienado permanente no próprio país, vive num estado de despersonalização absoluta".
10 Alice Cherki, *Frantz Fanon: Portrait*. Paris: Seuil, 2000.
11 F. Fanon, "Le Syndrome nord-africain". *Esprit*, fev. 1952.

tas nas manhãs de terça-feira no Centro-Dia de Neuropsiquiatria do Hospital Geral Charles-Nicolle, em Túnis. Ao chegar à capital, ele inicialmente fora nomeado para o Hospital Psiquiátrico de La Manouba, mas, confrontado com a relutância de seus colegas quanto à sua interpretação "sociológica" da enfermidade mental, obtivera do secretário de Estado da Saúde e dos Assuntos Sociais a transferência para o serviço neuropsiquiátrico do Hospital Geral Charles-Nicolle, onde dispunha de mais liberdade para se manter fiel a seus princípios. Teve ali a oportunidade de, com uma equipe mais jovem, criar um Centro-Dia de Neuropsiquiatria, "o lugar de Fanon em Túnis", segundo Alice Cherki.

Durante seus estudos de medicina, Frantz Fanon tinha frequentado simultaneamente, na Faculdade de Letras de Lyon, cursos de filosofia (havia sido aluno, entre outros, de Merleau-Ponty), de sociologia, de etnologia e de psicologia. Também tivera, em decorrência de um estágio no Hospital de Saint-Alban, em Lozère, a oportunidade de trabalhar com o dr. François Tosquelles, psiquiatra catalão e militante antifranquista, pioneiro da psicoterapia institucional.[12] Sua colaboração com Tosquelles, escreveu Alice Cherki em sua introdução a *Os condenados da terra*, foi para ele uma formação decisiva, tanto no que se refere à psiquiatria como em relação à sua militância futura.

Nomeado em novembro de 1953 médico-chefe do Hospital de Blida, ele e seus colegas haviam utilizado a socioterapia. Desconcertado com a postura de inúmeros psiquiatras, inclinados a considerar apenas os sinais exteriores da doença, dedicava especial atenção ao meio social dos pacientes e tendia a rejeitar o ambiente carcerário do hospital psiquiátrico.

O Centro-Dia de Neuropsiquiatria tinha como característica integrar um hospital geral; lá, o doente mental é um paciente como qualquer outro, menos estigmatizado do que numa instituição psiquiátrica; o médico psiquiatra tem à sua disposição a infraestrutura material do hospital geral e está

---

12   A. Cherki, *Frantz Fanon: Portrait*, op. cit.

em contato permanente com seus colegas internistas e cirurgiões. Porém o mais importante é que o paciente tem liberdade total; ele passa o dia no hospital, mas volta para casa após as dezoito horas, como qualquer trabalhador; retorna todas as noites à vida civil; viaja nos meios comuns de transporte; vai ao café, frequenta a mesquita, tem vida familiar... O recurso à socioterapia faz com que o paciente não seja mais um ser passivo, sentindo "a necessidade de verbalizar, de explicar, de se explicar, de se posicionar": "A socioterapia arranca o paciente de seus fantasmas e o obriga a confrontar a realidade".[13] Entre as terapêuticas psiquiátricas empregadas, Fanon destacava as psicoterapias individuais e psicanalíticas, mas, acima de tudo, as psicoterapias de grupo: em grupos de seis a oito pacientes, cada um expunha seus problemas, que se tornavam tema de discussões e trocas de experiências – ele ressaltava que essa terapia não podia ser aplicada às patologias mais graves.

Durante as sessões a que pude assistir, o dr. Fanon atendia muitos pacientes. Ele tinha dificuldade em seguir o ritmo que o hospital lhe impunha: sempre entrava em choque com os enfermeiros, que desempenhavam também o papel de intérpretes; percebia que aquilo que os pacientes diziam lhe era traduzido amiúde de forma resumida e, para Fanon, tudo o que eles diziam tinha grande importância; estendia-se com frequência inquirindo os membros de suas famílias e pedia a uma jovem assistente que com ele trabalhava que aplicasse questionários em domicílio. Suas consultas começavam entre 8h30 e 9 horas e nunca terminavam antes das 13h30, 14 horas, prolongando-se às vezes até as 15 horas. Comentava exaustivamente com sua equipe os casos que lhe eram apresentados, questionando-se sempre menos a respeito dos sintomas da doença do que sobre o ambiente familiar e social do paciente.

---

[13] F. Fanon e Charles Geronimi, "A internação diurna na psiquiatria: valor e limites (2) – considerações doutrinárias" (ver p. 85).

Muitos pacientes eram argelinos – alguns vindos dos maquis. Ele atendia também antigos *fellaghas* tunisianos.[14] Adorava falar desses casos de militantes que haviam se confrontado com a violência e se mostravam incapazes de se readaptar a uma vida civil e familiar normal. Longe de fazer apologia da violência, ele a julgava incontornável em resposta à violência da colonização, da dominação e da exploração do homem pelo homem. Algumas de suas afirmações nos pareciam demasiado cínicas... Confesso que seu personagem nos fascinava. Era autoritário, ao mesmo tempo que a todos escutava, distante, apaixonado e apaixonante; fazíamos perguntas, no entanto ele tendia mais a monologar, a refletir em voz alta. Não era apenas o médico que se exprimia, mas, sobretudo, o filósofo, o psicólogo, o sociólogo...

CURSO DE PSICOPATOLOGIA SOCIAL
FRANTZ FANON

O louco é aquele que é "estranho" à sociedade. E a sociedade decide se livrar desse elemento anárquico. O internamento é a rejeição, o alijamento do enfermo. A sociedade exige do psiquiatra que torne o enfermo novamente apto a integrar a sociedade. O psiquiatra é o auxiliar da polícia, o protetor da sociedade contra... O grupo social decide se proteger e tranca o doente. Quando o doente deixa o estabelecimento psiquiátrico sem a anuência do médico, há uma série de consequências a enfrentar. Os psiquiatras se insurgiram violentamente contra esse papel; exigiram das autoridades que deixassem alguma margem de espontaneidade à família e ao paciente. Essa nova visão gerou frutos. Veremos mais adiante como, ao praticar a autointernação, o doente mental pode se conscientizar de sua doença.

---

14 Termo árabe cuja tradução literal é "bandido", usado em referência aos militantes armados engajados na luta anticolonial no norte da África. [N. T.]

O problema da consciência da doença levanta dilemas. Não existe método que permita constatar se uma doença mental desapareceu; a partir de que momento se pode dizer que o doente foi curado? Desde 1930 sociólogos vêm oferecendo à psiquiatria dados interessantes. Uma vez que o doente perdeu efetivamente o sentido do social, é preciso ressocializá-lo. Porém, a qual grupo ele deve se adaptar? Percebemos que alguns poderiam ser admitidos no grupo familiar, mas dificilmente no grupo profissional ou vice-versa. Vemos pervertidos sexuais que são bem-sucedidos no plano social. Existe no esquizofrênico, em sua forma catatônica, um retraimento. Existem masoquistas morais: seriam anormais? Será que o objetivo do ser humano é nunca apresentar problemas ao grupo?

Diz-se também que a pessoa normal é aquela que não cria dificuldades. Mas, então, os sindicalistas que reivindicam e que protestam são normais? Quais seriam os critérios de normalidade? Para alguns, o critério é o trabalho. Mas uma prostituta trabalha! Ora, pode tratar-se de uma neurótica. No mesmo sentido, um desempregado estaria por isso doente? Muitos desempregados adoecem, mas seria porque estão desempregados? O médico está situado entre a sociedade e o enfermo. Por exemplo, em relação à correspondência, o médico lê as cartas vindas da sociedade e destinadas ao paciente. E a sociedade se esforça para controlar o trabalho do psiquiatra. O paciente, com frequência, parece curado e sofre uma recaída no momento da alta, por vezes de forma muito grave (tentativas de suicídio, por exemplo). Daí o esforço para criar uma sociedade dentro do próprio hospital: é a socioterapia.

Antes, a vida no hospital era desorganizada: divisões em alas, em quartos, em celas; o instrumento essencial era a chave. Na base da socioterapia, alguns princípios:

1) *É proibida a loucura no hospital.* Antes, quando um paciente se punha a chorar, dizia-se que cumpria a sua função de louco. Toda manifestação patológica deve ser enfrentada; a razão deve ser contraposta à desrazão do paciente. É uma experiência extremamente rica para quem a pratica. Não se pode estar doente com um cérebro são, com impecáveis

conexões neurônicas; por meio das conexões, há uma espécie de via aberta, por meio da qual o médico deve *adentrar com princípios inovadores*, de modo que *a loucura é permitida*.

2) *Modificação do ritmo diário*. Os trajetos privilegiados do paciente eram outrora ordenados por categorias. Impunha-se um ritmo. Eram criados refeitórios, entrega dos talheres, entrega dos guardanapos, e exigia-se dos pacientes que tivessem atitudes normais. É preciso que o paciente trabalhe e receba uma remuneração. Que se organizem concursos, reuniões das quais ele deve participar na presença do médico. O problema da tolerância do grupo em relação ao paciente é muito importante.

Dificuldades da socioterapia: a tolerância em relação ao paciente pode estar na origem de prejuízos materiais significativos; médicos anglo-saxões criaram a sala de polícia com guarda campal.

Diz-se que a socioterapia cria uma sociedade falsa. Será possível domesticar o ambiente social da mesma forma como se faz com o ambiente natural?

SOCIALIZAÇÃO EM FUNÇÃO DA MATÉRIA CEREBRAL

Abandonamos a perspectiva sociológica clássica pela neurofisiologia. A postura bípede alterou o corpo, fez bascular a cabeça, modelou o rosto, aumentou a capacidade da caixa craniana: essa hominização merece nossa atenção:

- complexidade crescente do sistema nervoso, do cérebro que alcança sua fase final, que é o cérebro humano com o desenvolvimento exagerado dos hemisférios;
- dois tipos de integração: integração subcortical (em muitos animais, o córtex é pouco desenvolvido); no homem, uma espécie de desenvolvimento do manto cerebral. As integrações subcorticais deram lugar ao manto cortical. O cérebro humano não só é maior, como também é mais complicado. O máximo de neurônios é acompanhado pelo máximo de capacidades. Existe um grande número

de feixes de associação; não existe um só ponto do cérebro que não esteja ligado a todos os outros.

Como funciona o cérebro? Ele se comporta como qualquer protoplasma do animal mais banal (fenômeno de despolarização e repolarização). Será o cérebro humano algo já acabado de modo definitivo? Será que a criança nasce com um cérebro que se desenvolve em função de um fenômeno endógeno (tese de Cuvier)? Será o cérebro um produto social (na origem, não há nada), como sugere a tese de Lamarck?

Existe uma dominância hemisférica: encontramos o centro da linguagem no nível do hemisfério esquerdo; crianças que apresentam hemiplegia direita falam. Quando o hemisfério esquerdo é atingido, ocorre uma inversão e o cérebro direito assume o lugar do cérebro esquerdo. Os surdos não nascem mudos: como não escutam a si mesmos, há um abandono progressivo dos movimentos originais de fala: a pessoa se torna muda por ser surda.

O cérebro humano tem potencialidades enormes, mas é preciso que elas possam se desenvolver num ambiente coerente. É preciso que as mensagens enviadas ao cérebro possam ser recebidas.

Poder ser socializado é, antes de mais nada, ter um cérebro normalmente constituído. Mas, por mais que essa seja uma condição necessária, outros elementos também contam. Piaget confere grande importância à linguagem, no entanto, antes da linguagem há um estágio preliminar.

No nível do cérebro, existe consubstancialidade do nós e do eu: não se pode dizer que a criança é egocêntrica e não enxerga o mundo exterior. Otto Rank descreveu seu "célebre" trauma do nascimento. Na prática do parto sem dor, percebe-se que o parto é um ato fisiológico, e não patológico.

Apoiemo-nos numa série de fatos: 1) um bebê de seis meses não consegue dormir no escuro: ele sempre dormiu com a luz acesa, há uma espécie de intoxicação das células cerebrais; 2) um bebê de três meses desenvolve uma dermatose que resiste a todo tipo de tratamento: a mãe dava de mamar à criança como se esta fosse um objeto repulsivo; 3) um bebê de dois meses e meio não dorme, não come, em seguida começa a comer, mas emagrece: os pais tampouco conseguem dormir; a criança, confiada à avó, recuperou-se e voltou a dormir; 4) um bebê de catorze meses não dorme e é agressivo: o pai, desempregado, bate na mãe; 5) um bebê de catorze meses apresenta vômitos irreprimíveis; a causa se revela ser a atitude dos pais em relação à criança: o pai tem dúvidas quanto à sua paternidade; 6) uma criança não sorri: a mãe tem dupla paralisia facial.

Desde as primeiras semanas, surgem estereótipos. Existe uma presença constante do meio social; desde os primeiros minutos de sua vida, a criança é guiada pelo meio social. Se algumas demoram para falar, geralmente é porque precisam pôr fim às inibições que se instalaram na primeira infância. Os casos de dislexia podem ser tratados.

A FORMAÇÃO DO EGO

O ponto de vista neurológico converge com o ponto de vista psicanalítico, e este estipula que, durante a fase de latência, tudo esteja em ordem. Lacan diz que a criança, quando nasce, está "fragmentada" (as associações ainda não foram estabelecidas). Aos seis meses de idade, produz-se uma mutação, que é o reconhecimento da imagem da mãe pela criança e a certeza que esta adquire de que o outro é igual ao "eu"; Lacan chama essa fase de estágio do espelho: se colocarmos uma criança diante do espelho aos quatro meses, nada acontecerá; aos sete meses, júbilo extraordinário: reconhecimento que ela associa à imagem materna. O fato de eu ser eu é assombrado pela existência do outro. Para o ser humano, o estágio do espelho é uma etapa habitual; a criança reage à face humana bem cedo; existe um reflexo condicionado.

A criança é muito sensível às modificações da atmosfera. O cérebro não é fraco em sua constituição. Ser socializável é poder manter uma tensão constante entre ego e sociedade. Com a linguagem, isso se complica: a palavra se converte no sinal de um sinal. Se o meio não me autoriza a responder, é evidente que me atrofio, que sou detido, retido, que não posso ter um ritmo normal; se o meio me amarra, há conflito; não existe essa perspectiva aberta à complexidade fracionária do cérebro. Ser socializado é responder ao meio social, é aceitar que o meio social influi sobre o ego.

CONTROLE E MONITORAMENTO

Já se disse que os tempos modernos eram caracterizados pelo fichamento do indivíduo. O psiquiatra intervém quando a pessoa faz parte de um esquema de trabalho, de uma técnica; a pessoa trabalhando em equipe, na linha de produção, tem necessidade de ser controlada.

Antes, controlava-se um objeto, controlava-se o trabalho empregado num objeto material; era um controle quantitativo. Em seguida, com o desenvolvimento do mercado, introduziu-se certa quantificação. Passaram a ser consideradas as horas de trabalho, o número de horas de presença no interior de uma linha de produção. Foi isso que deu origem ao sistema de relógio de ponto.

O relógio de ponto tem apelidos – o "negociante", o "avô". O patrão o chama de "antifurto". Ser um bom trabalhador é não ter problemas com o relógio de ponto. Os vínculos do trabalhador com ele são estreitos, registrados minuto a minuto. A pessoa sente a presença do aparelho como um peso. Estar na hora, para o operário, é estar em paz com o aparelho. A noção moral de culpabilidade é introduzida aqui. O aparelho previne e limita a culpabilidade endêmica do trabalhador. Para o patrão, o relógio de ponto é indispensável. O aparelho, por estar continuamente presente, invoca determinado número de condutas no operário. Representa o aparato como um todo que o emprega. Antes do aparelho, havia para o operário a possibilidade de se escusar; dali em diante, ele é constantemente relegado à solidão, com a impossibilidade de persuadir o empregador de sua boa-fé.

Daí as condutas patológicas observadas: tensões nervosas; cóleras explosivas; sonhos desses operários / pesadelos: um trem que parte e me deixa para trás, uma grade que se fecha, uma porta que não mais se abre, um jogo que não me permite jogar, o patrão que se foi, deixando o aparelho em seu lugar...

Mas não é meramente o vínculo que se reifica nesse caso, é o empregado também. Em decorrência disso:

- absenteísmo: o trabalhador chega atrasado, mas não entra, por medo da advertência. Vai então ao médico e tira uma licença médica. Contudo, há o controle. Portanto, o empregado da fábrica não sabe o que é relaxar. Ele sente tédio; tem a impressão de estar excluído do grupo, de estar deslocado;
- reforço das atitudes obsessivas: o tempo não é mais uma coisa dentro da qual me encaminho de forma ordenada, mas algo que preciso incessantemente levar em consideração;
- acidentes: ocorrem 50% mais acidentes antes da chegada ao trabalho do que na volta para casa, momento em que, no entanto, o trabalhador está mais cansado;
- perda de controle dos reflexos.

Existem meios de prevenir esses problemas? Seria preciso que os patrões e a coletividade começassem a se ocupar disso.

AS NEUROSES DAS TELEFONISTAS

O ambiente estudado é o serviço de chamadas interurbanas de Paris. Le Guillant,[15] com base em inúmeros casos, constatou os seguintes fenômenos entre as telefonistas: sensação

---

15 [Fanon começou a acompanhar bem cedo os trabalhos do psiquiatra comunista Louis Le Guillant, a quem cita no artigo escrito com Slimane Asselah, "O fenômeno da agitação no meio psiquiátrico" (ver p. 129). Ver especialmente: "La Psychologie du travail" (*La Raison*, n. 4, pp. 75-103, 1952) e "La Névrose des téléphonistes" (*La Presse Médicale*, n. 13, pp. 274-77, 1956). Os textos de Le Guillant sobre a psicologia do trabalho foram republicados sob o título *Le Drame*

de cabeça vazia, trabalho intelectual impossibilitado; impossibilidade de se deitar sem dor: perda do controle dos reflexos; fenômenos obsessivos; perturbações do humor, afetando o marido e o ambiente familiar; impossibilidade de suportar o barulho; insônias; distúrbios somáticos: as pacientes não se alimentam mais e são constantemente acometidas por doenças. Tudo isso influi na vida conjugal.

De onde vêm esses transtornos? Demasiada quantidade de chamadas; é preciso usar o fone na cabeça o tempo todo. Le Guillant fala também do painel de escuta controlado pelo supervisor: a funcionária se sente espionada, ela deve se controlar constantemente; o corpo, na medida em que se manifesta, é perseguido alucinantemente pela percepção auditiva. O papel da funcionária é estabelecer o canal de comunicação, conectar cabos, se abstrair.

Nos serviços públicos, a telefonista não é monitorada e os distúrbios se devem apenas ao caráter mecanizado da profissão, e não ao painel de escuta ou aos supervisores. Nesse caso, temos um exemplo daquilo que se chama em psiquiatria de "síndrome de ação exterior", que deforma e frequentemente leva ao suicídio.

OS FUNCIONÁRIOS DE GRANDES LOJAS

Especialmente nos Estados Unidos, câmeras operam nas grandes lojas sem que o funcionário seja advertido; existe um monitoramento permanente. Isso, é óbvio, não se destina apenas aos funcionários, mas, antes de mais nada, a ladrões, o que não impede que o funcionário se sinta constantemente espiado. Daí decorrem síndromes do mesmo tipo que as das telefonistas monitoradas pelo painel de escuta. No seio do ambiente tecnológico, a tendência é a redução das comunicações e a transformação das pessoas em autômatos.

—

humain du travail: Essais de psychopathologie du travail, ed. Yves Clot (Toulouse: Érès, 2010).]

O PROBLEMA DO RACISMO (ESTADOS UNIDOS)

Nas sociedades segregadas, observa-se um comportamento caracterizado por uma tensão nervosa predominante, que leva muito rápido ao esgotamento. Entre os negros americanos, o autocontrole é permanente e está presente em todos os níveis, emocional, afetivo... Essa segregação, chamada de *color bar*, é rígida, sua presença contínua tem algo de lancinante. Quando lemos os romances policiais de Chester Himes (*A maldição do dinheiro* [1957], *A louca matança* [1959], entre outros), percebemos muito bem que o traço dominante no Harlem é a agressividade. Por uma espécie de introjeção, a agressividade do negro se volta contra o negro; a condenação é absorvida; o negro "assume" a própria condenação. Notem a importância dos sentimentos de culpabilidade do negro, assim como os do judeu.

É compreensível que o "negro"[16] queira deixar o Harlem, mas isso significa querer ser branco. A religião é vista com frequência como um meio de se "branquear". Por vezes, também se observam outras tentativas, como a que consiste em mostrar que o paraíso é negro, que Jesus Cristo é negro (ver *Mais próximo do céu* [*The Green Pastures*]);[17] os temas da evasão,

---

16 No original, a expressão entre aspas é *nègre*, termo racial com carga pejorativa na língua francesa. [N.T.]

17 [Ao criticar o romance de Mayotte Capécia, *Je suis Martiniquaise* (Paris: Corrêa, 1943), em *Pele negra, máscaras bracas*, Fanon se refere também ao filme *Mais próximo do céu*, dos americanos Marc Connelly e William Keighley (1936): "A retração do ego como processo de defesa bem-sucedido é impossível ao negro. Ele precisa de uma sanção branca. Em plena euforia mística, salmodiando um cântico encantador, Mayotte Capécia tem a impressão de ser um anjo e de alçar voo 'toda rosa e branca'. Existe, contudo, este filme, *Mais próximo do céu*, em que os anjos e Deus são negros, porém, isso chocou terrivelmente nossa autora: 'Como imaginar Deus com os traços de um negro? Não é assim que imagino o paraíso. Mas, seja como for, não passa de um filme americano'. Não é possível, o Deus bom e misericordioso não pode ser negro, ele é um branco de bochechas bem rosadas. Do negro ao branco, essa é a linha de mutação. A pessoa é branca da mesma forma como é rica, da mesma forma como

da partida e do sair voando nos *negro spirituals*;[18] o desejo de se tornar grande, de ser campeão em alguma área – nesse sentido, a revanche histórica do negro americano por ocasião de manifestações esportivas como os Jogos Olímpicos.

A obsessão do suicídio: ver o *blues* e a música negra americana. Em alguns *blues*, a agressividade é cristalina: "Rezo a Deus para que este trem para o leste se espatife, que o maquinista seja morto...". Com frequência, só resta aos negros um recurso: matar. Quando um negro mata outro, nada acontece; quando um negro mata um branco, toda a polícia é mobilizada.

PROBLEMA DO ENCONTRO

Em que medida, numa sociedade tão segregada quanto a americana, pode um negro encontrar um branco? Quando um negro americano está diante de um branco, há de imediato estereótipos que intervêm; não é preciso que ele seja "genuíno" com o branco, porque os sistemas de valores não são os mesmos; na base, há uma mentira, que é a mentira da situação. Confessar significa admitir fazer parte do próprio grupo social;[19] se o negro é dominado, não se pode exigir dele um comportamento humano. Quando um negro se dirige a um branco, ele assume de saída uma voz específica, assim como uma entonação e um estilo também específicos. Quando o elemento branco intervém no Harlem, a solidariedade racial se manifesta imediatamente.

é bela, da mesma forma como é inteligente. Contudo, André partiu para outros céus levando a *mensagem branca* a outras Mayottes: pequenos genes esplêndidos de olhos azuis, pedalando ao longo dos corredores cromossômicos".]
18 [Em Lyon, Fanon encontrara Louis T. Achille, grande especialista francês em *negro spirituals*, sobre os quais escrevera um artigo no número de maio de 1951 de *Esprit*, dedicado a "La plainte du Noir". Esse número continha também, de Fanon, "L'Expérience vécue du Noir", futuro capítulo de *Pele negra, máscaras brancas*.]
19 [Ver acima, "Condutas confessionais na África do Norte", p. 243.]

Desde a infância, a sociedade intervém no desenvolvimento da personalidade. Nas histórias de "ninar", já aparece o tema da negritude: "Dorme, dorme, meu pretinho, leve o tempo que levar, porque depois a mamata vai acabar". Espécie de condicionamento pelo absurdo. Há um espaço reservado, com tudo o que isso implica em termos de proibição. Há tensão psicológica e muscular intensa, que ocasionará cefaleias e úlceras orgânicas. A inquietude é importante. A rejeição acarreta complexos de inferioridade. A dificuldade de defender o amor-próprio desvaloriza esse amor-próprio. Existem, ao mesmo tempo, uma suscetibilidade, uma sensibilidade à flor da pele.

A SOCIEDADE "COLONIZADA"

Nos territórios sob dominação estrangeira, encontram-se as mesmas atitudes. Argelinos se alistaram no Exército alemão, com a esperança de libertação de seu país pela Alemanha. O *Manifesto* de 31 de maio de 1943 reivindicava o direito dos argelinos à autodeterminação.[20] Enorme relutância dos argelinos a se engajar na guerra. Diziam: "Os inimigos dos nossos inimigos são nossos amigos". Em 1939, a convicção do povo argelino era de que os alemães sairiam vitoriosos; chamavam Hitler de "*Hadj Belgacem*".[21] Em 1942, milícias territoriais

---

20 [Ferhat Abbas, *Le Manifeste du peuple algérien*, reeditado com prefácio de Jean Lacouture (Paris: Orients Éditions, 2014).]
21 *Hadj*, *Hadji*, *Hajj* ou *Haj* são transliterações do termo árabe حج, que, como mandamento e um dos pilares da fé muçulmana, designa a peregrinação a Meca a ser realizada ao menos uma vez durante a vida do fiel, que habitualmente incorpora o termo ao nome após a viagem. *Belgacem* é uma típica contração norte-africana para Abu al-Qasim (أبو القاسم), um dos nomes atribuídos ao profeta Maomé, significando "pai de Qasim", seu primogênito, morto com um ano de idade. Em sentido literal, Qasim (também transliterado como Qasem, Kacem ou Gacem) pode significar "aquele que reparte, que

foram instituídas. Mas as lideranças políticas conscientes do que era a ideologia nazista explicaram que não se deveriam nutrir ilusões. Os movimentos pró-nazistas no Irã e no Iraque eram, antes de mais nada, anti-ingleses ou antifranceses.

Há um reposicionamento dos valores; quando a independência é alcançada, não há mais glória para o ex-combatente. Aimé Césaire diz que, se os europeus são anti-hitleristas, é porque Hitler tentou aplicar a eles o que eles aplicavam aos povos que colonizaram.[22]

CONSIDERAÇÕES ETNOPSIQUIÁTRICAS

Foram descritas uma dependência do malgaxe, uma indolência do hindu. Em 1918, um professor de neuropsiquiatria, o prof. Porot, da Faculdade de Argel,[23] publicou um tratado de "psiquiatria muçulmana", no qual caracterizava o muçulmano da seguinte forma: ausência completa ou parcial de emotividade; credulidade; teimosia tenaz; propensão a acidentes e a crises de histeria. Contudo, em 1932 (*Annales Médico-psychologiques*), ele viria a dizer que o cabila, inteligente, escapava à debilidade mental constatada entre os outros argelinos. Em 1935, Porot,[24] por ocasião da discussão de um relatório psiquiátrico, afirmou que o argelino era um grande débil mental; um ser primitivo, cuja vida era essencialmente vegetativa e instintiva; ao menor choque psíquico, reações diencefálicas, em vez de psicomotoras.

O prof. Sutter voltou à questão: "O primitivismo não é uma falta de maturidade, mas uma condição social advinda

---

distribui". Assim, o sentido possivelmente atribuído a *Hadj Belgacem* seria "o peregrino, pai da partilha". [N. T.]
22 [Aimé Césaire, *Discours sur le colonialisme*, 1955 (*Œuvres*, Paris: CNRS/Présence Africaine, 2013, pp. 1443-76).]
23 [A respeito de Porot e Carothers, ver "Considerações etnopsiquiátricas", p. 234.]
24 [Ibid.]

ao fim de sua evolução";[25] logo, não se pode explicar o primitivismo pela dominação; esse primitivismo se aplica de forma lógica a uma vida diferente da nossa, ele possui bases bem mais profundas.

Esses trabalhos da escola de Argel não ficaram isolados. Afirmações do mesmo gênero foram feitas em Marselha pelo dr. Gallais a respeito dos artilheiros senegaleses. O dr. Carothers realizou no Quênia um estudo sobre a Revolta dos Mau Mau e invocou a noção de ciúme (os ingleses assinalaram sua preferência por determinadas tribos): papel da frustração do amor do pai, simbolizado pelo colonizador inglês. Carothers afirmou que o africano se assemelha, por sua completa inaptidão para a síntese, a um europeu lobotomizado. O africano é, segundo ele, um lobotomizado constitutivo (ver *The African Mind in Health and Disease: A Study in Ethnopsychiatry*, 1954). Foram esses os trabalhos que lhe franquearam a entrada na Organização Mundial da Saúde.

RELAÇÕES DO COLONIZADO COM O TRABALHO
NUMA SOCIEDADE COLONIZADA

Estudar os vínculos de colaboração entre o colonizador, o colono autóctone e o colonizado é mostrar que não existe vínculo.

O trabalhador colonizado e o Estado: o Estado se apresenta de saída como estrangeiro. O trabalhador agrícola dos seringais da Indochina ou o mineiro do sudoeste africano não são comparáveis ao camponês metropolitano. O colono, seu patrão, afirmou-se pela força; a bandeira metropolitana hasteada em seu território é uma violação. Entre os mineiros do norte da França há uma homogeneidade, e, mesmo que existam reivindicações, ocorrem no contexto do círculo nacional, do universo nacional. O colonizado só pode pensar em luta priorizando a contestação radical da dominação do seu país por outro.

---

25 [Ver ibid.]

Antes da chegada dos estrangeiros, o país colonial não existia; ao menos ele assumia a condição de coisa, no estado natural. A ação da metrópole se exerce sobre a própria natureza e sobre as criaturas ainda em seu estado natural. O trabalho, na medida em que fecunda o ser humano, é privilégio do colono; só o colono trabalha, ao mesmo tempo, a natureza e as criaturas. Autóctones e selva, Mitidja[26] e teimosia indolente são a mesma coisa. Assim como é preciso abrir estradas, assim como é preciso lutar contra a lepra e a malária, é preciso também lutar contra os nativos; é preciso transformar a natureza a despeito dela, lançar sobre ela a violência; é preciso brutalizar o nativo, fazer-lhe o bem a despeito dele. Quando se fala do ouro do Transvaal, pensa-se na obstinação do colono. Mas existe hostilidade real do autóctone? O que existe, em vez disso, é inércia, abulia, estagnação, desejo de perpetuar o estado atual das coisas, daí decorre a dificuldade de obter uma ação; existe a preguiça. Estudar o trabalho nas colônias é, de certo modo, estudar a preguiça (tomar como referência sobre esse assunto o artigo "Terre" [Terra] em *Présence Africaine*, 1952).[27]

Essa noção de não esforço, de não colaboração do colonizado, é um dado constante nas relações entre metrópole e colônia. Se o que se pretende é gerar obras, se o que se quer é humanizar a natureza, é preciso forçar, é preciso trabalho forçado. O trabalho forçado é a réplica do colono à preguiça do nativo; força-se o autóctone a trabalhar, ele será requisitado em sua casa. O trabalho forçado é uma consequência lógica

---

26 Planície do norte da Argélia que se espraia desde os arredores de Argel e que, fértil e abundante em água, foi ocupada por colonos brancos durante a colonização francesa, assumindo lugar de destaque na mitologia colonial da domesticação da natureza argelina por meio das virtudes laboriosas do colonato branco. [N. T.]

27 [Trata-se, sem dúvida, da seção "Terre africaine", do n. 13 de *Présence Africaine* (1952), dedicado ao "Travail en Afrique noire". Essa seção contém um artigo de Rosa Luxemburgo: "L'Expropriation des terres et la pénétration capitaliste en Afrique".]

da sociedade colonial. Uma vez que o nativo pode ser forçado, depreende-se que se pode bater nele.

Essa preguiça se opõe à ganância do colono, à sua avidez por ganhar dinheiro. É uma preguiça vivida no contexto colonial como vontade de não facilitar o lucro; é uma conduta de larápio; o colono não trabalha em função da eternidade; ele trabalha pela própria vida. É por isso que, considerados do ponto de vista do Estado colonial, os investimentos são um contrassenso; pois investir significa se alinhar ao futuro dessa região. Nas colônias, a indústria privada não pode investir nada. Os colonos não se instalaram nas colônias na perspectiva de determinado desenvolvimento econômico, mas para extrair no mínimo de tempo o máximo de lucro.

Se considerarmos o *problema sindical*, veremos que ele se apresenta em termos muito específicos. Antes de mais nada, o sindicalismo da colônia se implantou usando as mesmas palavras de ordem que na metrópole; o mesmo se aplica aos partidos políticos. O problema não é exposto de forma heterogênea, mas de forma homogênea. As palavras de ordem sindicais eram as mesmas na metrópole e nas colônias. Os trabalhadores colonizados sindicalizados sempre foram operários especializados ou então funcionários; nem sequer se considerou a sindicalização dos trabalhadores agrícolas. Os trabalhadores sindicalizados sempre foram, no plano econômico, "assimilados", e não era preciso exigir deles a tomada de consciência nacional, mas os 87% de não sindicalizados não tinham como enfrentar o problema nos mesmos termos. Entretanto, a tomada de consciência nacional dos trabalhadores e dos empregados acontecerá.

A noção de desempregado: nas colônias, ele não é um trabalhador sem trabalho; é um nativo cuja energia não foi ainda requisitada pela sociedade colonial. É uma reserva em caso de defecção dos outros trabalhadores: segundo o prof. Porot, o norte-africano se seniliza muito rápido (aos 35 ou quarenta anos de idade). O desemprego não é um problema humano; é uma reserva perpétua; antes de mais nada, para substituir os senis precoces, ou então em caso de reivindicação dos nativos empregados, reserva de chantagem para manter os salários num nível irrisório. A massa dos desempregados não incomoda os colonos.

Se, numa colônia, não existe desemprego, se há escolarização e as faculdades estão abertas, não se trata de uma colônia. O desemprego deve ser endêmico como a febre amarela ou a malária. As estatísticas mostram que, em muitas regiões, as doenças tropicais diminuíram consideravelmente. Trata-se de introduzir novas relações em uma sociedade, e introduzir novas relações significa negar o sistema colonial.

O colonizado é uma criatura ociosa? A preguiça do colonizado é uma proteção, uma medida de autodefesa no plano fisiológico, antes de mais nada. O trabalho foi concebido nas colônias como trabalho forçado e, mesmo que não haja açoite, a situação colonial é, em si mesma, um açoite; é normal que o colonizado não faça nada porque o trabalho, para ele, não leva a nada.

É preciso retomar o trabalho como humanização do ser humano. O ser humano, quando se lança ao trabalho, fecunda a natureza, mas também se fecunda. É preciso que existam ali relações fecundantes de generosidade; há reforma da natureza, transformação da natureza, mas é porque o ser humano se modela a si mesmo.

O colonizado que resiste à razão.

CARTA AO MINISTRO RESIDENTE

FRANTZ FANON, ARGEL, DEZEMBRO DE 1956[1]

Ao sr. ministro residente, governador-geral da Argélia.

Sr. ministro, mediante minha solicitação, e por meio da portaria do dia 22 de outubro de 1953, o sr. ministro da Saúde Pública e da População de bom grado colocou-me à disposição do sr. governador-geral da Argélia a fim de ser designado para um hospital psiquiátrico deste país. Estabelecido no hospital psiquiátrico de Blida-Joinville em 23 de novembro de 1953, exerço ali, desde a referida data, as funções de médico-chefe de departamento.

Ainda que as condições objetivas da prática psiquiátrica na Argélia fossem já um desafio ao bom senso, parecia-me que esforços deveriam ser empreendidos para tornar menos vicioso um sistema cujas bases doutrinárias se opunham cotidianamente a uma perspectiva humana autêntica. Durante

---

1 [Esta carta foi publicada em *Pour la révolution africaine*, coletânea póstuma publicada por François Maspero em 1964 (*Œuvres*, p. 733). Enviada por Fanon a Robert Lacoste em dezembro de 1956 – o que lhe valeu sua expulsão da Argélia em janeiro do ano seguinte –, uma primeira versão desta carta parece ter sido redigida no verão de 1956, conforme sugere a formulação "durante quase três anos" e a alusão à repressão dos grevistas de 5 de julho de 1956 (trabalhadores e comerciantes argelinos que responderam ao chamado de greve do Movimento Nacional Argelino), mesmo que diversos outros atos de repressão ainda mais notáveis tenham ocorrido na época; o que parece confirmar uma das últimas frases: "Já há longos meses minha consciência é palco de debates imperdoáveis".]

quase três anos, coloquei-me completamente a serviço deste país e dos homens que nele residem. Não economizei meus esforços nem meu entusiasmo. Não houve sequer um fragmento de minha ação que não tenha exigido como horizonte a emergência de um mundo válido, desejada de forma unânime.

Mas o que são o entusiasmo e a preocupação do homem se dia após dia a realidade se tece de mentiras, covardias e desprezo pelo homem? O que são as intenções se sua concretização é impossibilitada pela indigência do coração, pela esterilidade do espírito, pelo ódio dos nativos deste país? A loucura é um dos meios que o homem tem de perder sua liberdade. E posso dizer que, situado nessa interseção, mensurei com horror a amplitude da alienação dos habitantes deste país.

Se a psiquiatria é a técnica médica que visa permitir ao homem não mais ser estrangeiro em seu meio, devo afirmar que o árabe, alienado permanente no próprio país, vive num estado de despersonalização absoluta.

O status da Argélia? Uma desumanização sistemática. Ora, a aposta absurda era querer criar a todo custo certos valores, porém o não direito, a desigualdade e o assassinato foram alçados a princípios legislativos. A estrutura social que existe na Argélia se opõe a qualquer tentativa de recolocar o indivíduo em seu lugar.

Sr. ministro, chega um momento em que a tenacidade se torna perseverança mórbida. A esperança deixa de ser uma porta aberta para o futuro e se transforma na manutenção ilógica de uma atitude subjetiva em ruptura organizada com o real.

Sr. ministro, os acontecimentos atuais que ensanguentam a Argélia não constituem um escândalo aos olhos do observador. Não é nem um acidente nem uma pane do mecanismo. Os acontecimentos da Argélia são a consequência lógica de uma tentativa abortada de descerebralizar um povo.

Não é preciso ser psicólogo para perceber que, sob a aparente amabilidade do argelino, por trás de sua humildade despojada, há uma exigência fundamental de dignidade. E de nada serve, à ocasião de manifestações não simplificáveis, apelar a algum tipo de civismo.

A função de uma estrutura social é implementar instituições atravessadas pela preocupação com o homem. Uma sociedade que acua seus membros e os força a soluções desesperadas é uma sociedade inviável, uma sociedade a ser substituída. É dever do cidadão dizê-lo. Nenhuma moral profissional, nenhuma solidariedade de classe, nenhum desejo de lavar roupa suja em casa prevalece aqui. Nenhuma mistificação pseudonacional encontra clemência diante da exigência do pensamento.

Sr. ministro, a decisão de punir os grevistas de 5 de julho de 1956 é uma medida que me parece, literalmente, irracional. Ou os grevistas foram aterrorizados na própria carne e na de sua família – portanto, seria preciso compreender sua atitude, julgá-la normal, em face do clima –, ou sua abstenção traduz uma corrente de opinião unânime, uma convicção inabalável e, nesse caso, qualquer atitude punitiva seria supérflua, gratuita, inoperante.

Devo dizer com toda franqueza que o medo não me pareceu o traço dominante dos grevistas. Havia, antes, com muito mais preponderância, o desejo inelutável de suscitar, na calma e no silêncio, uma nova era de paz e dignidade.

O trabalhador da cidade deve colaborar com a manifestação social. Mas ele deve estar convencido da excelência dessa sociedade vivida. Chega um momento em que o silêncio se torna mentira. As intenções norteadoras da existência pessoal se acomodam mal aos atentados permanentes aos valores mais banais.

Já há longos meses minha consciência é palco de debates imperdoáveis. E a conclusão deles é a vontade de não deixar de crer no homem, isto é, em mim mesmo. Minha decisão é não assumir uma responsabilidade a todo custo, sob o pretexto falacioso de que não há nada que se possa fazer.

Por todas essas razões, tenho a honra, sr. ministro, de lhe pedir que aceite minha demissão e encerre minha missão na Argélia, com a expressão da minha mais alta consideração.

TRADUÇÃO Raquel Camargo

[4]
TESE DE EXERCÍCIO

UM CASO DE DOENÇA DE FRIEDREICH COM DELÍRIO DE POSSESSÃO
ALTERAÇÕES MENTAIS, MODIFICAÇÕES DE CARÁTER, DISTÚRBIOS PSÍQUICOS E DÉFICIT INTELECTUAL NA HEREDODEGENERAÇÃO ESPINOCEREBELAR

FRANTZ FANON, NOVEMBRO DE 1951[1]

Ao meu pai, que não teve a alegria de me ver concluir meus estudos médicos. Foi-me dito que ele teria adorado me abraçar antes de sua morte. Com devoção, dedico este trabalho à sua memória.
À minha mãe. Seu ardor pela vida sempre me maravilhou. Que ela possa ter a certeza de meu profundo amor.
Aos meus irmãos e irmãs. Ao meu irmão Joby.
Aos nossos parentes.
Aos membros da minha banca.
Ao sr. prof. Jean Dechaume [presidente da banca], professor de clínica neuropsiquiátrica da Faculdade de Medicina de Lyon, que me deu a honra de se dedicar algumas vezes especificamente aos meus estudos, evitando, com seus conselhos, que eu cometesse inúmeros erros. Seu sentido profundo de humanidade me permitiu compreender melhor o polimorfismo inerente à ciência neuropsiquiátrica. Que ele possa aqui ter a certeza de meu profundo reconhecimento.
Ao sr. prof. J. Bourret, professor de medicina legal na Faculdade de Medicina de Lyon. Tenho a felicidade de vê-lo avaliar minha tese. Ele me ensinou medicina legal, essa outra ciência dos extremos humanos, e nela pude apreciar o rigor de seu pensamento. Tenho por ele afetuosa admiração.
Ao sr. prof. P. Girard, professor associado da Faculdade

---

1 Tese de exercício apresentada à Faculdade Mista de Medicina e Farmácia de Lyon, defendida publicamente em 29 de novembro de 1951, para obtenção do grau de doutor em medicina.

de Medicina de Lyon, que me faz a grande honra de avaliar minha tese. Estendo a ele minha gratidão.
Ao sr. prof. J. de Rougemont, professor associado da Faculdade de Medicina de Lyon. Encontrei junto a ele grande competência filosófica, dado que a filosofia é o risco que a mente corre de assumir sua dignidade. Declaro a ele todo o meu respeito.

> *Só falo de coisas vividas e apresento não só coisas que acontecem na cabeça.*[2]
>
> FRIEDRICH NIETZSCHE,
> *Assim falou Zaratustra.*[3]

---

2   No original, "*Je ne parle que de choses vécues et je ne représente pas de processus cérébraux*". A tradução aqui proposta consta da tradução que Sandro Kobol Fornazari publicou do artigo de Germán Meléndez "Homem e estilo em Nietzsche" (*Cadernos Nietzsche*, n. 11, pp. 13-39, 34, 2001), no qual a passagem é referida ao v. 11 da KSA (*Kritische Studienausgabe: Sämtliche Werke*. Munique; Berlim: DTV e Walter de Gruyter, 1980, v. 11, p. 27 [77]). [N. T.]

3   [Fanon atribui a citação a *Assim falou Zaratustra*, mas ela foi extraída de um manuscrito preparatório de *Ecce Homo* (outono de 1884): "*Ich will das höchste Mißtrauen gegen mich erwecken: ich rede nur von erlebten Dingen und präsentire nicht nur Kopf-Vorgänge*" (*Kritische Studienausgabe*, 14, p. 361). Essa passagem foi traduzida em duas obras às quais Fanon teve acesso: *Introduction à la pensée philosophique allemande depuis Nietzsche*, de Bernard Groethuysen (Paris: Stock, 1926, p. 28), da qual um exemplar figura em sua biblioteca e em que a passagem é traduzida nos seguintes termos: "*Je ne parle que de choses vécues, et je ne me borne pas à dire ce qui s'est passé dans ma tête*" [Não falo senão de coisas vividas e não me limito a dizer o que se passou na minha cabeça], texto reproduzido em Bernard Groethuysen, *Philosophie et histoire* (Paris: Albin Michel, 1995, p. 100); e o livro de Karl Jaspers *Nietzsche, introduction à sa philosophie* (Paris: Gallimard, 1950, p. 387), um dos primeiros volumes publicados na "Bibliothèque de Philosophie" (coleção criada por Merleau-Ponty e Sartre), em que a passagem foi assim vertida: "*Je parle seulement de*

A frequência e a importância dos distúrbios mentais nas enfermidades nervosas familiares não permitem que sejam consideradas acidentes fortuitos.

PAUL GUIRAUD e JULIAN DE AJURIAGUERRA, apresentação à Sociedade Médico-Psicológica, 8 de fevereiro de 1934.

Preâmbulo

Tomando de empréstimo alguns sinais à síndrome descrita pela primeira vez por [Nikolaus] Friedreich em 1861, determinados quadros clínicos tentaram alcançar a dignidade de ente específico. Pierre Marie, trinta anos após a apresentação de Friedreich em Spire, descreveu uma nova doença, a que chamou de heredoataxia cerebelar. Essa individualização parecia justificável e a tese de Saquet num quadro esquemático estabeleceu uma discriminação semiológica bastante rigorosa. Alguns anos mais tarde, em 4 de fevereiro de 1926, [Gustave] Roussy e Gabrielle Lévy apresentaram à Sociedade de Neurologia sete casos de uma enfermidade familiar caracterizada por distúrbios de marcha e da posição ereta, por uma arreflexia tendinosa generalizada, pela presença de um pé torto e pela tendência à extensão do dedão do pé. Os autores designaram essa síndrome com o nome de distasia arrefléxica heredi-

---

choses vécues et n'expose pas uniquement des événements de téte". Jaspers não grifa *"vécues"*, mas acrescenta: "Nietzsche vê no conhecimento intelectual a subjetividade de uma vida...". A citação de Nietzsche conclui a dedicatória de Fanon a seu irmão Joby. Por mais que se trate aqui do objeto da tese, o espaço entre o psiquiátrico e o neurológico, é possível que haja ali também um aceno a Joby, uma alusão às coisas vividas que são estudadas em primeira pessoa em *Pele negra, máscaras brancas*.]

tária. Fazendo a ponte entre essas três doenças, encontramos a paraplegia espástica do tipo Strümpell-Lorrain.

Em 1929, o sr. Mollaret, em seu magistral estudo físico-clínico da doença de Friedreich, insistiu na existência de fronteiras claras entre a doença de Friedreich e a heredoataxia cerebelar de Pierre Marie. Ele se fez porta-voz da teoria unicista, que, com Raymond, encontrou sua expressão ideal na seguinte sentença: "Todas as afecções nervosas familiares formam uma cadeia contínua". No entanto, em sua introdução, o autor havia tido o cuidado de fazer uma ressalva a respeito da paraplegia espástica familiar. Foi somente em sua conclusão que ele aceitou subsumir no termo de heredodegeneração espinocerebelar o capítulo global da patologia nervosa familiar, pois, como disse: "Conforme a extensão da afecção dos sistemas espinocerebelares, o aspecto clínico realizado será ou de doença de Friedreich ou de heredoataxia cerebelar, ou então de paraplegia familiar específica. Preservamos essas denominações, mas, a nosso ver, elas designam [somente] entidades mórbidas correspondentes a esse único processo da degeneração de determinado âmbito, que se tornou inevitável pela hereditariedade".[4]

O sr. Mollaret precisou voltar a essa questão em 1933, num artigo da *Presse Médicale*, e seu mais recente posicionamento, publicado na *Encyclopédie Médico-chirurgicale*, incluiu defini-

---

4 Pierre Mollaret, *La Maladie de Friedreich: Étude physio-clinique*. Tese. Paris, 1929, p. 265. [Reproduzimos a seguir os dois últimos parágrafos da tese de Mollaret que a citação de Fanon condensou: "Tudo isso permite, pois, admitir que se trata de um único processo afetando de maneira mais ou menos completa os mesmos sistemas espinocerebelares. Conforme a extensão dessa afecção, o aspecto clínico realizado será ou de doença de Friedreich ou de heredoataxia cerebelar, ou então de paraplegia familiar específica. Preservamos essas denominações, mas, a nosso ver, elas já não designam entidades mórbidas distintas, representando meros esquemas clínicos convenientes, correspondentes a esse único processo da degeneração de determinado âmbito, que se tornou inevitável pela hereditariedade. É por essa razão que as preservamos, mas como se fossem os subtítulos de um capítulo mais geral, que propomos referir por um só termo, resumindo todos os traços essenciais: 'a heredodegeneração espinocerebelar'".]

tivamente a distasia arrefléxica hereditária no grupo da heredodegeneração espinocerebelar.

Insistimos nessa questão de patologia geral porque nos pareceu, após cuidadoso exame, que sintoma neurológico e sintoma psiquiátrico, no grupo descrito por Mollaret, obedecem a um polimorfismo absoluto.[5] Era indispensável reunir num feixe único os dados esparsos que constituem as doenças nervosas familiares. E a vertente psíquica dos distúrbios neurológicos deveria, da mesma maneira, ser descrita de forma unívoca. Veremos que essa segunda preocupação está longe de encontrar solução.

A paralisia geral, enfermidade eminentemente neurológica, quase sempre é acompanhada de um quadro psiquiátrico determinado. Portanto, não faltaram explicações causais e mecanicistas. Na heredodegeneração espinocerebelar, contudo, as coisas se complicam. É verdade que um distúrbio mental foi verificado em um décimo dos casos. Mas raramente são constatadas as mesmas alterações. Disso decorre a impossibilidade de estabelecer uma regra.

Nesse caso, portanto, deve ser considerado o problema das relações entre o distúrbio neurológico e o distúrbio psiquiátrico. Numa época em que neurologistas e psiquiatras se esforçam para delimitar uma ciência pura, isto é, uma neurologia pura e uma psiquiatria pura, seria válido introduzir no debate um grupo de doenças neurológicas que são acompanhadas de distúrbios psíquicos e levantar a questão legítima a respeito da essência desses distúrbios.

Em atenção à literatura específica, preservamos a denominação clínica sob a qual foram publicadas. Mas é o problema dos distúrbios mentais na heredodegeneração espinocerebelar que será abordado em nosso trabalho. Pareceu-nos inte-

---

5 [A noção de polimorfismo é importante nesta tese. Fanon a utiliza em sua dedicatória a Dechaume e volta a ela posteriormente ao tratar das ambiguidades perceptivas em que se apoiam os testes de percepções culturais, como o TAT. O polimorfismo da doença mental expõe o fosso entre o neurológico e o psiquiátrico, condição de possibilidade da socioterapia, assim como das psicoterapias.]

ressante, afinal, publicar um caso de psicopatia com estrutura histérica e ideias de possessão como parte da doença de Friedreich. A paciente que acompanhamos ao longo de um ano oferecia a vantagem de ter um desenvolvimento intelectual superior à média (*baccalauréat*). Não encontramos nenhum caso semelhante na literatura. Foi por essa razão que não hesitamos em estudá-lo.

Histórico

Em sua descrição original, Friedreich não assinalou distúrbios psíquicos. Considerou, em vez disso, que as funções cerebrais eram poupadas. O problema dos distúrbios mentais na heredodegeneração espinocerebelar foi estudado pela primeira vez na tese de Saquet. Antes de relatar as conclusões do autor, um apanhado histórico nos parece indispensável.

Foi Seeligmüller quem pela primeira vez, em 1879, paralelamente à ataxia motora, falou de uma ataxia no desdobramento dos pensamentos.[6] Em 1884, dois anos depois que, em sua tese, Brousse[7] legitimou a denominação de doença de Friedreich, Musso, estudando seis casos, detectou distúrbios psíquicos.[8] No mesmo ano, Longuet e, quatro anos mais tarde, Soca, em sua tese, defenderam ambos o ponto de vista oposto.[9] Para esses autores, não há déficit intelectual, não existem distúrbios mentais.

Gilles de la Tourette, Blocq e Huet, em *Nouvelle Iconographie de La Salpêtrière*, aproximaram, no que se refere à integri-

---

6 [Adolph Seeligmüller, "Hereditäre Ataxie mit Nystagmus". *European Archives of Psychiatry and Clinical Neuroscience*, v. 10, n. 1, pp. 222-42, 1880.]
7 [Auguste Brousse, *De l'ataxie héréditaire*. Tese. Montpellier, 1882.]
8 [G. Musso, "Sulla malattia di Freidreich". *Rivista Clinica*, Bologna, n. 10, 1884.]
9 [François-Vincent Soca, *Étude clinique de la maladie de Friedreich*. Tese. Paris, 1888.]

dade psíquica, a doença de Friedreich da esclerose múltipla.[10] Para eles, a inteligência não é afetada. Os distúrbios motores já dão conta de explicar essa fadiga, essa lentidão da ideação e da expressão verbal. Em 1890, Auscher citou o caso de uma prostituta acometida pela doença de Friedreich de início tardio com degeneração mental.[11] Em 1891, Courmont, em sua obra sobre o cerebelo e suas funções, detectou tristeza, apatia, indiferença e uma perturbação do senso moral.[12] Não se pode ignorar, efetivamente, que o cerebelo foi por muito tempo considerado pelos neurologistas a sede do equilíbrio psíquico e moral. Naquele mesmo ano, Nonne e, em 1892, Sanger Brown assinalaram a

---

10 [*Nouvelle Iconographie de La Salpêtrière: Clinique des maladies du système nerveux*, publicada, sob a coordenação do prof. Charcot (do instituto), por Paul Richter (diretor do laboratório), Gilles de la Tourette (diretor da clínica) e Albert Londe (diretor do serviço fotográfico) (Paris: Lecrosnier et Babé, 1888). Ver v. 1, pp. 44-63; 113-18; 155-62; 183-90.
"A fala exibe um distúrbio muito ostensivo, que se aproxima ao da esclerose múltipla; ela é hesitante, lenta, arrastada e nasalizada. Se o fazemos ler, ele mal articula as palavras, parece não dominar a articulação das sílabas e sua pronúncia é, em grande medida, escandida" (p. 48). "Apesar de terem uma inteligência por vezes bastante desenvolvida, esses pacientes ainda se mantêm como crianças grandes; são incapazes de um trabalho sério, detêm-se constantemente em futilidades e, por ocasião de conversas insignificantes, são acometidos por um ataque de riso tolo e prolongado. Temos razões para aproximar esse estado normal daquele que algumas vezes é observado na esclerose múltipla, considerando os notórios exemplos que já vimos e continuamos a ver no serviço clínico do sr. Charcot. Em todos esses casos, existe, mental e fisicamente, uma instabilidade genuinamente específica" (p. 115).]
11 [Ernest Auscher, "Sur un Cas de maladie de Friedreich (sclérose névrologique pure), suivi d'autopsie (l'étude histologique de la moelle épinière des nerfs cutanés)". *Comptes Rendus de la Société de Biologie*, v. 2, p. 475, 1890. Ver também: "Anatomie pathologique de la maladie de Friedreich" (*La Semaine Médicale*, v. 82, jul. 1890).]
12 [Frédéric Courmont, *Le Cervelet et ses fonctions*. Paris: Félix Alcan, 1891.]

indiferença, o estupor e a insensatez que afetavam pessoas acometidas pela doença de Pierre Marie.[13]

Em 1893, Pierre Marie escreveu em *La Semaine Médicale* o seguinte a propósito da doença de Friedreich:

> A inteligência está longe de ser afetada tanto quanto poderia parecer à primeira vista. [...] Quando se interrogam esses pacientes com atenção, percebe-se que são perfeitamente capazes de receber uma instrução determinada, que suas respostas demonstram um grau de raciocínio suficientemente compatível com sua idade. Não se pode supor, contudo, que suas faculdades psíquicas realizam um desenvolvimento normal em todos os sentidos e, no que se refere a esse aspecto, a diferença em relação aos indivíduos normais se acentua paulatinamente à medida que a idade avança.[14]

Vê-se bem o que implica um posicionamento como esse. A degenerescência que atinge setores neurológicos específicos não afeta as faculdades intelectuais com o mesmo grau de eletividade. É lentamente que aparecerão os distúrbios do juízo e as aberrações afetivas.[15] Para Pierre Marie, ocorreria mais uma interrupção na evolução mental que um verdadeiro desvio das faculdades psíquicas.

Em 1894, Bouchaud relatou o caso de um irmão e de uma irmã acometidos pela doença de Friedreich, com debilitação

---

13 [Max Nonne, "Vier Fälle von Elephantiasis congenita hereditaria". *Archiv für Pathologische Anatomie*, v. 125, pp. 189-96, 1891; Sanger Brown, "On Hereditary Ataxy, with a Series of Twenty-One Cases". *Brain*, v. 15, n. 2, pp. 250-68, 1892.]
14 [Pierre Marie, "Sur l'Hérédo-ataxie cérébelleuse". *La Semaine Médicale*, v. 50, 1893.]
15 [Essa afirmação prenuncia a insistência de Fanon na dimensão temporal própria ao pensamento psiquiátrico. Ver a seção sobre Goldstein na última parte desta tese.]

intelectual desde o início, culminando em demência.[16] Em 1895, Nolan citou o caso de três irmãs nas quais a doença de Friedreich evoluiu em conjunto com idiotia congênita. Em seu estudo anatômico, clínico e fisiológico sobre o cerebelo, André Thomas disse ter encontrado com frequência distúrbios mentais associados a síndromes cerebelares.[17] Mas, apesar disso, acrescentou, "a inteligência é normalmente preservada, o caráter é triste, os níveis de atenção dificilmente são mantidos, há certo grau de astenia intelectual, assim como de astenia física".

Em 1898, Raymond não reconhecia nenhum acometimento da inteligência e, em sua obra *Clinique des maladies du système nerveux*, atestou a integridade habitual das faculdades psíquicas.[18] [Jules] Vincelet, que consagrou sua tese à anatomia patológica da doença de Friedreich, relatou em 1900 um caso com delírio de perseguição associado. Em 1902, Gilbert Ballet publicou seu *Traité de pathologie mentale*, no qual afirmou: "Nos indivíduos acometidos pela doença de Friedreich, a inteligência, já inicialmente débil, com frequência continua a se debilitar".[19] Pritzche, em 1904, citou o caso de duas irmãs acometidas pela doença de Friedreich e por idiotia com sintomas demenciais. Em 1906, Pellizi descreveu uma paraplegia espástica familiar, associada à demência precoce. Flatau, em 1909,[20] e Vogt e Astwazaturow, em 1912,[21] publicaram casos da doença de Friedreich ou da doença de Pierre Marie acompanhadas de

---

16 [Jean-Baptiste Bouchaud, "Démence progressive et incoordination des mouvements dans les quatre membres, chez deux enfants, le frère et la sœur". *Revue Neurologique*, v. 1, pp. 2-7, 1894.]
17 [André Thomas, *Le Cervelet: Étude anatomique, clinique et physiologique*. Paris: G. Steinheil, 1897.]
18 [Fulgence Raymond, *Leçons sur les maladies du système nerveux*. Paris: Clinique de la Faculté de Médecine de Paris/O. Doin, 1897–1898.]
19 [Gilbert Ballet, *Traité de pathologie mentale*. Paris: O. Doin, 1903.]
20 [Germanus Flatau, "Klinischer Beitrag zur Kenntnis der hereditären Ataxie". *Deutsche Zeitschrift für Nervenheilkunde*, v. 35, p. 461, 1908.]
21 [Heinrich Vogt e Michail Astwazaturow, "Über angeborene Kleinhirn Erkrankungen mit Beiträgen zur Entwicklungsgeschichte des Kleinhirns". *Archiv für Psychiatrie und Nervenkrankheit*, v. 49, n. 1, 1912.]

idiotia e imbecilidade. Em 1913, Frenkel e Dide relataram três casos com debilitação demencial progressiva.[22]

Em 1919, em sua tese, Saquet fez um balanço da questão e acrescentou aos inúmeros casos já publicados uma heredodegeneração cerebelar com debilidade mental e debilidade motora e uma heredoataxia cerebelar com psicose alucinatória. Em 1920, Benon e Lerat publicaram na *Gazette médicale de Nantes* um caso de heredoataxia cerebelar acompanhada de delírio. Em 1921, Emmanuel Bergmann insistiu na associação heredoataxia e oligofrenia.[23] No mesmo sentido, Lamsens e Nyssen, em 1922, constataram debilidade mental.[24] Em 1923, De Vries citou dois casos de heredoataxia cerebelar acompanhada por imbecilidade.

Em 1928, Van Bogaert, em sua exposição ao Congresso de Médicos Alienistas e Neurologistas, estudou a coexistência dos distúrbios mentais nas atrofias cerebelares. No ano seguinte, englobou em sua descrição uma variedade de atrofia olivopontina com distúrbios demenciais. Durante esse mesmo ano foi defendida a tese de Mollaret. O autor apresentou 21 observações, entre as quais pôde constatar uma proporção de cerca de três quintos com distúrbios mentais.

Em 1929, Hiller estudou os distúrbios da linguagem falada e da linguagem conceitual na doença de Friedreich[25] e mostrou os elos intrínsecos que existem entre as duas modalidades de expressão verbal. Cinco anos mais tarde, J.-O. Trelles, numa apresentação bastante célebre, examinou as lesões anatomopatológicas e os distúrbios mentais na doença de

---

22 [Henri Frenkel e Maurice Dide, "Rétinite pigmentaire avec atrophie papillaire et ataxie cérébelleuse familiale". *Revue Neurologique*, v. 11, p. 729, 1913.]
23 [Emmanuel Bergmann, *Studies in Heredo-ataxia*. Uppsala: Läkarforenings Förhandlingar, 1921, p. xxvi.]
24 [J. Lamsens e René Nyssen, "Trois Cas d'ataxie familiale cérébello-spasmodique". *Journal Belge de Neurologie et de Psychiatrie*, v. 22, 1922.]
25 [Friedrich Hiller, "A Study of Speech Disorders in Friedreich's Ataxia". *Archives of Neurology and Psychiatry*, v. 22, pp. 75-90, 1929.]

Friedreich[26] – teremos a oportunidade de voltar à sua observação. No mesmo ano, Guiraud e Derombies apresentaram à Sociedade Médico-Psicológica um caso de doença de Roussy-Lévy com distúrbios mentais. Ainda em 1934, Paul Courbon e Louise Mars apresentaram à Sociedade Médico-Psicológica uma paciente acometida por lesões fagedênicas múltiplas e por debilidade mental, evoluindo lentamente para a demência. A coexistência de doença de Friedreich nos faz pensar que os distúrbios mentais não guardavam relação com o fagedenismo, mas sim com a doença de Friedreich.

Em 1935, Pommé apresentou à Sociedade de Medicina de Lyon seu segundo caso de Friedreich. (O primeiro havia sido objeto de uma apresentação em 1931.) Em ambos os casos, o psiquismo tinha sido considerado intacto pelo autor. Klimes e Egedy, em 1936, assinalaram a labilidade afetiva num caso de Friedreich.[27] Essa mesma característica tímica foi encontrada em 1937 por Stertz e Geyer.[28] Durante esse mesmo ano Van Bogaert e seus colaboradores relataram quatro casos de doença de Friedreich com distúrbios mentais. Eis as conclusões a que os autores chegaram: 1) a doença de Friedreich com distúrbios mentais não é hereditária; 2) nas doenças de Friedreich com distúrbios mentais, a síndrome neurológica precede em muitos anos a evolução mental; 3) os distúrbios mentais são normalmente tardios; 4) os distúrbios mentais adquiridos têm determinado número de traços comuns.

O início é marcado por manifestações de violência e cólera, um estado de excitação que, no princípio, se instala em episódios de crise e em seguida se torna contínuo. Essas crises

---

26 [Julio-Oscar Trelles, "À Propos d'un Cas anatomo-clinique de maladie de Friedreich avec troubles mentaux: Les lésions cérébelleuses dans la maladie de Friedreich, les atrophies cérébelleuses avec troubles mentaux". *Annales Médico-psychologiques*, v. 2, pp. 760-86, 1934.]
27 [Karl Klimes e Elemér Egedy, "Beiträge zur Friedreichschen Ataxie". *Journal of Neurology*, v. 141, n. 3-4, pp. 200-05, 1936.]
28 [Georg Stertz e Horst Geyer, "Zur Erbpathologie der spinalen Ataxie unter besonderer Berücksichtigung des Status dysraphicus". *Zeitschrift für die gesamte Neurologie und Psychiatrie*, v. 157, n. 1, pp. 795-806, 1937.]

de excitação têm ora um caráter de irritabilidade impulsiva, ora de inquietude e angústia. Os transtornos da doença coincidem com paroxismos. É durante esses mesmos estados que sobrevêm fugas. Ao longo da fase aguda de sua evolução mental, esses pacientes são difíceis, impulsivos, negativos, ruidosos e, na sequência, tudo volta bruscamente à ordem. Nesses momentos, eles não são incapazes de demonstrar doçura e afeição para com os seus. O déficit mental não é global; em decorrência de sua falta de atenção, parecem mais debilitados do que fato estão. Alguns deles puderam por muito tempo trabalhar em casa ou até mesmo exercer uma profissão. A memória se mantém bem preservada. A gagueira pode ser corrigida se for meticulosamente controlada. Há o risco de serem confundidos, em determinados momentos de sua evolução, com enfermos acometidos por demência precoce, em virtude de sua oposição, indiferença e falta de atenção, mas em nenhum momento se observam neles dissociação mental genuína, persistência cataléptica ou estereótipos.

No mesmo ano, Klein, nos *Archives suisses de neurologie et de psychiatrie*, detectou alterações psicopatológicas numa família acometida pela doença de Friedreich.[29] Em 1938, Hempel assinalou um caso da doença com debilidade mental. No mesmo ano, dois israelitas poloneses, apresentando uma síndrome de ataxia cerebelar progressiva com oligofrenia, foram objeto de uma publicação de Maere e Muyle no *Journal Belge de Neurologie et de Psychiatrie*. Ainda em 1938, Persch estudou um caso de esquizofrenia associado à doença de Friedreich.[30] Em 1939, Birkmayer descreveu um caso de demência precoce evolutiva num paciente também acometido por ela. Piton e Tiffeneau,

---

29 [D. Klein, "Familienkundliche, körperliche und psychopathologische Untersuchungen über eine Friedreich-Familie". *Schweizer Archiv für Neurologie und Psychiatrie*, v. 39, pp. 89-116, 320-29, 1937.]
30 [Reinhold Persch, "Schizophrenie (Katatonie) und Encephalitis". *Allgemeine Zeitschrift für Psychiatrie*, v. 107, pp. 246 e ss., 1938.]

em 1940, relataram dois casos de ataxia de Pierre Marie com distúrbios mentais do tipo retardamento da ideação.[31]

Em 1941, Götze situou os distúrbios mentais no grupo das afecções hereditárias com base na nosologia psiquiátrica. O volumoso trabalho de Sjögren, em 1943, coligindo 188 casos de heredoataxia, mostrou que a demência progressiva é encontrada na metade dos casos. Os sintomas dessa demência progressiva são: redução da atenção, lentidão e dificuldade nas associações; pobreza de ideias associada com perseveração, na medida em que as funções de juízo e de crítica são gravemente afetadas.[32] Em 1944, Arieff e Kaplan publicaram quatro casos de ataxia cerebelar com distúrbios mentais.[33]

O ano de 1946 foi rico em publicações. De início, K. von Bagh estudou um caso de Friedreich com demência progressiva.[34] Em seguida, nos *Archives suisses de neurologie et de psychiatrie*, Bleuler e Walder tentaram sistematizar os problemas dos distúrbios mentais nessa doença. Foi com eles que surgiu a noção de síndrome psico-orgânica. Os autores demonstraram, na verdade, a existência de parentesco entre os distúrbios mentais encontrados na doença de Friedreich e a demência epiléptica. Essa síndrome é caracterizada pelo exagero da sentimentalidade, particularmente voltada a ideias religiosas; pelo exagero da influência da afetividade sobre o raciocínio; pelo fato de as ideias se tornarem vagas e imprecisas, antes a expressão do humor geral do que de um conteúdo concreto e bem definido. Há uma pobreza patente da ideação; mas o que se destaca, acima de tudo, é a abundância exagerada e a imprecisão

---

31 [Jean Piton e Robert Tiffeneau, "Maladie familiale du type de l'hérédo-ataxie". *Revue Neurologique*, v. 72, pp. 774-77, 1940.]
32 [Torsten Sjögren, "Klinische und Erbbiologische Untersuchungen über die Heredoataxien". *Acta Psychiatrica et Neurologica*, supl. 27, Copenhague, 1943.]
33 [Alex J. Arieff e Leo A. Kaplan, "Cerebellar Type of Ataxia Associated with Cerebral Signs". *The Journal of Nervous and Mental Disease*, v. 100, n. 2, pp. 35-141, 1944.]
34 [Konrad von Bagh, "Friedreich's Disease with Progressive Dementia: A Typical Case". *Annals of Internal Medicine*, pp. 241-53, 1946.]

na explicação, com tendência à perseveração. Nesse trabalho, os autores tentaram delimitar a síndrome; mas suas observações, por mais que se enquadrassem na descrição, não permitiam depreender uma regra. Schneider, examinando, no mesmo ano, dois casos de doença de Friedreich, confirmou as conclusões de Bleuler e de Walder.[35] Blöchlinger fez as mesmas constatações.[36]

Em 1947, Hans Konrad Knoepfel e Jos Macken, no *Journal Belge de Neurologie et de Psychiatrie*, voltaram a examinar o problema sob o ângulo adotado por Bleuler e Walder. Relatamos mais abaixo suas duas observações. Mais próximo de nós, Davies, em 1949, examinou as alterações psíquicas que surgem na doença de Friedreich.[37]

Como se vê, não foi pouca a atenção dedicada ao problema das alterações psíquicas ou caracteriais nas doenças nervosas familiares. Revimos três casos de heredodegeneração espinocerebelar. As observações a que tivemos acesso não indicavam nenhum distúrbio específico. Porém, sob exame sistemático, pudemos evidenciar distúrbios bem objetivados por meio do teste de Rorschach.

---

35 [Manfred Bleuler e Hedwig Walder, "Mental Disorders in Friedreich's Ataxia and Their Classification among Basic Forms of Mental Diseases" ("Die geistigen Störungen bei der hereditären Friedreich'schen Ataxie und ihre Einordnung in die Auffassung von Grundformen seelischen Krankseins"). *Schweizer Archiv für Neurologie und Psychiatrie*, v. 58, p. 145, 1946.]
36 [Kurt Arthur Blöchlinger, *Die psychischen Störungen bei der Friedreichschen Ataxie*. Tese. Universidade de Zurique, 1946.]
37 [D. L. Davies, "Psychiatric Changes Associated with Friedreich's Ataxia". *Journal of Neurology, Neurosurgery and Psychiatry*, v. 12, pp. 246-50, ago. 1949.]

Considerações gerais

> *As doenças viscerais*
> *mais localizadas podem*
> *ter impacto psíquico.*
>
> JEAN DECHAUME, *"Affections*
> *du sympathique"*.[38]

De acordo com a tese de Saquet, ocorreriam distúrbios mentais em um décimo dos casos. Mollaret encontrou em seu estudo a mesma proporção. Vimos que Friedreich, em seu relato, sustenta que "as funções cerebrais são poupadas". Contudo, nós nos perguntamos se esse percentual não esconde um desinteresse sistemático do neurologista pelo sintoma psiquiátrico. É evidente que pacientes como os de Vincelet ou de Dupré e Logre exigiam que se levasse em conta seu estado mental. Mas foi racionalmente inquirido o estado intelectual ou mental dos casos diagnosticados de heredodegeneração espinocerebelar?

Nosso propósito não é descobrir em cada caso um distúrbio psiquiátrico cristalinamente arquitetado. Não acreditamos que um distúrbio neurológico, por mais que esteja inscrito no plasma germinativo de um indivíduo, possa engendrar um quadro psiquiátrico determinado. Mas queremos mostrar que toda afecção neurológica incide de algum modo sobre a personalidade. E, quanto mais o distúrbio neurológico seguir uma semiologia rigorosa e irreversível, mais sensível será essa falha aberta no interior do ego.

O distúrbio mental encontrado com maior frequência parece ser a debilidade. Porém, essa alteração se reveste de um

---

38 [Jean Dechaume, "Affections du sympathique", em André Lemierre, Charles Lenormant, Philippe Pagniez, Paul Savy, Noël Fiessinger, Lucien de Gennes e André Ravina (eds.), *Traité de médecine*, v. 16. Paris: Masson e Cie., 1949, pp. 1063-75.]

significado específico, tendo em vista que se converte progressivamente em demência. Saquet chegou a fazer disso uma regra, colocando-se em relação à evolução na perspectiva de Fouque, que vê na degenerescência mental a culminação comum das doenças nervosas familiares... É preciso levar em conta, acrescentou ele, que os poucos casos de integridade psíquica servem apenas para confirmar a regra. Em todo caso, é fácil explicar a debilidade mental dessas doenças. A paralisia decorrente da evolução clínica impede a frequência escolar, acarretando, naturalmente, a impossibilidade de desenvolvimento intelectual. Por isso, a tentativa de vincular a debilidade motora e a debilidade mental é extremamente sedutora. A afetividade desses pacientes é igualmente afetada, uma vez que não conseguem transpor as diferentes etapas da genética descritas pela psicanálise, as quais mantêm, como se sabe, estreito vínculo com a motricidade.[39] Acabarão por surgir distúrbios de caráter e de irritabilidade, tão comuns nas afecções neurológicas da infância.

Como devemos considerar esses distúrbios? Devemos vê-los como decorrência de uma afecção diencefálica? Devemos, numa perspectiva monakowiana, falar da repercussão elíptica (*diaschisis*) das lesões espaciais no desenvolvimento da personalidade, nas forças da *hormè*?[40] Não seria melhor ver nisso a prova da existência de um ardil da patologia, daquilo que H. Ey chamou de hiato organoclínico? Existem tantas possibilidades de interpre-

---

39 [Essa associação entre dano motor e dano psicológico será uma constante no trabalho de Fanon, tanto psiquiátrico como político.]

40 [*Hormè* ("impulsão", "colocação em movimento", no grego antigo) é um conceito neurofisiológico cunhado por Monakow para designar a "tendência propulsiva do ser vivo, com todas as suas potencialidades adquiridas pela hereditariedade, rumo ao futuro". A *hormè individual* constitui a síntese das duas direções dos fenômenos vitais, a vida organovegetativa (interoceptividade) e a vida relacional (exteroceptividade e movimento). Ver Constantin von Monakow e Raul Mourgue, *Introduction biologique à l'étude de la neurologie et de la psychopathologie: Intégration et désintégration de la fonction* (Paris: Félix Alcan, 1928, pp. 33 e 40).]

tação e, no entanto, nenhuma delas consegue nos satisfazer. E essa insatisfação vem do fato de que nosso pensamento jamais consegue se libertar inteiramente do referencial anatomo-clínico. Pensamos em órgãos e em lesões focais quando seria necessário pensar em funções e desintegrações. Nossa ótica médica é espacial e deveria se temporalizar cada vez mais.

É o que Monakow e Mourgue expressam quando propugnam por uma localização *cronógena*, isto é, que confira lugar central à integração temporal dos fenômenos. E eis que volta a surgir, mais uma vez, o desesperador problema do dualismo cartesiano. Se o corpo é uma coisa e a alma é outra, as afecções neurológicas não têm nenhuma relação com os distúrbios mentais e seria preciso nos alinhar à tese da coincidência contingente. Se, em vez disso, a pessoa é vista como um todo, como uma unidade indissolúvel, toda afecção comportará duas vertentes: a física e a mental.

O primeiro "estudo psiquiátrico" de H. Ey é profundamente significativo nesse aspecto. Ele mostra bem a alternância cadenciada de duas vias de pesquisa igualmente profícuas, mas incompletas na essência. O erro de Bichat, por exemplo, foi ter pretendido fundar a medicina sobre a base da lesão focal. Tal concepção também deveria ser capaz de nos dar as localizações cerebrais. Levada às últimas consequências, no domínio que nos interessa, chegou a ser proclamada a existência de uma anatomia patológica das psicoses e das neuroses. Sabe-se que tais premissas caíram como uma luva nas mãos da escola mecanicista francesa do século passado.[41]

---

41 [Fanon pensa, sem dúvida, no segundo dos *Études Psychiatriques*, de Ey (Paris: Desclée de Brouwer, 1950, v. 1, t. 1), "Le Rythme mécano-dynamiste de l'histoire de la médecine", assim como no terceiro, "Le Développement 'mécaniciste' de la psychiatrie à l'abri du dualisme 'cartésien'". O primeiro estudo versava sobre "La 'folie' et les valeurs humaines".

"O 'cartesianismo', ao tornar particularmente urgente e inelutável o problema das relações entre o 'físico' e o 'moral', considerados duas substâncias sobrepostas (a ordem do pensamento e a ordem da extensão), decerto serviu à causa psiquiátrica, mas levou

A mente é exigida a tal ponto que não se hesita, na presença de hipomoralidade, isto é, de distúrbios do equilíbrio social de um indivíduo, em falar de atrofias cerebelares. Tenta-se encontrar uma localização anatômica das perturbações da consciência. É preciso reconhecer que a coisa é bastante difícil. Quantas vezes encontramos distúrbios mentais na esclerose múltipla sem conseguir explicá-los? São pacientes amiúde irritáveis, que, em uma semana, esgotam a paciência da equipe de enferma-

———

a ciência psiquiátrica a um impasse" (ibid., "Étude n. 3", p. 53). Ey acrescenta em nota: "Dizemos 'cartesianismo' pensando mais em Malebranche que no filósofo das *Meditações*, cujas especulações tão vivas e concretas estariam na origem do movimento fenomenológico, que concebe o pensamento como um modo de existência em si e para si".

Ver também pp. 55-56: "Se recapitulamos com algum detalhamento o estrépito dessas grandes querelas que marcam o ritmo da história da psiquiatria desde sua gênese, é para destacar que, colocado nesses termos antinômicos, o problema do físico e do moral ainda deixa em suspenso sua solução e se abre a discussões sempre acaloradas e infindáveis. Mas o 'cartesianismo' não apenas expõe pobremente o problema, como também o aborda necessariamente na vertente de uma solução 'mecanicista', que logo conduz a um impasse. Com efeito, espiritualistas e materialistas prontamente se puseram de acordo a respeito de uma fórmula que assegurava aos primeiros o sossego e aos segundos a vitória. A mente, na própria perspectiva conferida à discussão pelo dualismo cartesiano, ou é absoluta (espiritualistas), ou não é nada (materialistas). Isso equivale mais ou menos à mesma coisa e todos se veem do mesmo lado da barricada e concordam em declarar que os fenômenos psíquicos (como 'paralelos' ao cérebro ou identificados com partes do cérebro) nada são para nosso conhecimento científico além de átomos cerebrais. É assim que a 'psicologia' associacionista e sensacionista e o mecanicismo fisiológico das localizações cerebrais colaboraram para orientar a evolução da psiquiatria rumo ao mecanicismo integral, ao qual se aliaram no fim do século XIX praticamente todos os psiquiatras. Esse mecanicismo integral pode se resumir em algumas proposições que combinam as teses anti-hipocráticas do 'mecanicismo' da patologia geral: o atomismo semiológico – a patogenia mecânica dos sintomas – e a noção de entidades específicas. Ao longo de todo o século XIX vimos a efetivação do desenvolvimento das ideias nesse triplo sentido".

gem e de cujo mau humor os companheiros de quarto também se queixam. A irritabilidade desses pacientes foi frequentemente deixada de lado em favor da atenção dada ao desinteresse do sujeito diante de sua paralisia. Mas basta conviver alguns dias com eles para perceber que a jovialidade é apenas aparente.

Recentemente, tivemos a oportunidade de acompanhar durante uma semana um caso de esclerose multiocular no serviço de neurologia de Saint-Étienne. Tratava-se de um ex-inspetor de polícia, hoje em invalidez permanente. Ao cabo de quatro dias, enfermeiros e pacientes se queixavam de sua má-fé e de seu caráter: "Ele não queria de modo nenhum que o tomássemos por um idiota". Quando, no momento da visita, lhe perguntamos se ele sentia alguma melhora com o tratamento, ele nos retorquiu, soberbo: "O grande prof. Guillain [o paciente fora hospitalizado em La Salpêtrière] não entendeu nada do meu caso, não serão vocês que o verão com clareza. Sigam seu caminho". Gostaríamos de ter realizado um exame mental completo, mas, tendo em vista que o paciente exigia sua alta, não tivemos a oportunidade de fazê-lo.

Na mesma época, no mesmo serviço clínico, mas dessa vez entre as mulheres, uma parkinsoniana se recusava a tomar os comprimidos de Parsidol prescritos pelo médico-chefe. Diante do fracasso da persuasão, nós a fizemos entender que nos veríamos obrigados, em caso de obstinação, a assinar sua ficha de alta médica. Ela literalmente nos mandou todos para o inferno, lembrando-nos de que estava em seu país e que, se quiséssemos ditar regras, bastava que retornássemos ao país de onde viemos, como se já não fosse triste o bastante ver

---

No sétimo "Étude", Ey assinala nos seguintes termos sua oposição a Paul Guiraud (a quem considera seu mestre): "Nossas divergências se referem a este ponto essencial: resulta o distúrbio da localização da lesão para a psiquiatria do mesmo modo que para a neurologia? Acreditamos que não, uma vez que a patogenia do distúrbio mental pressupõe uma organização evolutiva e uma desorganização energética do conjunto da vida psíquica" (ibid., p. 168, nota 1).

Fanon cita Guiraud extensamente no que se segue, mas, como veremos, no fundo se alinha à perspectiva de Ey.]

franceses genuínos sendo perseguidos por estrangeiros... É verdade que a sensibilidade psíquica dos parkinsonianos não é contestada por ninguém. Os parentes são conscientes disso e evitam desencadear seus furores psicoverbais. Mas, nesses casos, como compreender as alterações mentais? É preciso descrever uma contração afetiva e caracterial correlata da contração muscular? Ou devemos admitir que, simultaneamente ao tremor motor intencional, ocorre uma excitação psíquica na presença de outros?

Parece-nos em todo caso perigoso afirmar que uma doença de Friedreich, ou qualquer outra síndrome neurológica decorrente da heredodegeneração espinocerebelar, possa evoluir, deixando subsistir uma integridade psíquica. No limite, aliás, levando em conta os dois casos citados, diríamos que todo quadro neurológico *permite* a aparição de um estado mental específico. Abordaremos esse problema no último capítulo deste trabalho.

Consideramos – e aqui fazemos nossas as conclusões recentes da escola psiquiátrica francesa – que todo distúrbio orgânico que afete o sistema de relações induz a um rearranjo do equilíbrio psíquico. Os trinta últimos anos foram extremamente férteis desse ponto de vista. Estudos como os de Gelb e Goldstein,[42] ou os não menos célebres de Monakow e Morgue,[43] ensinaram-nos a não mais pensar metamericamente e, em todo caso, a investigar em questões afins um

---

42 [Ver Adhemar Gelb, Kurt Goldstein e Wilhelm Fuchs, *Psychologische Analysen hirnpathologischer Fälle* (Leipzig: Barth, 1920); e Kurt Goldstein, *Der Aufbau des Organismus: Einführung in die Biologie unter besonderer Berücksichtigung der Erfahrungen am kranken Menschen* (Paderborn: Wilhelm Fink, 2014 [1934]); trad. para o francês: *La Structure de l'organisme: Introduction à la biologie à partir de la pathologie humaine* (Paris: Gallimard, 1952); trad. para o inglês: *The Organism: A Holistic Approach to Biology Derived from Pathological Data in Man* (New York: Zone, 2000).]

43 [C. Monakow e R. Mourgue, *Introduction biologique à l'étude de la neurologie et de la psychopathologie: Intégration et désintégration de la fonction*, op. cit.]

plano de organização, um nível arquitetural, sem nenhuma relação com as antigas teorias atomistas e localizacionistas. Essa nova orientação consiste simplesmente em admitir o método genético em matéria de psiquiatria. O corte anatômico é eclipsado pelo plano funcional. O ser humano perde seu caráter mecanicista. Ele já não é movido passivamente, mas se descobre agente.

Falando de uma árvore, diz-se que está sobre a colina, no fundo de um vale; de um cinzeiro, que está sobre a mesa. Nós nos contentamos em enunciar um fato. E, claro, conforme a época, a árvore estará esmaecida no inverno e ficará frondosa e coberta de folhas na primavera. Porém, quem não é capaz de ver que em nenhum momento intervém a ideia de relações?[44] Com o ser humano, o fato perde sua estabilidade. Já não se trata de apenas um, mas de um mosaico de fatos. A pessoa existe sempre em via de... Ela está aqui, com outras pessoas, e, nesse sentido, a alteridade é a perspectiva reiterada de sua ação. O que equivale a dizer que o ser humano, como objeto de estudo, exige uma investigação multidimensional.

Tem-se aí justamente uma das conquistas da psicanálise, ter desvendado essa vertente da personalidade, chamada desde então de inconsciente. Em decorrência disso, as três perspectivas a partir das quais Adler, Jung e Freud examinaram o drama da pessoa enferma, longe de serem limitadoras, indicam uma alternância de motivações primárias. Pois na base de todas as três se encontra esse espasmo da afetividade que é o *complexo*.

A pessoa deixa de ser um fenômeno a partir do momento em que encontra a face do outro. É o outro que me revela a mim mesmo. E a psicanálise, propondo-se reintegrar o indivíduo alienado ao seio do grupo, apresenta-se como a ciência do coletivo por excelência. O que implica dizer que a pessoa sã é uma pessoa social. O que implica dizer ainda que a medida da pessoa sã, psiquicamente, será sua mais ou

---

44 [Com a ideia de relação, o social e, por extensão, o político definem a realidade humana. Com a relação vêm o tempo e a história.]

menos perfeita integração ao *socius*. Pedimos desculpas por essas poucas evidências, que parecem guardar pouca relação com a nossa proposta. Mas veremos que os quatro casos de heredodegeneração espinocerebelar relatados neste capítulo revelaram o colapso total ou parcial daquilo que prontamente chamamos de "constantes sociais da personalidade".

Dissemos anteriormente que a pessoa representa, para seu semelhante, uma latência de ação. Quem diz ação diz gesto. E somos remetidos às condicionantes anatomofisiológicas do gesto, isto é, àquilo que torna possível uma relação. É difícil admitir que uma perturbação que resulte num déficit do estoque de relações ainda assim deixe uma consciência normal.[45] Em outros termos, um jovem de dezoito anos, assistindo à limitação progressiva de seu campo de ação, não é capaz de preservar o psiquismo intacto. Teria sido uma satisfação mostrar passo a passo o progresso dessa limitação, de início biológica, em seguida psíquica e, por fim, metafísica.[46]

Seria interessante mostrar, por exemplo, a razão profunda do misticismo entre os paralisados desde a infância. Aliás, para ser mais autêntico, seria preciso dizer: crença em forças ocultas. Se essa crença assume o aspecto de misticismo, é preciso saber ver nisso apenas uma modalidade de crença com motivação exclusivamente mágica. Um paralisado é – e acreditamos que isso seja importante, sobretudo se a causa de sua paralisia não for evidente (acidente, poliomielite) – uma pessoa biológica, psíquica e metafisicamente encolhida. Se nossos próprios argumentos fossem usados contra nós, poderíamos objetar que essa limitação psíquica não é mais

---

45 [São inúmeros os textos políticos de Fanon em que a imobilização do corpo, em especial pela internalização do olhar racista, exprime um déficit das relações sociais e uma forma de alienação (ver Jean Khalfa, "Fanon, *corps perdu*", *Les Temps Modernes*, n. 635-36 (1-2), pp. 97-117, nov.-dez. 2005/jan. 2006).]

46 [O primeiro capítulo de *Os condenados da terra* (intitulado "A violência") descreve a religião como uma forma de consciência oriunda da incapacidade de agir. A ação política seria uma alternativa a esse estreitamento patológico ou metafísico.]

que o resultado de um desenvolvimento intelectual insuficiente. Aceitaríamos essa crítica, pleiteando, porém, que nos fosse concedido que a limitação biofísica inexplicável *permite* a instalação de uma tendência de crença[47] no inexplicável.

Tivemos a oportunidade de ver uma jovem que desde os treze anos de idade sofria com enxaquecas extremamente violentas. Depois de eliminar as etiologias possíveis, descobrimos que a mãe da paciente apresentava a mesma afecção. Munidos afinal de um diagnóstico etiológico, explicamos a essa jovem que suas enxaquecas eram hereditárias. Ela então nos perguntou o que era "hereditário". E tivemos a impressão, ao longo de uma explicação que se pretendia científica, que essa mulher, incapaz de compreender, aceitava um fato que lhe escapava inteiramente. Devo dizê-lo? Havia resignação em sua atitude.

Hereditariedade para o biólogo não é o mesmo que para o comerciante. Para o biólogo, é a aplicação de uma lei rígida. Para o comerciante, um mau negócio ou má sorte. Da mesma forma, a atitude de uma pessoa acometida por paraplegia espástica familiar ou pela doença de Friedreich será fundamentalmente distinta da atitude de um amputado das duas pernas após um esmagamento. A primeira jamais compreendeu o que lhe aconteceu. O segundo *sabe* que sofreu um acidente. Ele testemunhou as hesitações do cirurgião e, por fim, sua decisão. Entre um e outro não há termo de comparação.

Discutiremos agora os resultados do teste de Rorschach ao qual submetemos alguns casos de heredodegeneração espinocerebelar.

---

47 [Também nesse caso, Fanon rejeita qualquer causalidade mecânica. Trata-se antes de uma dedução das condições de possibilidade da crença. Em outras palavras, o conteúdo da loucura não é o resultado direto do distúrbio neurológico. Ela se constitui num "espaço organoclínico" irredutível.]

Rorschach de Marie M., esposa de J. – 47 anos de idade, internada há três anos no serviço de neurologia do Hospital Bellevue (Saint-Étienne) em virtude de uma paraplegia espástica. Avó materna: paraplégica. Mãe: paraplégica. Irmã morta de broncopneumonia apresentava igualmente uma síndrome paraplégica. A paciente apresenta há dez anos distúrbios típicos da série paraplegia espástica.

I. 1 min G F – Anim. G F – Anim.	^ 10 s – Um morcego. – Uma borboleta. – Na verdade, eu não sei. É da mesma família. Eu penderia mais para o morcego.
II. 1 min 15 s F F – Anim.	^>v/</^ 1 min – Podem ser duas cabeças de urso ou então dois cachorros grandes.
III. 1 min 30 s D F – H D F – Anim.	^ 30 s – Não consigo discernir esse muito bem. – Tem a forma de um homem ou de um pássaro. Não consigo ver bem. – Um pássaro, talvez.
IV. 1 min 10 s G F – Anim.	^>^/ 10 s – Não sei. – Não consigo discernir muito bem. Talvez um peixe. – Uma espécie de linguado – peixe achatado. [linguado = um peixe]
V. 2 min 10 s G F + Anim. G F + Anim.	^ 15 s – Acho que vejo uma espécie de borboleta. – Tem as duas patas, com chifres. – Isso se aproxima um pouco do morcego. No fundo também.
VI. 2 min D F + Anim.	^ 5 s – Mas que coisa! Esse tem uma cabeça de cobra! >v/<^ – Não consigo ver o que é.
VII. 1 min 10 s	^<v>^ 45 s – O mesmo nesse, não vejo absolutamente nada. – Posso garantir que não vejo nada nesse.
VIII. 1 min 30 s	^/v>/ 1 min – Nesse também não faço nem ideia.
IX. 1 min 15 s G CK Fogo	^ 15 s – Nem nesse. – Parece um fogo de artifício. – Não consigo ver o que representa. – Um desenho qualquer.

| X. 2 min 5 s
D F + Anim. | ^/<^   30 s
– Aqui parecem ser dois ratinhos, mas o resto eu não vejo. |

T = 19 min - R = 11   G = 7   F + = 4   Animal = 9
(VIII + IX + X) : R = 2 : 11   D = 4   F - = 6   Pessoa = 1
                                             CK = 1   Fogo = 1

Rorschach da srta. Huguette M. – Dezoito anos de idade, CEP [Certificado de Estudos Primários]. A paciente frequentou a escola até os catorze anos. Pertence a uma família de três filhos. Um irmão de dezoito anos apresenta há cerca de um ano alguns distúrbios da marcha, indicando forte possibilidade de doença de Friedreich em fase inicial.

I. 4 min G F - Geo. Ban.	^ 2 min – Não vejo nada. – Não sei dizer... com que isso se parece (gesto um tanto brusco de irritação). Me parece um pedaço do mapa da França. Não? – Por que você faz isso comigo?	[detalhe lateral = Bretanha]
II. 3 min 30 s D F + d. hum.	^/>/^/<^ 1 min 30 s – São pés nesse aí. – Não vejo nada além disso aí. <^ - Puxa, não vejo nada aí.	[detalhe vermelho superior]
III. 3 min 30 s D Fclob. D. hum.	^ 30 s – É a coluna vertebral. – Não vejo nada. Com o que se parece? (A paciente se agita um pouco sobre a cadeira.)	[linha mediana da parte inferior]
IV. 45 s G F - Anim.	^ 10 s – É um sapo. Parece um sapo. Um sapo... Não sei. (Ar um pouco desenvolto.)	
V. 3 min 30 s	^/></v^ 3 min 15 s – Puxa, não sei mesmo. – Não sei mesmo.	
VI. 2 min 10 s	^/<^/v^ 2 min - Puxa, também não sei.	
VII. 2 min 30 s D F + Anim.	^/v 2 min – Eu vejo a cabeça de um elefante nesse aí.	[detalhe D mediano]
VIII. 2 min D F + Anim.	^<^< 15 s - O que é isso aí não sei o nome. É um bicho, mas não sei o nome. É um... - Um javali!... Não? - Isso, um javali! (Ar desenvolto, movimento da mão.)	

IX. 2 min	^v^<^>^>^ 2 min — Não sei. — Não!	
X. 1 min 30 s	^/<v^	

T = 35 min R = 6 G = 1 F + = 3 Animal = 3
gosta = IX - I - III D = 5 F - = 3 Detalhe humano = 2
não gosta = VII - III - V K : C = 0 : 0 Geografia = 1
 Ban = 1
(VIII + IX + X) : R = 2 : 6

Extrema pobreza nas respostas. Ausência completa de originalidade. Tais são as conclusões que se podem extrair desses dois testes. O terceiro teste vai na direção contrária e evidencia particular riqueza das respostas. O que mostra que, em matéria de doenças nervosas familiares, é impossível estabelecer uma regra. Lembramos Van Bogaert, que diz: "Podemos apenas relatar as constatações clínicas, não podemos ir além delas".

Rorschach de J. Maurice – 24 anos de idade, Friedreich típica, grandes distúrbios cerebelares, distúrbios da fala claramente exagerados desde os dezenove anos. Distúrbios piramidais, pé torto. Instrução muito sumária. Frequentou a escola até os dez anos. Não prosseguiu os estudos sozinho. Pastor.

I. 15 min	^>v >v^ ^ v^ ^	Um morcego. Um ídolo como na China, ali no meio. Um pedaço de terra do globo naquela parte ali, visto de um avião. Uma estátua sagrada. O corpo de um homem visto de costas até a cintura.	G D D D D	FC F F F F	A ídolo geog H	orig
II. 5 min	^ v^ v> ^	Duas espécies de bichos brigando, patos talvez, eles têm bem a cabeça e o pescoço. A parte branca, podemos chamar de lustre. Um instrumento, podemos chamar de pinça. Um compasso ou uma pinça de curativo.	G D D D	K F F F	ch ch ch ch	
III. 3 min	^ ^	Uma gravata-borboleta. Duas espécies de animais que carregam duas cestas.	D D	F F	ch An	
IV. 3 min	^ >v^	Parece uma radiografia da coluna. Um instrumento que se assemelha a uma concha.	D D	 F	Anat An	orig
V. 4 min	^ v>	Uma borboleta de asas abertas. Poderia dizer que é um tipo de pássaro.	G G	F F	An An	

VI. 3 min	^ v	Isso me inspira: os postes de tortura indianos. Uma escultura de madeira (a parte preta da luminária).	D D	F F	ch ch	orig
VII. 5 min	^v v	Dois tipos de boneca que se tocam pela cabeça, apoiadas uma na outra. A parte branca: um abajur sobre um criado-mudo.	G D	K F	H	orig
VIII. 5 min	^v ^v	As duas partes vermelhas podem ser consideradas um urso que rasteja. Rochas de alta altitude de cores variadas.	D D	K FC	A ch	
IX. 7 min	^v<^< < <	A cabeça de um sujeito (parte rosa). Dá para se imaginar num barco no mar observando a costa habitada. Uma cabeça de camelo.	D D D	F FC F	H An	orig
X	^v ^ ^ ^	Essa parte aí parece um vaso de flores; a parte branca se assemelha a uma vegetação, como se vê nos grandes parques, sobre um pilar de mármore (parte cinza). As duas partes amarelas parecem dois leões apoiados nas patas dianteiras. Essas duas partes vermelhas parecem terra italiana. Dois papagaios (duas partes cinza).	Dbl D D D	F K F F	 An geog An	orig orig

A partir de que momento uma doença neurológica se torna suspeita de provocar alterações psíquicas? A partir de que momento se deve dizer que existe um distúrbio dos processos do pensamento? A partir de que momento se pode atestar uma perturbação no domínio do pensamento, pela qual possa ser responsabilizado determinado quadro neurológico? Após detida reflexão, parece-nos que duas vertentes igualmente poderosas e igualmente determinantes poderiam ajudar nesse diagnóstico. Estamos falando da vertente egoica e da vertente social.

Ambas adotam na vida cotidiana esta semiologia basal: eu me *sinto* estranho; eu *considero* os outros estranhos. E eis aqui delimitada a influência original dos distúrbios da personalidade. É evidente que se imprimirá um ritmo entre esses dois termos. Se me sinto estranho, os outros poderão apenas me confirmar em minha mutação, em minha diferença; e a comunhão se verá, com isso, alterada. Se considero os outros estranhos, essa constatação confirmará minha diferença, e minha comunhão se verá, com isso, alterada. Alavancada por essas duas teses, a psiquiatria infantil chega rapidamente a diagnosticar os distúrbios do comportamento em adolescentes.

Parece-nos que todo exame psiquiátrico deve conduzir, em última instância, a estas duas constatações: alteração do ego e alteração das relações do ego com o mundo. Os três pacientes que testamos por meio do Rorschach e com quem conversamos longamente exibiram, de forma inequívoca, distúrbios relacionados a essas duas constantes. Colapso das relações familiares e ignorância de laços afetivos; ou, quando existia afetividade, constatava-se ser extremamente lábil e resolutamente polimorfa.

Em última instância, um louco é uma pessoa que não encontra mais seu lugar entre as pessoas, seja porque se *sente* superior a elas, seja porque se *sente* indigna de entrar na categoria do humano. Em todo caso, ela se *sente* diferente delas.

Algumas observações

Relataremos quatro casos de heredodegeneração espinocerebelar com distúrbios mentais.[48]

---

48 [Fanon relata aqui quatro casos apresentados e analisados na literatura médica recente por neurologistas de grande reputação. Ele se contenta em citar as passagens que lhe interessam, sem grande preocupação com a precisão bibliográfica, porém isso era bastante usual para uma tese de medicina na época (indicamos em nota os contextos e as poucas modificações que ele introduziu). Subsequentemente a elas, ele apresenta um comentário, que indicaremos em nota. Essas quatro "observações" são seguidas por três casos estudados pelo próprio Fanon e que exibem uma evolução similar: 1) degradação física; 2) debilitação da capacidade de atenção e de discriminação; 3) labilidade afetiva crescente. Um sétimo caso é evocado, mas resume esse esquema. Um oitavo caso, que foi acompanhado por Fanon mais de perto, é apresentado por fim. É o "caso de doença de Friedreich com delírio de possessão" indicado no subtítulo da tese e que compõe seu núcleo empírico.

A apresentação desses casos pode parecer precipitada hoje em dia e as referências, alusivas, entretanto é evidente que Fanon via no exame dessa literatura e das interrogações que levantavam, assim como na apresentação dos pacientes que ele havia acompanhado, um momento decisivo para tratar das questões apontadas na seção anterior de "considerações gerais" sobre as vinculações entre o distúrbio neurológico e

1. DOENÇA DE FRIEDREICH ([JULIO-OSCAR] TRELLES)[49]

Ad. Jul., com 41 anos de idade, foi internada em Sainte-Anne com o seguinte prontuário: "A srta. Ad. Jul., hospitalizada no Hospício Paul-Brousse, sofre de distúrbios mentais caracterizados por agitação descoordenada, gritos, insônia, pertinácia e algumas ideias delirantes de tipo persecutório. Além disso, ela sofre da doença de Friedreich. Em virtude disso, avalio que, sendo perigosa para si mesma e para os outros, deve ser internada num estabelecimento regido pela lei de 1838"[50] (Villejuif, 8 de janeiro de 1929. Assinado: J. de Dassary).

Avaliação imediata, 20 de janeiro de 1929: "Sofre de quadriplegia em decorrência da doença de Friedreich. Ideias confusas de perseguição. Confinada ao leito. Não deve ser liberada" (Manicômio Sainte-Anne. Assinado: Dr. Marie). Avaliação da primeira quinzena: "Doença de Friedreich. Distúrbios do caráter, ataques coléricos, gritos que perturbam o repouso dos pacientes. Resistência à prestação de cuidados. Não deve ser liberada" (Manicômio Sainte-Anne. Assinado: Dr. Trénel).

Os antecedentes familiares não indicam nada digno de nota, pois a paciente é filha única e a mãe morreu jovem. Quatro tios e tias maternas que não padecem da enfermidade. Os antecedentes pessoais são típicos. Nascimento e primeira infância normais. Por volta dos seis anos de idade, cifoescoliose tratada e início muito lento de distúrbios do equilíbrio, que não se manifestaram de forma clara antes dos dezessete anos, época em que a doença se instalou, evoluindo progres-

---

o distúrbio psíquico, uma vez que todos esses casos parecem distender a causalidade mecânica que predominava e convidam a um entendimento bem mais complexo, que será objeto da última parte da tese.]
49 [J.-O. Trelles, "À propos d'un Cas anatomo-clinique de maladie de Friedreich avec troubles mentaux", loc. cit.]
50 [A lei de 30 de junho de 1838, chamada de "lei dos alienados", promulgada sob o reinado de Luís Filipe, regia as instituições que cuidavam de doentes mentais, em especial no que se referia a internamentos involuntários. Ela foi a base de toda a legislação posterior até 1990. Para o texto integral, ver: goo.gl/wGqCua.]

sivamente até o quadro clássico completo da doença de Friedreich, que motivaria sua admissão no Hospício de Ivry, onde foi examinada pelo sr. Charles Foix, em 1926: ele constatou uma forma quadriplégica típica da doença de Friedreich, com distúrbios cerebelares, piramidais, sensoriais (profundos), tróficos (pé torto, cifoescoliose) e psíquicos. Estes (irritabilidade, ataques coléricos, tendência à dramatização, agitação) a tornaram insuportável no ambiente do serviço clínico, onde é detestada por todas as vizinhas, e motivaram, afinal, sua primeira internação, com o prontuário reproduzido a seguir.

Primeiro registro: "Eu, abaixo assinado, professor associado da faculdade, médico do Hospital de Ivry, certifico que a srta. Ad. Jul., de 41 anos, acometida pela doença de Friedreich, apresenta um estado de excitação psíquica e motora caracterizado por vociferações e ameaças que perturbam o repouso dos outros pacientes da ala e que exige sua internação num serviço psiquiátrico especial" (Charles Foix, 6 de junho de 1928). [Acompanhado por uma] Avaliação imediata[51] de 7 de junho de 1928: "Acometida por excitação confusa e quadriplegia do tipo Heine-Médin (confinada ao leito). Não deve ser liberada" (Manicômio Sainte-Anne. Assinado: Dr. Marie).

A paciente foi internada em Vaucluse, de onde sua família a removeu para que desse entrada no Hospício Paul-Brousse, no serviço psiquiátrico do sr. Lhermitte. Mas, em virtude dos distúrbios mentais e do caráter que ela apresenta, não é possível mantê-la ali e é preciso transferi-la para o manicômio. A paciente permaneceu no serviço psiquiátrico do sr. Trénel por 21 meses. O quadro neurológico apenas se agravou. Ela nunca se submeteu voluntariamente aos exames, não respondia às questões que lhe eram feitas ou então proferia insultos com veemência e hostilidade: "Deixe-me em paz, você não entende nada da minha doença, fique longe senão eu lhe dou um soco". Caso houvesse insistência, a resposta geralmente era: "Não vou lhe responder; de mais a mais, eu sou surda [falso], não

---

51 [Certidão atestando perigo iminente, fornecida por um psiquiatra do manicômio nas primeiras 24 horas da internação.]

escuto nada. Você não serve para nada, onde já se viu me internar entre os loucos sem me examinar...". Em seguida, ironizava: "Muito bom o seu relatório. Pode escrever o que quiser".

O sr. Trénel notou ainda que, até onde se podia perceber, o fundo mental havia sido afetado e a autocrítica, reduzida, mas o que mais chamava a atenção na paciente eram seus distúrbios de caráter, seus violentos ataques coléricos, sua extrema irritabilidade. Ela, por vezes, manifestava ideias de perseguição: vivia sendo roubada, suas vizinhas a detestavam etc. Contudo, essas ideias delirantes não apresentavam sistematização coerente. Assinalemos, por fim, que nos últimos meses ela demonstrava diminuição da acuidade visual, com queixas de não conseguir enxergar bem. A nosso ver, a semiologia psiquiátrica propriamente dita é fraca. Não se encontra delírio coerente; há algumas ideias de perseguição, mas, acima de tudo, uma disposição confusional e um estado de excitação psicomotora.

2. ARREFLEXIA, AMIOTROFIA ACENTUADA, SINAL DE ARGYLL E DISTÚRBIOS MENTAIS (PAUL GUIRAUD E [JULIAN DE] AJURIAGUERRA)[52]

H. A., com quarenta anos de idade, foi internado após uma tentativa de suicídio. Parece-nos interessante em virtude dos distúrbios mentais que apresenta.[53] Do ponto de vista mental, H. representa o tipo clássico de desequilíbrio com distúrbios de caráter. Seu desenvolvimento intelectual foi normal, realizou estudos primários satisfatórios até os doze anos e meio de idade. Mas cedo na infância os distúrbios de caráter se manifestaram. H. se entendia bastante bem com o pai, no entanto

---

52 [Paul Guiraud e Julian de Ajuriaguerra, "Aréflexie, pieds creux, amyotrophie accentuée, signe d'Argyll et troubles mentaux". *Annales Médico-psychologiques*, v. 92, n. 1, pp. 229-34, 1934.]
53 [Fanon reproduz aqui a descrição dada por Guiraud e Ajuriaguerra, modificando algumas frases. O original era: "Parece-nos interessante pela associação de distúrbios mentais e de uma síndrome neurológica complexa" (ibid., p. 229).]

sempre manifestou hostilidade para com a mãe e o irmão. Ele se encolerizava à menor contrariedade ou experimentava períodos de depressão.

Aos vinte anos foi recrutado e mobilizado para o serviço militar na ativa e passou enfermo parte da guerra. Por ocasião do armistício, ganhava muito bem a vida como vendedor, representante comercial e mecânico. Em 1920, casou-se, mas rapidamente se desentendeu com a esposa, que o deixou por conta de seu caráter difícil. Começou a beber com regularidade, porém mais excessivamente durante os períodos depressivos, à maneira dos dipsômanos (consumindo até catorze anisetes por dia). Utilizava os truques comuns aos desajustados para obter da mãe o dinheiro que despendia. Irritável, superexcitado e com leve tendência a ideias de perseguição, era malvisto pela maioria de seus vizinhos.

Ao longo de outras fases, H. se mostrava triste, inativo e pessimista. Foi durante um desses acessos, provocado por uma desilusão sentimental e sob a influência de intenso consumo de álcool, que praticou sua tentativa de suicídio por afogamento. O prontuário da enfermaria especial assinalou um estado de excitação com logorreia, hipertonia, grandiloquência, instabilidade, hipomoralidade e degradação moral.[54] No manicômio, mostrou-se dócil, mas consideravelmente subexcitado.[55]

A respeito desse paciente, seria interessante considerar o problema da responsabilidade penal, às vezes tão difícil de solucionar. As reações instintivas e antissociais exibidas por H. A. devem ser atribuídas à sua síndrome neurológica? Dito de outro modo, em caso de comportamento delitivo, deve-se, afinal, considerá-lo um "pervertido constitutivo" (Xavier e Paul Abély)?[56] Acreditamos que somente a história do sujeito e de sua doença será capaz de nos permitir tirar uma conclusão.

---

54 [No original: "decadência social".]
55 [Aqui, a descrição original indica: "Mais interessante que essa síndrome mental, em suma bastante banal, é a síndrome neurológica". Segue-se uma longa descrição fisiológica e neurológica.]
56 [Este último parágrafo, ressaltando a incerteza da causalidade neurológica para o distúrbio mental e suas implicações para a ideia de res-

3. DOENÇA DE ROUSSY-LÉVY (GUIRAUD E DEROMBIES)[57]

L. R., com dezessete anos de idade, deu entrada no manicômio de Villejuif em 31 de dezembro de 1932. Os distúrbios mentais foram fundamentalmente o que chamou a atenção da família, para a qual, até o início de 1932, L. parecia ser um jovem tímido e fisicamente fraco, mas não doente. Após uma gripe no início do ano, sofreu uma otite complicada por uma mastoidite que precisou ser operada em abril. No mês seguinte, durante a noite, foi subitamente acometido por um estado de pânico com ansiedade, pondo-se a gritar e a tremer. Passou a se queixar de indisposições vagas. Nos dias seguintes, mos-

---

ponsabilidade penal, é o comentário de Fanon à reflexão de Guiraud e de Ajuriaguerra. De Xavier e Paul Abély, ver: "L'Internement des arriérés sociaux (pervers contitutionnels)" (*Annales Médico-psychologiques*, v. 92, n. 1, pp. 157-83, fev. 1934). Esse instrutivo artigo se esforça em distinguir "delinquentes normais e delinquentes patológicos" para melhor pleitear a criação de "estabelecimentos psiquiátricos de segurança", onde seriam encerrados aqueles que não são passíveis de condenação judicial à prisão, que é de todo modo incapaz de "proteger realmente a sociedade". "Um só método seria eficaz; apenas um seria desejável em vista dos perversos instintivos: o manicômio de segurança. Ora, a aplicação dessa medida exige duas condições: são necessários estabelecimentos especializados; é necessária uma legislação especial. [...] Sem dúvida, a partir do momento em que esses anormais são internados, suas taras mentais, que se traduzem de forma antissocial, somente têm ocasiões muito raras para se manifestar. Quer dizer que essa nocividade, atualmente latente, desapareceu? Quem ousaria sustentar uma opinião dessas? É como se se pretendesse que uma pessoa com agrafia fosse curada a partir do momento em que não lhe fossem mais fornecidos papel nem caneta" (pp. 177 e ss.). São afastadas as inquietudes daqueles que temem "ver a medicina mental, trilhando uma via ilimitada e em breve englobando toda a criminalidade, se não toda a moral", pois se devem somente aos "exageros de alguns autores". "As noções se tornaram mais precisas e a medicina mental se impôs limites justos na realidade prática" (pp. 160 e ss.).]
57 [P. Guiraud e M. Derombies, "Un Cas de maladie familiale de Roussy-Lévy avec troubles mentaux". *Annales Médico-psychologiques*, v. 92, n. 1, pp. 224-29, 1934.]

trou-se constantemente inquieto, tentou fugir de casa sem que fosse capaz de explicar o porquê. Foi levado ao campo para que pudesse repousar, declarou que se entediava em sua nova residência, que sufocava, que sentia muito calor; queixava-se de que um de seus lados estava gordo demais. Vivia triste e sempre enxergava tristeza à sua volta; à noite, sentia medo, sobretudo quando ficava sozinho em seu quarto. De tempos em tempos, sobrevinham-lhe períodos de irritação; queixava-se de não ser cuidado como deveria e chegou mesmo a empurrar a mãe e a avó.

Foi encaminhado para La Salpêtrière, onde ficou por dois meses, mas teve frequentes acessos de pânico com agitação e ataques coléricos injustificados; certa vez, jogou um copo na cabeça de uma enfermeira. Esse estado motivou a internação. A observação e o exame mental permitiram evidenciar os seguintes elementos:

1) *Estado depressivo quase contínuo*. Inquietude, pessimismo, tristeza, sentimento de debilidade física e mental. Tendência ao isolamento, períodos de semimutismo, distúrbios cinestésicos com sensação de calor e de sufocamento. "Quando estou nesse estado, não insisto, sento num banco sem dizer nada; à noite tenho medo, como se fosse acontecer alguma coisa, como se eu fosse desfalecer." Uma inibição intelectual e psicomotora quase contínua se justapõe ao já penoso estado afetivo.

2) *Excitação, irritabilidade, cólera*. As informações relatadas acima assinalam alguns incidentes desse tipo. Durante sua permanência no manicômio, o paciente se mostrou mais dócil e apático.

3) *Comprometimento da sensibilidade muscular e da personalidade*. Esse elemento é o mais interessante da síndrome mental, convergindo com o comprometimento físico. Periodicamente, a noção psicológica do corpo e, em especial, do conjunto dos músculos em atividade é gravemente afetada. Essa imperfeição repercute na personalidade psíquica do enfermo. Eis como ela se exprime: "Quando caminho por muito tempo, fico exausto, não sinto mais minhas pernas. Parece que estou andando sobre algodão ou sobre borra-

cha, preciso descansar, senão chego a perder a consciência". Em outra ocasião, ele se exprimiu com mais clareza ainda: "Quando caminho por muito tempo, sou obrigado a parar, parece que não sou eu andando, não sinto as pernas andarem por vontade minha; não me desloco, sou transportado como se estivesse num carro. Não sinto minha personalidade".

O primeiro sintoma indicado pelo paciente é um distúrbio subjetivo da sensibilidade proprioceptiva que sempre consideramos normal objetivamente. É interessante assinalar a repercussão desses distúrbios subjetivos da sensibilidade proprioceptiva sobre a síntese da personalidade: o paciente a descreve espontaneamente com ingenuidade e precisão; já não existe apropriação da atividade muscular por parte da personalidade, o sujeito tem a impressão de sofrer passivamente os movimentos da caminhada, ele não anda, mas, como disse, é "transportado como se estivesse num carro". O resultado desse déficit é um declínio da noção do eu, da personalidade, a tal ponto, conforme disse o paciente, que, se ele não parar, chega a perder a consciência.

É importante, do ponto de vista psiquiátrico, ressaltar essa síndrome. Diversas vezes, em vista de hebefrenia e de delírios crônicos, defendemos que a síntese da personalidade se realizava pela combinação de aportes cinestésicos e proprioceptivos; trouxemos aqui um exemplo que, partindo de uma perspectiva puramente neurológica, chega ao distúrbio psíquico. Cabe também ressaltar o elemento ausente de apropriação [por parte da personalidade],[58] que, em nossa opinião, desempenha um papel tão importante na gênese dos sintomas do delírio crônico.

4) *Ideias incipientes de grandeza de tipo infantil*. No questionário escrito, no dia da internação, o paciente responde [à ques-

---

58 [Essas palavras foram omitidas na transcrição feita por Fanon do texto de Guiraud e de Derombies. O distúrbio neurológico produz perda de motricidade, que, por sua vez, perturba a síntese da personalidade, isto é, a apropriação do corpo pelo ego. Essa vinculação da identidade ao corpo, comprovada aqui por sua perturbação patológica, tem inúmeros ecos na obra de Fanon.]

tão]: "Quais são suas intenções?". Talvez ideias de grandeza, intenção de ocupar uma posição importante. No dia seguinte, ele explicou: "Em alguns momentos, tenho ideias de grandeza, gostaria de ser ministro, advogado, médico, mas preferencialmente ministro de Correios, Telégrafos e Telefonia para realizar reformas. Levo muito a sério... Digo isso, mas não tenho certeza de estar muito convicto". Trata-se, no caso, de devaneios imaginários nativos da infância e da juventude, que são quase normais, mas expressos aqui com ingenuidade infantil.

5) *O fundo mental* do paciente se mostra um pouco comprometido, a inteligência é normal, a memória, boa, o juízo deve ser qualificado mais como infantil do que como débil. Não apresenta nem ideias realmente delirantes nem transtornos psicossensoriais. A essa síndrome mental se justapõe uma significativa síndrome física.

Mobilidade, força física: começou a andar aos dez meses de idade, como as outras crianças. Aos nove ou dez anos, sua família percebeu que ele não conseguia caminhar rápido nem pular. Desde essa época, mostrou-se fraco muscularmente, cansando-se com facilidade, sem gostar de brincadeiras ou esportes. A postura ereta apresenta certa instabilidade, com algumas oscilações sem grande amplitude. O caminhar é lento, hesitante, mas sem falta de coordenação, sem aspecto de bêbado e sem marcha escarvante. Já apontamos que a fadiga sobrevém rapidamente.[59]

Guiraud insiste no papel dos distúrbios do esquema corporal na gênese do delírio.[60] Após duas décadas, na verdade,

---

59 [Segue-se, no original, uma longa descrição fisiológica e neurológica que Fanon não transcreve.]
60 [Ele faz isso, em certa medida, dando destaque à dimensão neurológica: "O argumento decisivo que nos faz atribuir ao mesmo processo a síndrome neurológica e a síndrome mental é justamente a própria forma dos distúrbios mentais, que não passa do prolongamento psíquico dos distúrbios neurológicos, como mostramos. Consideramos que, em nosso caso, a lesão ainda desconhecida (uma vez que a doença de Roussy-Lévy continua a aguardar sua anatomia patológica) não se limita à medula, mas atinge as vias ou os centros

os estudos sobre a noção do próprio corpo permitiram compreender um grande número de manifestações psicopatológicas. Mais ainda, eles auxiliaram uma nova tematização de um problema filosófico: a corporeidade. Recentemente, no Congresso Internacional de Filosofia de Genebra,[61] o sr. Merleau-Ponty constatou que o corpo havia, em decorrência de inúmeros estudos, recobrado sua dignidade. O espírito errante, etéreo e arrogante encontrou um corpo à sua altura.

Aí também se vê o dualismo espiritualista sendo combatido. Lhermitte, em sua obra hoje clássica, havia delimitado a questão.[62] Hécaen, há alguns anos, abordou-a sob a perspectiva tomista.[63] Sua conclusão foi a seguinte: "Aquilo que expusemos, tanto em relação à repercussão dos sintomas do tipo anosognósico sobre a personalidade como sobre as perturbações da imagem do ego ao longo das neuroses e das psicoses, não nos permite estipular limites entre essas duas modalidades de fatos. [...] O sentimento do eu físico não pode ser separado do

---

terminais da proprioceptividade nessas mesmas regiões em que o neurológico se torna psíquico" (P. Guiraud e M. Derombies, "Un Cas de maladie familiale de Roussy-Lévy avec troubles mentaux", op. cit., p. 228).]
61 [Conferência proferida nos Encontros Internacionais de Genebra, cujo tema em 1951 foi "O conhecimento do homem no século XX". As atas foram publicadas em 1951 por Éditions de La Baconnière e estão disponíveis no site rencontres-int-geneve.ch – a conferência de Merleau-Ponty foi republicada sob o título "O homem e a adversidade", em Maurice Merleau-Ponty, *Signos* (trad. Maria Ermantina Galvão Gomes Pereira. São Paulo: Martins Fontes, 1991). No volume que contém essas atas, pode ser encontrado o texto de debates públicos a respeito das conferências proferidas, em especial uma discussão sobre a negritude, a propósito da conferência do etnólogo Marcel Griaule tratando do "Conhecimento do homem negro", e outra sobre as terapias de choque e a personalidade, relacionada à conferência do psiquiatra Henri Baruk.]
62 [J. Lhermitte, *L'Image de notre corps*. Paris: La Nouvelle Critique, 1939.]
63 H. Hécaen, "[La notion de] schéma corporel [et ses applications] en psychiatrie". *L'Évolution Psychiatrique* [fascículo 2, pp. 75-124, 1948].

que se refere ao eu moral, estando ambos profundamente integrados por nossa vida afetiva, que assegura sua unidade; tudo aquilo que tende a dissociar um se reflete no outro. Nenhuma distinção pode ser feita formalmente entre a despersonalização e a hemiassomatognosia".[64] Em todo caso – e Guiraud tem razão em insistir –, sabe-se agora que os distúrbios do ego corporal têm tanta importância psicopatológica quanto os distúrbios caracteriais ou intelectuais.

4. HEREDOATAXIA CEREBELAR E DELÍRIO[65]

Uchai..., Gaston, trinta anos de idade, charcuteiro, soldado do nº Regimento de Infantaria Colonial, deu entrada em 27 de abril de 1919 no CDP [Centro de Psiquiatria] da XI Região. *Antecedentes*: as informações a seguir foram em parte extraídas do dossiê militar, em parte colhidas em interrogatórios policiais

---

64 [Ibid., p. 112. Nessa afecção, o paciente não consegue se apropriar da parte paralisada de seu corpo. No exemplar desse número de *L'Évolution Psychiatrique*, presente na biblioteca de Fanon, essa passagem foi anotada na margem: "Perfeitamente". Trata-se do primeiro parágrafo da longa conclusão do artigo de Hécaen, na qual as frases a seguir, contendo uma concepção essencial ao pensamento ulterior de Fanon em torno da vinculação entre personalidade e mobilidade, foram marcadas com um "bom": "Com outra terminologia, R. Mourgue examina os fatos de maneira similar quando escreve a respeito de doenças estudadas por Minkowski: 'Nesse paciente se encontra inibido o impulso rumo ao futuro, a prospectividade. [...] Se o tempo não mais escoa seguindo um fluxo incessantemente em movimento, é que, em decorrência de fenômenos biológicos dos quais nos abstraímos aqui, a esfera instintiva está perturbada e essa perturbação se reflete de maneira simbólica no nível consciente'. Sempre que diminui essa força propulsora latente, que ele reconhece como a essência mesma da passagem do tempo, conforme a entende Bergson, a síntese da personalidade se desagrega, à medida que o estático substitui o dinâmico".]
65 Raoul Benon e Georges Lerat, "Hérédo-ataxie cérébelleuse et délire". *L'Enchéphale* [v. 15, pp. 565-72], 1920.

realizados com a família e com vizinhos. O pai, provável débil mental congênito, morreu aos 55 anos de idade. A mãe goza de boa saúde e é cerebralmente sã. Um tio, débil mental, foi acometido por uma afecção nervosa que o imobilizou e que parece estar relacionada à ataxia cerebelar. O paciente sempre foi considerado "um pouco" desprovido de inteligência. Engajado voluntariamente em 1908 no nº Regimento de Infantaria Colonial, foi dispensado em Saigon, em 18 de setembro de 1912, por "idiotia" (?) após uma série de acidentes aparentemente astênicos que ocorreram depois de um episódio de insolação. Curado, passou a exercer a profissão de charcuteiro até o início da guerra. Não se verificou nenhum grau de redução de sua inteligência.

Histórico da doença: engajado em 28 de agosto de 1914, por todo o decorrer da guerra e incorporado ao nº Regimento de Infantaria Colonial, partiu imediatamente para a linha de frente. Em 9 de outubro de 1914, perto de Sainte-Menehould, foi gravemente ferido e entrou em choque. Enviado a um posto de observação com um de seus camaradas, viu um projétil decapitar o companheiro e foi atingido por estilhaços da explosão na altura da orelha direita e no ombro do mesmo lado. U. recolheu a cabeça do amigo e a estreitou próxima de si, dizendo "Até breve". Manteve-se em sua posição, onde os enfermeiros vieram buscá-lo. Em nenhum momento perdeu a consciência. Segundo ele, seus ferimentos na orelha e no ombro não eram "tão graves". Evacuação no mesmo dia para Sainte-Menehould. Hospitalização em Troyes por quinze dias. Em 24 de outubro de 1914, foi dispensado por ordem médica em razão de problemas mentais.

Retornando a X., onde vivia sua mãe, ela logo percebeu que ele apresentava incontinência urinária noturna, tremores nos membros e distúrbios na caminhada; sofria quedas frequentes sem perder a consciência. Seu estado se agravou progressivamente e ele "perdeu pouco a pouco a razão". No início de 1918, tornou-se incapaz "de comer e de se vestir sozinho". Em março de 1919, a mãe do paciente, vendo que os distúrbios se agravavam, que os cuidados e a observação exigiam acompanhamento contínuo e considerando que esse estado poderia ser decorrente da fadiga de guerra, solicitou uma avaliação médica. Um de nós, junto com um colega, elaborou uma "consulta", na qual foram enumerados os sintomas físicos e mentais constatados, e concluímos que não se podia admitir uma relação de causa e efeito entre esses sintomas e a fadiga de guerra com base nas informações obtidas pelo exame clínico e que, em decorrência disso, investigações de ordem militar seriam necessárias. Na sequência das iniciativas empreendidas pela família, o paciente deu entrada no Centro de Psiquiatria da XI Região.

Estado atual, abril de 1919: o paciente permaneceu cerca de um mês no hospital. Pôde se submeter a exames sucessivos. Apresentou uma síndrome cerebelar indeterminada, sem sinais de debilitação intelectual manifesta.[66] Estudaremos apenas os distúrbios mentais que nos interessam.

A síndrome delirante

O questionário revelou imediatamente transtornos delirantes que, à primeira vista, pareciam acompanhados de distúrbios psicossensoriais: ilusões ou alucinações. Nós as descreveremos e apresentaremos a seguir o resultado do exame das funções psíquicas consideradas fora daquilo que se refere ao delírio.

a) *As ideias delirantes*. O tema do delírio é o seguinte: a qualquer interlocutor o paciente declara ser casado (ele é solteiro), deitar-se todas as noites com sua esposa, experimentar sensações voluptuosas etc. Eis como ele narra os fatos: "Após minha dispensa, fui morar com minha mãe em X., e minha mulher passava todos os dias na frente da nossa casa. Eu estava na soleira da porta. Ela seguia seu caminho. Nós nunca tínha-

---

66 [O texto de Benon e Lerat (p. 566) é diferente: "Ele apresenta uma síndrome cerebelar claramente caracterizada, ideias delirantes precisas, mas de natureza difícil de determinar, e isso sem sinais de debilitação intelectual manifesta. Estudaremos sucessivamente o estado físico do paciente e então os distúrbios mentais". Segue-se uma longa seção descrevendo "A. A síndrome cerebelar", acompanhada por uma seção "B. A síndrome delirante", recuperada por Fanon.]

mos nos falado. Ela me lançava um breve olhar cada vez que passava: isso queria dizer que ela me amava. Obviamente, eu a chamei, mas ela não veio. Eu disse que a pedia em casamento, porém não assinei nada. Nunca combinamos o dia nem a hora".

Ele não se lembra da data exata desse casamento, que poderia remontar a um ano e meio. Ele não chegou a ir à prefeitura, "por não poder andar". Mas é um casamento bem real: "Não foi em pensamento que me casei", disse. Essa mulher não mora com ele, mas toda noite vai vê-lo: "Ela vem se deitar comigo quando todos estão dormindo. Ela não fala comigo. Ela me faz dormir com clorofórmio, sinto perfeitamente. É ela que me faz dormir. Ela se deita por cima de mim e me mantém envolvido em seus braços... Eu me sinto adormecer, é o clorofórmio... Ela me faz adormecer, sinto êxtases...".

A propósito de certos detalhes, existem variações e contradições. No mesmo dia, ele diz que "não ouve nem vê" essa mulher e depois diz "que a vê, que a sente, que seus cabelos são negros". Sempre afirma que ela nunca fala com ele. Após o suposto coito, essa mulher o "desperta do clorofórmio". "Nesse momento", diz ele, "meus nervos tomam conta de mim; meus nervos me reviram, fico de mau humor e caio da cama." O que ele exibe é uma crise nervosa com base na irritação, isto é, uma crise histérica. E ressalta: "Ela deveria ficar para passar a noite comigo, mas sem me fazer dormir". Acrescenta que está farto dessa mulher que se esconde e que a abandonará; como é um belo rapaz, encontrará facilmente alguma outra: "A fila anda".

Questionado sobre a personalidade dessa mulher, responde: "Ela tem vinte anos. É marquesa". Disse outro dia: "É duquesa..., é italiana... Não sei seu nome de família, mas seu pai é major. Ela é bilionária, mais rica que todas as condessas juntas. Possui dois pequenos pôneis trazidos da Rússia; são atrelados a uma pequena carruagem. Ao se casar, ela me conferiu o título de barão, pois eu não tinha nada que fosse meu. Ela me desposou apesar de eu estar doente porque sou um belo rapaz... Ela é linda como a Virgem Santa. É ela que faz chover e poderia fazer com que os astros caíssem".

Além dessas ideias de satisfação com megalomania, exprime ideias de perseguição: "Essa mulher me atira peixes na cara. Há pouco eu ainda tinha vários deles caindo pelo pescoço... Eles se parecem um pouco com arenques... Eles atravessam minha pele. Isso é para me deixar feio; ela tem ciúmes de mim...". Ele disse ainda que um aprendiz de açougueiro de X. que seguia sua mulher se disfarçou de demônio (com chifres na cabeça), lançando-se algumas vezes sobre sua cama, excitando seus nervos com fios elétricos dispostos sobre sua cama e fazendo-o cair ao chão (crise histérica).

Outro dia, ele disse: "Não é o açougueiro, é minha mãe que me eletriza para me deixar louco por ciúme da minha mulher. A corrente elétrica passa sob o piso, depois pelos pés e pelo corpo". Pergunta do médico: "Essa corrente foi instalada por quem?". Resposta: "Sem que eu percebesse, ela foi instalada em meu quarto pelo dr. N. [presente no interrogatório e que havia visto o paciente em X.]... Não sei quem a instalou aqui".

b) *Estado das funções psíquicas fora do delírio*. O paciente é bem orientado, sabe que está em N. desde o mês de abril de 1919. Declara com precisão sua idade, data de nascimento, a idade da mãe, seu endereço em X., onde vivia com a mãe, a avó e o tio etc.

O interrogatório é prejudicado em decorrência dos pronunciados distúrbios da elocução (o paciente fala espasmodicamente por rompantes e com lentidão). Além dessa constatação, dois fatos se impõem: a atenção voluntária está bem preservada (ele se esforça para responder exatamente às questões feitas), mas a compreensão parece pouco rápida. Ele declara que sua memória diminuiu. Contudo, no geral, ela nos parece normal naquilo que se refere a fatos antigos e recentes (tendo em vista a cultura do paciente e o ambiente em que viveu). Em suma, não se constatam sinais de debilitação intelectual nem de indiferença emocional.

Evolução, fevereiro de 1920: estado estacionário. Nenhuma debilitação das faculdades psíquicas. Mesmas ideias delirantes.[67]

---

67 [Encerra-se aqui a citação do artigo de Benon e de Lerat. O original considera na sequência as explicações possíveis para os dis-

Relatamos agora as duas observações principais de Konrad Knoepfel e Jos Macken, que, explorando as conclusões de Bleuler, tentam fazer da síndrome psico-orgânica a característica mental das heredoataxias.[68] Não julgaremos a iniciativa dos autores, convencidos que estamos de que seus esforços se integram ao fulcro da discussão que foi objeto de nosso último capítulo. Enfocaremos, em todo caso, a debilidade intelectual desses dois pacientes de Friedreich.

5. DOENÇA DE FRIEDREICH E SÍNDROME PSICO-ORGÂNICA

Jeanne L., nascida em 1900. *Antecedentes hereditários*: uma irmã acometida pela doença de Friedreich. A filha de outra irmã apresenta cifose, mãos tortas e má-formação cardíaca. *Antecedentes pessoais*: a paciente frequentou a escola até os doze anos de idade. Sua escolaridade foi precária. Ela aprendeu bem o ofício de cabeleireira. No início da guerra de 1914-18, partiu para a Inglaterra e abandonou seu trabalho. Ainda ajudou a mãe por alguns anos nos afazeres domésticos, realizando apenas as tarefas mais simples, como lavar e limpar os quartos. Jamais conseguiu aprender a cozinhar. Seu caráter era calmo e dócil.

Em 1917 (aos dezessete anos), após uma gripe, a paciente começou a titubear ao caminhar, de modo que as crianças da rua a tomavam por bêbada. Ao mesmo tempo, instalou-se nas

---

túrbios psíquicos ligados à doença e os autores assinalam: "Igualmente obscuro é o problema das relações entre a doença mental e a doença orgânica. Constata-se um paralelismo evolutivo, mas não se veem argumentos que permitam concluir que os distúrbios mentais dependem do estado orgânico. Seriam elas duas síndromes associadas, uma lesional, cerebelar, a outra dinâmica, psíquica? Seriam elas, tanto uma quanto a outra, expressão de predisposições individuais distintas e coexistentes? Não se sabe" (ibid., p. 572).]
68 [Hans Konrad Knoepfel e Jos Macken, "Le Syndrome psycho-organique dans les hérédoataxies". *Journal Belge de Neurologie et de Psychiatrie*, v. 47, pp. 314-23, 1947.]

pernas uma espécie de fraqueza que progressivamente atingiu as costas e observou-se o surgimento de uma escoliose. Em 1922 (aos 22 anos), começou a apresentar um tremor intencional, distúrbios da fala e uma incerteza no olhar. A partir de 1923, mal saía da cama, pois a posição ereta sem sustentação e o caminhar se tornaram praticamente impossíveis. Em 1927, após cerca de dez anos de doença, sua irmã, que é inteligente e bastante observadora, percebeu que a paciente começou a rir e a chorar por nada e a experimentar violentas crises coléricas por motivos insignificantes, o que não se tinha notado até então.

Desde 1936 (depois de dezenove anos de doença), ela não se interessa mais pela família, ao passo que antes sempre se inteirava das novidades. Por volta de 1939, instalou-se lentidão na compreensão e em todas as reações físicas. Sua labilidade afetiva e, sobretudo, sua irritabilidade agravaram-se progressivamente. O exame neurológico mostra um caso típico de doença de Friedreich.[69]

Exame psíquico se estendendo por quatro meses, de dezembro de 1946 a março de 1947: a memória não indica o menor distúrbio, nem para os eventos antigos nem para os recentes. Somente a fixação dos números foi levemente reduzida, de modo que a paciente não é mais capaz de reter um número de cinco algarismos durante dez segundos. Ela se mantém, em grande medida, orientada no tempo, no espaço e naquilo que se refere à sua pessoa. Conhece bem seu ambiente. Sua compreensão é um pouco lenta, mas sem nenhum outro distúrbio manifesto. Compreende as questões que lhe são apresentadas e executa o que lhe é pedido. A sequência de seus pensamentos é lenta e pouco precisa. Perde com frequência o rumo da história e obriga o interrogador a reconduzi-la à questão apresentada. O exame de inteligência revela uma debilidade mental bastante clara. A paciente incorre em falhas grosseiras no cálculo (por exemplo: 22 - 15 = 12; 15 : 4 = 3) e é incapaz de resolver problemas de baixa

---

69 [Essa frase resume um exame neurológico de 14 de março de 1947, ocupando dois parágrafos no original.]

complexidade (por exemplo: 39 + 49; 88 + 77; 42 : 2; 7 × 12). Ela não conhece as províncias da Bélgica e acredita que a Itália é um país vizinho. Não sabe dizer o nome dos rios de seu país, com exceção do Escalda. Sua capacidade de abstração é bem pouco desenvolvida – ela não percebe, por exemplo, a diferença entre um anão e uma criança e acredita que são a mesma coisa. A diferença entre uma árvore e um arbusto é que a árvore é maior, e o soldado se distingue do agente de polícia pelo fato de que o policial gosta do seu ofício, enquanto o soldado é obrigado a desempenhar o seu. Para ela, um presidente da república é quase um rei, e ter dívidas significa emprestar. Quando alguém lhe pede que explique algumas noções simples, oferece respostas gerais e pouco precisas; por exemplo, uma lei: "É para cumprir a lei"; um jornal: "Tem notícias dentro".

Além disso, seus conhecimentos da vida cotidiana são mínimos. Não sabe quanto tempo é preciso caminhar para cobrir um quilômetro e, num momento, crê que um quilômetro corresponde a cem metros e, em outro, a um metro. Conhece o relógio, mas afirma que uma hora tem cinquenta minutos, e não sabe quantos segundos há em um minuto. É incapaz de reproduzir uma história simples (o asno e a carga de sal), que alguém leu para ela duas vezes, lentamente, e não conseguiu entender as exigências do teste de Jung (de associação). Depois de quinze segundos, repetia a mesma palavra que lhe havia sido dita e se declarou absolutamente incapaz de fazer uma associação que fosse. Sua escolaridade foi precária e ela nem sequer foi capaz de aprender a cozinhar.

Além dessa debilidade mental, a paciente demonstra distúrbios particularmente no âmbito afetivo, no qual é muito instável. Quando lhe falamos de sua doença, começa a chorar, mas se recompõe imediatamente após uma única palavra gentil e então ri com todas as suas forças. Quando lhe perguntamos por que sempre desliga o receptor sem fio, ela se põe a chorar, contudo basta que batamos delicadamente sobre seus ombros para fazer surgir um sorriso beatífico. As diversas questões do exame psíquico frequentemente a fazem cair na gargalhada, o que então exige que o interrompamos. A irmã da paciente nos contou que ela amiúde chora de raiva quando não entende bem algo que alguém acabou de lhe dizer. A religiosa que dela cuida já há dez anos também percebeu que a paciente se põe a rir e a chorar facilmente e sem razão aparente.

Excetuando apenas essa labilidade afetiva, ela mantém boas relações com seu entorno. Suas expressões mímicas, por mais que sejam raras, são um pouco diferenciadas e exageradas e correspondem em grande medida à situação psicológica. Sua atividade é extremamente reduzida e suas tendências psíquicas manifestam uma pobreza muito acentuada. Ela não se interessa mais pelos familiares, ao passo que outrora sempre pedia notícias deles. Quando recebe uma visita, responde brevemente às questões, mas nunca fala de si. Passa os dias sem fazer nada, não liga para sua doença nem faz projetos que digam respeito ao futuro. Percebe-se também um cansaço extremo, que exigiu diversas vezes a interrupção do exame e que não existia antes da doença.

6. DOENÇA DE FRIEDREICH COM SÍNDROME PSICO-ORGÂNICA[70]

Jeanne P., nascida em 1894. *Antecedentes hereditários*: a mãe morreu aos 24 anos de uma afecção indeterminada; o pai, alcoólatra, morreu aos 78 anos de uma doença neurológica cujos detalhes ignoramos. Quatro irmãos e uma irmã gozam de boa saúde. Um irmão de 49 anos também foi acometido por heredoataxia.

Antecedentes pessoais: a paciente nasceu a termo e aprendeu normalmente a andar e a falar. Não teve doenças, exceto sarampo. Frequentou a escola primária até os catorze anos de idade e concluiu com sucesso um curso de corte e costura. Em seguida, encontrou trabalho como cuidadora e nele se manteve por 22 anos, até o início de sua doença. Era capaz de ganhar a vida por conta própria e gozava do respeito e da consideração de

---

70 [Trata-se aqui da observação 2 do mesmo artigo de Knoepfel e Macken.]

seus patrões. Em seu tempo livre, gostava de se dedicar às flores do jardim, fazer pequenos trabalhos manuais ou ler bons livros.

Por volta dos quarenta anos de idade, a paciente começou a sentir dificuldades para andar, o que a forçou a abrir mão de seu trabalho. Esses distúrbios da caminhada se agravaram progressivamente, de modo que hoje ela já não consegue andar sozinha sem apoio. Alguns anos após o início dos distúrbios da caminhada, a fala se tornou difícil e ela percebeu mudanças de caráter. Estava menos alegre que antes da doença e começou a se irritar facilmente. Por nada, encolerizava-se e dizia palavrões. Mas, em geral, essas crises passavam em pouco tempo e, quanto mais rápido se irritava, tanto mais rápido voltava a se acalmar. O irmão, a cunhada e a sobrinha confirmaram que a paciente manifestou violentas crises coléricas depois do início da doença, o que não havia acontecido anteriormente. A síndrome neurológica é do tipo doença de Friedreich.[71]

O exame psíquico se estendeu por vários meses (de dezembro de 1946 a março de 1947). A memória não exibe o menor sinal de distúrbio, nem para eventos antigos nem para fatos recentes. A paciente se mostra inteiramente orientada no tempo, no espaço e naquilo que se refere à sua pessoa. Tem inteligência média e compreende rapidamente e com precisão as perguntas que lhe são feitas no decurso do exame psíquico. Interessa-se pela boa literatura e é capaz de contar aquilo que leu. Por mais que as funções psíquicas descritas acima estejam normais, a sequência dos pensamentos foi sensivelmente afetada. Ela conta uma série de detalhes inúteis que não têm nenhuma importância para o assunto que ocupa seus pensamentos. Questionada a respeito de sua profissão, descreveu-nos a doença de seus patrões e as flores do jardim de G., onde havia trabalhado.

Quando contou a história da sua vida, perdeu inteiramente o fio condutor e nos ofereceu uma longa descrição, com muitos detalhes, das flores de que cuidou no passado. Seus pensamentos perdiam a precisão e ela se contentava com expressões

---

71 [Aqui, também, a frase resume um exame neurológico, datado de 12 de março de 1947.]

vagas e gerais. À pergunta: "Quais livros você leu?", a paciente respondeu: "Belos livros", e tivemos muita dificuldade em extrair dela os títulos. Quando lhe perguntamos o que fazia em seu tempo livre, respondeu literalmente: "Entre as flores, havia muitas flores, plantar flores". Tentando recitar um pequeno poema, repetiu três vezes: "Chove, chove, chove" antes de recitá-lo.

Mas mais evidentes que os distúrbios na sequência dos pensamentos eram as alterações afetivas. Ela demonstrava profunda labilidade afetiva, que frequentemente acarretava violentas crises coléricas. A própria paciente nos contou que era capaz de se irritar por nada e proferir os mais vis palavrões. Essas crises se encerravam muito rápido, porém ela também era capaz de cair na gargalhada pela razão mais insignificante, e nos obrigou a interromper diversas vezes o exame da sensibilidade ao calor e ao frio porque considerava isso tão hilário que ria com todas as suas forças. O teste de Babinski a levava a gritar a plenos pulmões e suas respostas ao exame da sensibilidade tátil eram acompanhadas por caretas. Com frequência, batia o punho na mesa para acentuar as ideias. Seu humor geral era eufórico, apesar da grave enfermidade da qual sofria e das grandes dificuldades e restrições em sua vida. Alegava ter de tempos em tempos ideias de suicídio, mas não as levava a sério.

O exame médico lhe dava muito prazer e a divertia. Suas expressões afetivas correspondiam sempre à sequência psicológica e era capaz de manter boas relações afetivas com o entorno. O exame de suas tendências psíquicas não revelou nada de anormal. Ela se interessava por bons livros e por jornais, fazia seu trabalho doméstico e alegrava-se com as visitas dos amigos. O teste de Jung revelou uma clara pobreza associativa. Com frequência, limitava-se a repetir a palavra de teste e, em muitos casos, oferecia simplesmente uma tradução em gíria. Suas reações eram, em geral, muito lentas.

Nossa segunda paciente é uma mulher de 53 anos que sofre há treze anos de heredoataxia (forma da doença de Friedreich com predominância radiculocordonal incompleta). No curso dessa doença, instalaram-se diferentes sintomas psíquicos, notadamente uma pobreza associativa, com imprecisão das ideias e abundância de explicações, uma tendência à perseveração e uma labilidade grosseira com falta de crítica e de euforia.[72]

UM CASO DE DELÍRIO DE POSSESSÃO DE ESTRUTURA HISTÉRICA

Trazemos à baila a observação de uma jovem acometida pela doença de Friedreich de irrupção semitardia, em quem os distúrbios mentais surgiram subsequentemente. Tais distúrbios, apesar da aparência primitiva, se encaixam no quadro da histeria clássica.

C. Odile, 32 anos de idade, internada na ala livre da clínica neuropsiquiátrica de 18 de dezembro de 1950 a 22 de maio de 1951 e, a partir de 22 de maio de 1951, no hospício departamental de Le Vinatier.[73] Enviada ao hospital – estava em uma casa de inválidos – em decorrência de distúrbios psíquicos: agitação, atitudes extáticas, elocuções sobre temas místicos ou eróticos. Informações sobre sua família e seu comportamento antes da internação hospitalar foram recolhidas com a irmã mais velha, que é assistente social.

Antecedentes hereditários e familiares: os pais morreram de enfermidade não neuropsiquiátrica. Quatro irmãs e um irmão gozando de boa saúde, quatro irmãos falecidos, dos quais três de "paralisia progressiva sem distúrbios mentais". Por outro lado, os distúrbios neurológicos apresentados por eles são idênticos aos encontrados em nossa paciente.

Histórico pessoal: a paciente viveu até os doze anos de idade na casa da avó, na casa das tias durante alguns meses, com o pai e, depois da morte deste, em diferentes asilos religiosos. Morou até os dezoito anos com os irmãos e irmãs, e teve a oportunidade de assistir à evolução da doença nos

---

72 [O artigo se encerra com duas páginas em que os autores pleiteiam acomodar esses distúrbios mentais na "síndrome psico-orgânica" e lamentam o reduzido número de estudos dedicados à questão.]
73 [Um dos primeiros centros de psicoterapia institucional da França, desde 1943 sob a direção de Paul Balvet, que fora antes disso diretor do Hospital Psiquiátrico de Saint-Alban e conhecia Fanon.]

três irmãos. Realizou seus estudos secundários exclusivamente até o *baccalauréat*. Em virtude da doença, não buscou nenhuma diplomação ulterior. Sempre gostou de ler e até hoje se esforça para se manter a par da literatura moderna. Com os irmãos e as irmãs, sempre deu mostras de ser bastante "selvagem", com súbitas oscilações de humor. Cabe assinalar também uma evidente suscetibilidade.

Nos diversos hospícios em que se viu internada, conheceu jovens inválidos e, desde o início de 1950, parece se ocupar bastante com o misticismo.[74] A atmosfera em que vivia na época parece ter desempenhado importante papel na evolução ulterior dos distúrbios, sobretudo no que se refere ao seu impacto sobre o ego. Em fevereiro de 1950, quando ainda não exibia nenhum distúrbio psíquico específico, quis se submeter a um exorcismo em La Salette. Não se sabe se o exorcismo foi realmente praticado. Cumpre assinalar uma estada na Argélia por volta dos dez anos de idade, durante a qual a paciente esteve em contato com uma anciã da região célebre por seus talentos ocultos e que, segundo se dizia, praticava feitiçaria.

Histórico da doença: os distúrbios neurológicos começaram aos doze anos de idade. Os distúrbios psíquicos se iniciaram por volta do final do mês de dezembro de 1950. A paciente relata que sofreu uma depressão nervosa após o fracasso de uma aventura amorosa idealizada com seu confessor. Acreditou que ele estivesse apaixonado por ela, visto que alguns sinais lhe haviam dado a entender, que o abade tinha a seu respeito intenções muito específicas. Por razões alheias a essa aventura, ela precisou sair do hospital em que estava na época para ir a outro sanatório, onde manteve por algumas semanas um comportamento normal. Os distúrbios, por conta dos quais a paciente nos fora enviada, tiveram início após uma nova transferência a um hospício da região de Lyon.

---

74 [A respeito dessa vinculação entre enfermidade e misticismo, ver p. 318.]

Ao dar entrada no serviço psiquiátrico em dezembro de 1950, observamos:

1) *Síndrome neurológica*. A paciente não consegue andar, a fala é cerebelar; síndrome cerebelar de tipo cinético; síndrome piramidal: Babinski bilateral; transtornos da sensibilidade profunda, sobretudo no teste da posição dos dedos dos pés; abolição dos reflexos tendinosos dos membros inferiores; pé torto bilateral redutível; ligeira amiotrofia dos membros inferiores; fundo de olho normal; hipoexcitabilidade labiríntica bilateral dissociada; acuidade auditiva normal; EEG [eletroencefalograma]: normal; ECG [eletrocardiograma]: normal; metabolismo basal: normal; PL [punção lombar] LCR [líquido cefalorraquidiano]: normal; serologia sanguínea negativa; radiografia do crânio negativa.

2) *Distúrbios psíquicos*. No primeiro dia, declarou à enfermeira: "Estou possuída pelo diabo" e teve uma crise de agitação dramática diante dos pacientes do aposento. No dia seguinte, tivemos ocasião de lhe aplicar um questionário: contato fácil, nenhum distúrbio da série confusional, leve euforia e sorriso irônico no início do interrogatório. Expressões faciais bastante cambiantes no decorrer da conversa.

A paciente disse que, no aposento, podíamos interferir em seu pensamento, que sabíamos de todo o seu passado, que adivinhávamos o que ela pensava: "Por que me interrogar se vocês já conhecem toda a minha história?". Em seguida, ela se acusou de ter dormido com uma menina quando tinha oito anos de idade e de ter tido relações sexuais com seu irmão dos doze aos quinze anos. Sentira-se atraída recentemente pelo abade. A partir daí, suas palavras se tornaram ambíguas e ela sugeriu que "muitas coisas se passaram". Todos esses fenômenos e essas ações perversas demonstram claramente, explicou, que ela estava possuída pelo demônio, que a "lançou no vício". Ela comparou essa ação diabólica àquela descrita no *Diário de um pároco de aldeia*, de Bernanos. Mas, disse, "a ação diabólica é, de certo modo, mais direta, mais física".

Nos dias que se seguiram, à medida que a interrogávamos, a sintomatologia se enriquecia: ela havia tido visões, tinha frequentes orgasmos; "porcos" [devassos] a perseguiam e a maltratavam. Por ocasião de uma conversa na qual sua atitude era ambígua, a paciente nos disse: "Estou pronta", e explicou de maneira confusa que apenas um casamento seria capaz de contrabalançar a ação diabólica.

Percebendo que, a cada interrogatório, a paciente aumentava as produções delirantes, decidimos não mais nos ocupar dela durante algum tempo. Num novo interrogatório, como nossa atitude era irônica, ela confessou ter inventado muita coisa e que, no fundo, não acreditava naquela história de diabo. Disse tê-la inventado para se distrair e como que para se refugiar no imaginário. Contudo, continuava a oferecer determinadas interpretações, encontrando notadamente semelhanças entre alguns médicos do serviço psiquiátrico, seu pai, seu irmão e o jovem abade.

Em abril de 1951, a paciente foi colocada num quarto particular, pois se recusava a se alimentar e se opunha a qualquer interrogatório. Emagreceu bastante. Exibiu alguns sinais de hipossistolia (alterações do complexo ventricular no ECG). Em 22 de maio de 1951, foi internada: doença de Friedreich, síndrome psíquica compensatória de estrutura histérica, delírio de possessão, anorexia, oposição.

Avaliação de 24 horas: doença de Friedreich, síndrome delirante, agitação e oposição.

Avaliação de 15 dias: doença de Friedreich; distúrbios comportamentais, negativismo, desconfiança; ideias de influência e ação exteriores. A internação deve ser mantida.

DISCUSSÃO

Diagnóstico neurológico: doença de Friedreich plena, três casos familiares.

Diagnóstico psiquiátrico: hesitamos por muito tempo entre delírio de influência e manifestações psíquicas de estrutura histérica. Essa hesitação tem sua razão de ser na tendência atual da psiquiatria, que é separar claramente os distúrbios da consciência e os da personalidade. H. Ey, desenvolvendo as conclusões da escola de Heidelberg,[75] admite duas modalidades de entendimento da vida psicopatológica: uma afecção dirigida ao ego e uma afecção oriunda do ego; um distúrbio da consciência ou um deslocamento da pessoa. Estamos lidando aqui, antes de mais nada, com um distúrbio da consciência.

Ao nos referirmos à sintomatologia clássica, é preciso considerar: 1) a plasticidade das ideias delirantes de acordo com a atitude de quem interroga (trata-se, no sentido literal da palavra, de manifestações "pitiáticas";[76] é o que chamamos de poder adutivo do comportamento histérico); 2) a tendência a exibir taras (Hartenberg)[77] ou a inventá-las (por exemplo: as supostas relações incestuosas); 3) a atitude tranquila e eufórica no quadro delirante[78] (a paciente certamente teve crises de agitação, mas sempre com o sentido de um apelo; essa atitude ambivalente de adesão ao delírio, diríamos mesmo de complacência, é bem diferente dos delírios de influência); 4) a forte carga sexual que impregna a atitude e a conversação.

Por essas razões, pensamos que se tratava de um delírio ou, ao menos, de um comportamento delirante de estrutura histérica.

O DISTÚRBIO MENTAL E O DISTÚRBIO NEUROLÓGICO

Ao longo das duas últimas décadas, esse foi certamente um dos problemas mais espinhosos com que os neuropsiquiatras depararam. Apesar de ter sido examinado no século pas-

---

75 [Escola de psiquiatria cujos grandes representantes foram Karl Jaspers (1883–1969) e Kurt Schneider (1887–1967) e que se dedicou particularmente ao estudo da esquizofrenia.]
76 [Isto é, causadas por uma persuasão.]
77 [Paul Hartenberg (1871–1949), psiquiatra francês, autor de obras clássicas a respeito das neuroses de angústia, da timidez e da histeria.]
78 Esse terceiro ponto não implica, de modo algum, a adesão à psicanálise, que descreve uma infraestrutura de ansiedade na histeria. [Ver H. Ey, *Études Psychiatriques*, op. cit., v. 1, t. 2, "Étude n. 15: Anxiété morbide".]

sado, tal problema não havia ainda se revestido desse caráter de ponto de discordância de doutrinas. Deve ser considerada responsável por isso a tão imperiosa urgência, hoje em dia, da especialização e, portanto, da necessidade de traçar fronteiras. Quais são os limites da neurologia e da psiquiatria? O que é um neurologista? O que é um psiquiatra? Nesse caso, em que se converte a neuropsiquiatria?

Longe de propor uma solução – cremos ser necessário para isso uma vida de estudos e de observações –, gostaríamos de relatar as posições mais representativas dos doutrinários contemporâneos: na França, Henri Ey e Jacques Lacan; no exterior, Kurt Goldstein. Cabe acrescentar que Ey se situa na linha jacksoniana e que Goldstein, que apresenta vários pontos de contato com Monakow e Mourgue, encontra em Ajuriaguerra um digno defensor.

Pareceu-nos que não seria de todo inútil empreender esse esclarecimento. De início, ele já nos servirá para facilitar um posicionamento teórico em relação ao objeto da neuropsiquiatria. Por fim, no quadro específico de nosso trabalho, esse estudo se reveste de valor, visto que não se sabe de modo nenhum a que devem ser atribuídos os distúrbios psíquicos encontrados na heredodegeneração espinocerebelar.

A POSIÇÃO DE HENRI EY

Henri Ey é, incontestavelmente, o mais denso entre os que encabeçam suas respectivas escolas de pensamento. Suas inúmeras obras, suas conferências preparatórias para o exame admissional de Estado e suas consultas fizeram dele uma figura de proa. É evidente que só poderemos oferecer um resumo muito sistemático de seu pensamento. Por isso, apresentamos nossas desculpas ao autor. No entanto, tentaremos formular ideias claras, que nem por isso deixem de ser fiéis ao espírito do médico de Bonneval.

Para Ey, o sistema nervoso se divide em dois "planos": 1) o plano das funções sensório-motoras e psíquicas elementares ou instrumentais (aparatos de reflexo na coordenação dos movimentos, de regulação do tônus, da caminhada...); e 2) o plano das funções psíquicas superiores ou energéticas (por exemplo, lembrar-se, julgar, crer, amar). As funções instrumentais estão específica e morfologicamente inscritas no cérebro. Seu estudo tem como principal objeto a gênese morfológica e espacial das funções nervosas da vida relacional, ordenada em relação à noção de localização cerebral dos aparelhos funcionais. As funções energéticas são modos de atividade mais pessoais e plásticos. Seu estudo tem como principal objeto a gênese histórica e cronológica dos níveis psicológicos da vida relacional ordenada pela noção de tensão psicológica. Na vertente patológica, encontramos esses dois planos.

1) *Patologia do plano funcional instrumental*, representada por desintegrações funcionais ou locais. Nesse nível, situa-se um elemento extremamente importante: a localização do distúrbio. Veremos que não ocorre o mesmo nas dissoluções globais. Os traços característicos das desintegrações funcionais são os seguintes: elas são parciais (hemiplegia, afasia...) e basais, ou seja, deixam intacto o edifício global e superior. Como diz Ey, "a afasia, em suas formas mais típicas, a coreia, um hemitremor, uma síndrome parkinsoniana perturbam, mas não alteram, em si e por si mesmos, a consciência e a atividade social da pessoa".[79]

2) *Patologia do plano funcional energético*. Nenhuma localização é possível aqui, pois o que caracteriza essas desintegrações é o fato de serem, antes de mais nada, globais. É a personalidade como um todo que participa da doença. Daí a segunda noção de dissoluções apicais.

Ey propõe chamar de neurologia a ciência do plano instrumental e de psiquiatria a ciência do plano energético.

Esses diferentes pontos que Ey formulou, por ocasião das jornadas de Bonneval em 1942, dão continuidade à trajetó-

---

[79] Eis aqui uma frase cabalmente condenada por outros autores, como Monakow e Mourgue, e especialmente por Goldstein.

ria doutrinária de seu autor.[80] Há cerca de quinze anos, Ey e Rouart haviam lançado as primeiras bases de uma concepção organodinamista da neuropsiquiatria. Retomando as ideias teóricas de Hughlings Jackson,[81] eles enunciaram os fatores das loucuras tão bem estudadas pelo neurologista inglês.

Sendo as loucuras o objeto precípuo da psiquiatria, cabe distinguir, segundo Jackson, quatro fatores originais: a) as diferentes profundidades de dissolução dos centros cerebrais mais elevados; b) as diferentes pessoas que sofreram essa dissolução; c) os diferentes ritmos em que as dissoluções ocorreram; d) a influência dos diferentes estados corporais e das diferentes circunstâncias externas sobre as pessoas que sofreram essa dissolução. Ao lado desses fatores, Jackson situa as dissoluções locais, objeto da neurologia. Não pretendemos retomar em detalhe o trabalho do jacksonismo. É sabido que a curva de dissolução cobre desde a ilusão e dos estados emocionais anormais até a demência; do sonho à esquizofrenia, passando pela crise epiléptica.

Ey preserva em sua doutrina os elementos fundamentais de Jackson, a saber: evolução, hierarquia das funções e dissolução. Esses três pontos representam a infraestrutura de um fenômeno crucial: a integração. A patologia que introduz a desintegração permite o surgimento de sinais negativos (causados pela doença propriamente dita) e de sinais positivos (personalidade restante). Ey considera definitivamente que a distinção entre as dissoluções globais e parciais corresponde "à única distinção possível entre o objeto da neurologia e o da psiquiatria".[82] Essa frase é significativa do pensamento de Ey. Jackson

---

80 H. Ey, J. Ajuriaguerra e H. Hécaen, *Les Rapports de la neurologie et de la psychiatrie*. Paris: Hermann e Cie., 1947. [Nova edição em 1998. A frase de Henri Ey citada na nota anterior se encontra na p. 12.]

81 [John Hughlings Jackson (1835–1911). Ver H. Ey, J. Rouart e H. Claude, *Des Idées de Jackson à un modèle organo-dynamique en psychiatrie* (Paris: Doin, 1938; Toulouse: Privat, 1975; Paris: L'Harmattan, 2000).]

82 [H. Ey, J. Ajuriaguerra e H. Hécaen, *Les Rapports de la neurologie et de la psychiatrie*, op. cit., p. 100.]

havia examinado a dialética da pessoa e do mundo. Ey, pela via do dinamismo estrutural que introduz, busca formular as grandes linhas de uma dialética da pessoa e do pensamento. O neurológico é o localizável, o espacial, o instrumental, o elementar. O psiquiátrico é o não localizável, o histórico, o global, o sintético. O psiquiátrico não é o psíquico.[83]

Uma doença mental não admite causalidade psíquica. Existe um dinamismo orgânico na base das psicoses. E, diz o autor em seu catecismo do neojascksonismo: "Uma concepção dinâmica dos distúrbios mentais baseada inteiramente na noção de dissolução das funções exige a vinculação dos níveis estruturais às desordens orgânicas, que condicionam necessariamente tanto as dissoluções neuróticas leves como os estados delirantes confusionais, demenciais [etc.]. A vinculação dos 'estados', das 'síndromes', dos 'níveis estruturais' ou das 'psicoses' aos processos [orgânicos] etiológicos é a finalidade última dessa ciência médica que é a psiquiatria".[84] O neurológico é o parcial. O psiquiátrico é o global.

Depois de ter definido os limites inferiores da psiquiatria,[85] Ey tentou explicitar os superiores. E é aí que se apresenta todo o problema da causalidade psíquica. Será uma doença mental, psicose ou neurose de origem psíquica ou terá obrigatoriamente um condicionamento orgânico? No caso de coexistência de distúrbios neurológicos e de distúrbios mentais, trata-se de reações pessoais à inflação psíquica ou será preciso admitir meramente uma extensão das lesões ao encéfalo?

Não existe causalidade psíquica dos distúrbios mentais. Essa é a primeira afirmação doutrinária de Ey. Adiantando-se a seus adversários, que poderiam lhe jogar na cara as psiconeuroses de condicionamento psíquico, o autor recorre como

---

83 [Na acepção de que o psíquico constituiria uma entidade determinada.]
84 [H. Ey, J. Ajuriaguerra e H. Hécaen, *Des Idées de Jackson...*, op. cit., p. 166.]
85 Como vemos, existe aqui uma atitude claramente axiológica. Nela se redescobre a hierarquia jacksoniana.

exemplo ao caso da emoção violenta em virtude da qual os cabelos embranquecem: "Esse sintoma", diz, "deve ser relacionado não à emoção, que é o aspecto psicogenético ocasional, mas a uma perturbação endócrina mais profunda".[86]

Depois de ter descartado a teoria que classifica a emoção com base na patologia, o autor considera sucessivamente as três outras escolas psicogeneticistas, cujos mestres são Kretschmer, Freud e Babinski. A primeira, bem estudada na tese de Lacan,[87] concebe o delírio como as reações de uma consciência "sensibilizada" para as situações vitais em meio às quais se viu mergulhada. A perspectiva freudiana converge com a anterior, indo mais além. Enquanto Kretschmer, psiquiatra, atribuiu importância fundamental às predisposições e à constituição, Freud as refutou. Muito mais tarde, após críticas em parte maliciosas de seus adversários, o mestre vienense reconheceu a eficiência da hereditariedade e das predisposições.[88] Nascia a noção de terreno.

---

86 Lucien Bonnafé et al., *Le Problème de la psychogenèse des névroses et des psychoses* [1946]. Paris: Desclée de Brouwer, 1950. [Citação exata: "Cumpre remeter esse sintoma não à emoção, sob seu aspecto psicogenético ocasional, mas a uma perturbação endócrina mais profunda". Essa frase de Ey é, na verdade, citada e criticada por Sven Follin e Lucien Bonnafé, psiquiatras materialistas, em seu "Étude critique de l'organo-dynamisme de Henri Ey", comunicação apresentada por ocasião do terceiro colóquio de Bonneval, em 1946. As comunicações e as intervenções nesse colóquio (entre elas, "Propos sur la causalité psychique", de Jacques Lacan) constituem o volume publicado em 1950.]

87 Jacques Lacan, *Da psicose paranoica em suas relações com a personalidade, seguido de Primeiros escritos sobre a paranoia*. Tese de doutorado, Paris, 1932 (trad. Aluisio Menezes, Marco Antonio Coutinho Jorge e Potiguara Mendes da Silveira Jr. Rio de Janeiro: Forense Universitária, 1987).

88 Freud, citado por Ey: "A causalidade psíquica é tão somente uma causalidade de segunda ordem, o conceito psíquico somente assume um valor patógeno em determinados terrenos". [H. Ey, *Études Psychiatriques*, op. cit., v. 1, t. 1, "Étude n. 6: Une Conception psychogénétiste: Freud et l'école psychanalystique", p. 156. Trata-se, na verdade, de uma citação de Sacha Nacht, e convém situá-lo

Ey criticou Kretschmer por fazer com que a causalidade psíquica fosse limitada pela ideia de constituição. Além disso, ele encontrou na evolução demencial das dissociações esquizofrênicas um argumento favorável à sua crítica. Se existe demência, isso indica que, em dado momento, houve lesão orgânica. Quanto a Babinski, apresentando-o como um dualista, Ey nega qualquer valor à sua doutrina. Sabemos a importância de que se reveste a sugestão no sistema de Babinski. O plano da ideia caracteriza a doença mental, ou seja, trata-se em suma do pitiatismo.[89] Tudo o que nisso não se encaixa surge de processos neurológicos localizáveis.

O fundamento da doutrina freudiana é posto em dúvida: o trauma psíquico não passa de um monumento obsoleto, cuja arquitetura não permite decifrar a qual uso o destinaram aqueles que o erigiram... A regressão infantil é apre-

---

no contexto do texto de Ey, que busca associar os psicanalistas ao seu ponto de vista: "É por isso que, de resto, todos os psicanalistas desde o próprio Freud, a partir do momento em que são levados ao limite de sua argumentação ou a ele chegam por conta própria, nunca deixam de admitir que os 'fatores orgânicos', as 'desordens somáticas' ou, o que dá no mesmo, uma 'alteração do Ego' desempenham papel determinante. Submetemos este estudo à apreciação de S. Nacht, que aceitou nos dar alguns conselhos, preciosos para redação, e teve a gentileza de comentar nosso texto. Foi assim que, a respeito da 'causalidade psíquica', isto é, da tese propriamente psicogenética que consideramos a essência da teoria freudiana, ele escreveu uma breve nota que tomamos a liberdade de reproduzir aqui: 'A causalidade psíquica é tão somente uma causalidade de segunda ordem, o conceito psíquico só assume valor patógeno em determinados terrenos'. Nisso, cabe insistir, ele nos parece estar de acordo com a maioria dos psicanalistas, que rejeitam ser caracterizados como puramente psicogeneticistas... e também conosco!".]
89 [O neurologista francês Joseph Babinski (1857–1932) utilizou o termo "pitiatismo" para designar os distúrbios funcionais que, surgidos sem causa orgânica, podem ser reproduzidos pela sugestão e que seriam curáveis pela persuasão. Ele tentou com isso, de acordo com Henri Ey, "delimitar com precisão o domínio da histeria [...] em relação ao da neurologia lesional" (*Manuel de psychiatrie*, 6. ed., atualizado por Paul Bernard e Charles Brisset. Paris: Masson, 1989, p. 320).]

sentada como um clichê literário. Para Ey, "toda teoria geneticista e dinamista da atividade psíquica leva à noção de psicogênese normal e repudia a de psicogênese patológica". O que significa dizer que a atividade psicogenética é uma atividade normal, livre.[90] E eis que o dilema psiquiatricida se desinfla.[91] De saída, a tese psicogeneticista, que

---

90 É preciso ter lido *La Psychiatrie devant le surréalisme*, de Ey, para entender a que ponto esse autor é capaz de apresentar o problema dos limites da liberdade e da loucura. A mesma queda assume valor distinto conforme seja livre ou irreversível, conforme seja um voo sendo alçado ou consequência do peso psíquico do organismo. No primeiro caso, tem a ver com o poeta e, no segundo, com o louco.
[H. Ey, *La Psychiatrie devant le surréalisme*. Paris: Centre d'Éditions Psychiatriques, Bibliothèque Neuropsychiatrique de Langue Française, 1948. A biblioteca de Fanon contém um exemplar bastante anotado desse volume. As frases a seguir, parte da conclusão, estão anotadas na margem: "Mas a esse movimento de 'desprendimento', por meio do qual se define a liberdade e que é o verdadeiro caminho da liberdade, certamente se opõe o refluxo na direção do polo automático de nosso ser, verdadeiro princípio da inércia psíquica. Quando essa queda é livre, isto é, quando ela engendra a arte (e, particularmente, essa forma de estética que é o surrealismo), quando essa queda é também 'voo', o 'poeta' se abandona à pujante germinação das imagens que nele despertam aquilo que chamamos de sua inspiração. ELE CRIA O MARAVILHOSO. Quando essa queda, por outro lado, vertiginosa, irresistível e irreversível (como no sonho ou na psicose), depende do peso físico do nosso organismo, ela engendra o delírio. Isso quer dizer que ela não é automatismo consentido e almejado, mas automatismo forçado, automatismo de impotência. É então, e somente então, que a pessoa é louca, de modo algum em virtude de ter se convertido em máquina, mas porque, não sendo mais livre, tende a se tornar máquina. E é aí que, a meio caminho entre o ser e o nada, entre a vida e a morte da mente, ela se torna aquilo que era somente no âmago de si mesma, no avesso de sua realidade plena. Aprisionada na existência fantástica das imagens, em sua milagrosa irrealidade, ELA É MARAVILHOSA".]
91 Expressão de Ey. [H. Ey, *Études Psychiatriques*, op. cit., v. 1, t. 1, "Étude n. 4", pp. 69 e ss. O objeto desse estudo é: "A posição da psiquiatria no quadro das ciências médicas (a noção de 'doença mental')". Nele, Ey resume assim o dilema: "Busquemos nos situar no

faz da doença mental uma criação exclusivamente psíquica; a seguir, a teoria mecanicista, que situa a doença mental numa região localizada do cérebro. O delírio é o produto de células nervosas excitadas.

O autor rejeita igualmente o dualismo espiritualista e o monismo materialista, pois, segundo diz: "Repudiamos a um só tempo o dualismo que separa demais e o monismo que não separa o bastante".[92] Todo o posicionamento de Ey poderia se assentar sobre este postulado: "Entre o psíquico e o moral, existe a vida".[93] Ey se recusa a escolher entre o físico e o psíquico, entre o espírito e o corpo; para ele, "a vida psíquica está

—

próprio terreno em que se opõem essas duas concepções. Uma pleiteia a origem 'puramente psíquica' das variações patológicas estudadas pela psiquiatria. A outra identifica 'pura e simplesmente' o distúrbio psicopatológico com um 'mero acidente anatomofisiológico'. Os partidários da primeira teoria são chamados 'psiquistas', 'psicólogos' ou, ainda melhor, 'psicogeneticistas', pois defendem aquilo que se convencionou chamar de psicogênese das 'doenças mentais'. Os segundos são chamados de 'organicistas', 'somatistas' ou, ainda melhor, 'mecanicistas', na medida em que defendem o caráter 'puramente físico' das 'doenças mentais'".]
92 [Ibid., "Étude n. 7: Principes d'une conception organo-dynamiste de la psychiatrie", p. 157. Ey escreveu: "Mas, para superar todas essas teorias, seria necessário que repudiássemos ao mesmo tempo o dualismo que separa demais e o monismo que não separa o bastante o psiquismo da vida. Convém enxergar no organismo, como forma da existência, não apenas uma arquitetura, mas um devir, um movimento que nos faz passar da ordem da 'vitalidade' à da 'humanidade'". Veremos que, para Fanon, essa dissociação temporal é a condição de possibilidade não somente da psiquiatria como disciplina separada da neurologia, mas também da socioterapia. Nesse sentido, ele escreveu em 11 de agosto de 1955, em *Notre Journal*: "Pois o pior erro consiste em acreditar que a obra realizada, se for abandonada ainda que momentaneamente, mantém-se intacta. Aba após aba, ela desaba. É a cada dia que a pessoa se faz ou se desfaz. É a cada dia que a tarefa precisa ser cumprida com tenacidade". Essa convicção animará sua oposição radical às burguesias e burocracias neocoloniais.]
93 [Ibid., "Étude n. 4", p. 74.]

enraizada na vida orgânica, dela se alimenta, dela se utiliza, a ela se *integra* e, consequentemente, a suplanta".[94]

Falando do psiquismo, o autor, utilizando, aliás, as conclusões de diversas escolas, escreveu: "É pouco a pouco que se edifica o todo estrutural de que se ocuparão mais tarde a psicologia e a psicopatologia". No psiquismo, deveremos distinguir o que é dado e o que é tomado, o passivo e o ativo. Também deveremos levar em conta: o caráter e a afetividade, em relação estreita com as funções "instrumentais" (qualidades sensoriais, mnésicas e verbais específicas a cada indivíduo). Ey chama essa parcela de *trajetória psíquica*.[95] Nessa trajetória, o campo a ser percorrido é justamente o campo psíquico, que remete naturalmente à vida psíquica, de maneira nenhuma dotada de imutabilidade. Ela "oscila do desinteresse pelo mundo exterior e pelo presente a uma suprema adaptação ao

---

94 [L. Bonnafé et al., *Le Problème de la psychogenèse des névroses et des psychoses*, op. cit., pp. 13 e ss. Ey fez este acréscimo (que Fanon comentou no parágrafo a seguir): "Esse desdobramento no interior do organismo de uma causalidade própria constitui o psiquismo, que, em seu ápice, constitui a espiritualidade da natureza humana, *realidade* que é ignorada tanto pelo dualismo, que faz do espírito um espírito sem existência, quanto pelo materialismo, que faz do espírito um 'epifenômeno'. Ora, a esfera dessa causalidade psíquica é uma realidade tão real quanto a das nossas interações sociais, da nossa vida relacional propriamente humana. Ela é simultaneamente determinada pelo desenrolar histórico da nossa existência, que lhe serve de matriz, e pelas funções instrumentais, que lhe servem de base; e indeterminada na medida em que se constitui, com a personalidade, um sistema energético próprio, um núcleo de forças autônomas, um centro de indeterminação, conteúdos concretos desses conceitos de vontade e de liberdade, dos quais se pode por certo ingenuamente fingir prescindir, apesar de constituírem a *realidade* espiritual, substrato da vida propriamente humana. Todo o jogo da atividade psíquica se inscreverá, portanto, entre essas duas coordenadas, o '*dado*' e o '*tomado*', o passivo e o ativo, o hábito e a intenção, o automatismo e a vontade".]
95 [Ibid., p. 12.]

presente e ao real em sua forma mais atenta e eficaz".[96] É possível ver em que medida uma frase como essa é tributária das pesquisas de Janet.[97] De mais a mais, Ey reconhece a influência do teórico da tensão psicológica sobre a orientação do seu pensamento. A psicogênese é o normal. Essa posição admite um corolário: existe uma organogênese da doença mental, e a psiquiatria, recusando qualquer valor ao conceito de psicogênese patológica, reserva a si mesma um campo de estudo que não guarda nenhuma relação com o da liberdade.[98]

Mas, então, qual é a diferença entre a esquizofrenia e a paralisia geral? Uma doença, diz Ey, se é sempre orgânica em sua etiologia, é sempre psíquica em sua patogenia: "É uma alteração mental de natureza orgânica".[99] No caso específico

---

96 [Ibid., p. 13. Fanon resume e cita ao mesmo tempo um longo parágrafo dedicado às operações do campo psíquico em sua dimensão temporal.]

97 [Pierre Janet (1859-1947), filósofo e psicólogo francês, inventor do conceito de "subconsciente". Ey se refere a *La Force et la faiblesse psychologiques* (Paris: Maloine, 1932): "O aspecto fundamental do pensamento de Pierre Janet é constituído por sua hierarquia das funções do real, subjacente à tensão psicológica. Para ele, aquilo que chamamos de funções psíquicas não passa de uma série de condutas que aproximamos mais ou menos da realidade. Tudo se passa como se a atividade humana se realizasse numa escala de níveis de pensamento cada vez mais complicados e difíceis até a apreensão do mundo dos objetos" (*Études Psychiatriques*, op. cit., v. 1, t. 1, p. 179). Será fácil para Ey falar a seguir da dissolução dessa hierarquia e ver em Janet um precursor do seu organodinamismo.]

98 [É esse o fulcro da tese de Fanon e o que mais o aproxima da posição de Ey.]

99 O volume 4 dos *Études Psychiatriques*, de Ey, será intitulado "Os processos somáticos geradores". [Esse volume, anunciado no início da segunda parte dos *Études Psychiatriques*, em 1950, jamais foi publicado.] As psicoses apresentam originalidade patológica na medida em que constituem "anomalias evolutivas da vida psíquica sob a influência de uma 'somatose', anomalias que implicam a interação das forças psíquicas que organizam os 'distúrbios mentais', as 'doenças mentais', as 'psicoses' e as 'neuroses' de acordo com regras próprias ao nível da dissolução correspondente à ação do pro-

que nos interessa, qual é a posição do mestre de Bonneval? Os distúrbios mentais na heredodegeneração espinocerebelar não devem ser vistos como reações da personalidade a uma situação inferiorizante, tampouco devem ser reduzidos à produção de um inconsciente valorizador. As modificações caracteriais e os distúrbios da personalidade estão vinculados às alterações orgânicas da enfermidade em questão, independentemente do nível em que se situem.[100]

A POSIÇÃO DE GOLDSTEIN

Existe uma diferença entre a escola da *hormè*[101] e a da *Gestalt*. O ato reflexo, tido por Monakow e Mourgue como reação metamérica,[102] torna-se, para Goldstein, reação total do organismo. Pois, como diz o autor, é inadmissível que uma parte seja capaz de uma reação sem que dela participem outras partes. Inexistem, de um lado, funções primitivas e, de outro, funções superiores. Cada gesto e cada função pressupõem a colaboração de todo o indivíduo.

O paciente Sch., acometido por uma lesão occipital, teve as duas fissuras calcarinas destruídas.[103] Goldstein e seu colaborador Gelb, após minuciosas observações, demonstraram que não se tratava de modo nenhum de afasia, termo utilizado com

---

cesso orgânico patógeno" (H. Ey, *Études Psychiatriques*, op. cit., v. 1, t. 1, p. 44).
100 [A respeito da crítica de Ey a "La Théorie psychogénétique des états psychopathologiques", ou seja, ao freudismo, ver *Études Psychiatriques*, op. cit., v. 1, t. 1, "Étude n. 6: Une Conception psychogénétiste: Freud et l'école psychanalystique". No tocante às dúvidas de Fanon sobre a noção de complexo de inferioridade, ver o capítulo 4 de *Pele negra, máscaras brancas*, "Sobre o suposto complexo de dependência do colonizado".]
101 [Ver p. 312, nota 40.]
102 [Reação passo a passo a uma estimulação física local do sistema nervoso.]
103 [Sulco profundo do córtex occipital envolvido pelas áreas que processam a informação visual no cérebro.]

tanta facilidade, mas sim de uma incapacidade de se colocar em determinada posição: eles reduziram esse distúrbio a uma falha do simbolismo categorial.[104] Quando se analisa o fundamento do problema compartilhado pelos neurologistas contemporâneos, percebe-se que as localizações cerebrais ainda são o único ponto genuinamente litigioso. Mas, para além desse desejo de localizar ou não, é preciso reconhecer a questão mais profunda dos vínculos entre a alma e o corpo.

A um espírito superficial, pode até parecer que a massa de publicações e de sistemas que vieram à luz nesses últimos cinquenta anos representa mais uma confissão de impotência do que um avanço efetivo. No mesmo sentido, diante do grande número de especialidades "inofensivas" para as enfermidades, o ceticismo em relação à terapia se espraia cada vez mais entre os médicos e, por indução, em meio ao grande público. Cabe dizer que somente uma pesquisa apaixonada, e não raro ardente, permitirá vislumbrar, para além do desânimo, uma esperança de organização da loucura, uma esperança por aquilo que Lacan chamou de "lógica da loucura".

Goldstein toma a obra de Monakow e Mourgue e busca atribuir-lhe valor científico. O sucesso da teoria da *Gestalt* pelo mundo indica que ele não falhou em seu intento. Recapitulemos brevemente os diversos pontos que os autores desenvolveram na *Introduction biologique à l'étude de la neurologie et de la psychopathologie*;[105] faremos uso também dos trabalhos isolados de C. von Monakow que situam filosoficamente o sistema. Monakow avalia que, sob pena de utilizar

---

104 [Na crítica a Henri Ey que Fanon apresenta na seção seguinte, Lacan comenta em detalhe o experimento realizado por Goldstein e Gelb com esse paciente, que, em decorrência de uma lesão occipital, apresentava grande número de distúrbios neuropsiquiátricos: agnosia tátil e, sobretudo, visual – incapacidade de apreender representações puramente visuais –, perda do sentido do cálculo e do raciocínio abstrato, distúrbio do esquema corporal e da visão do movimento (L. Bonnafé et al., *Le Problème de la psychogenèse des névroses et des psychoses*, op. cit., p. 25 e ss.).]
105 [C. Monakow e R. Mourgue, op. cit.]

um raciocínio acientífico, não se pode falar de localização cerebral: "Um fenômeno psíquico não admite localização espacial". Ele situa a evolução biológica e psicológica do ser humano na curva do tempo. Portanto, a alma não tem endereço, e a extensão não se contrapõe ao pensamento; tampouco a alma se contrapõe ao corpo. Pelo contrário, qualquer alteração focal pode ocasionar distúrbios em regiões muito distantes (*diaschisis*). Além disso, o corpo não é abandonado a si mesmo, mas é retomado e valorizado por um princípio primordial: a *hormè*. Que esse salto nos seja perdoado, porém não podemos deixar passar em silêncio o parentesco Monakow-Bergson. A *hormè* monakowiana pode, em certos sentidos, ser remetida ao elã vital bergsoniano.[106] Para

---

106 [Por conta de sua crítica ao espacialismo e de suas reflexões sobre a temporalidade nos processos psíquicos e psicopatológicos de desenvolvimento, o livro de Monakow e Mourgue (sobretudo sua introdução) teve influência considerável sobre o pensamento filosófico do período. Merleau-Ponty adotou, assim, o conceito de "melodia cinética" em *A estrutura do comportamento* (trad. Márcia Valéria Martinez de Aguiar. São Paulo: Martins Fontes, 2006, pp. 242-43) para explicar o esquema corporal: "O organismo se distingue dos sistemas da física clássica porque não admite a divisão no espaço e no tempo. A função nervosa não é localizável pontualmente, uma melodia cinética está inteiramente presente em seu início e os movimentos nos quais ela se realiza de maneira progressiva só podem ser previstos em função do conjunto". Em *Diferença e repetição* (trad. Luiz Orlandi e Roberto Machado. São Paulo: Paz e Terra, 2018, p. 276, n. 124), Gilles Deleuze comentou esse texto – e voltou a tratar dele com Félix Guattari em *O anti-Édipo* (trad. Luiz B. L. Orlandi. São Paulo: Editora 34, 2010, pp. 59-60) – a respeito da teoria monakowiana da decomposição em tijolos psíquicos não localizáveis espacialmente e da "localização cronógena" da função. Monakow e Mourgue introduziram esses conceitos por meio da notável análise da metáfora de uma caixa de música (*Introduction biologique à l'étude de la neurologie et de la psychopathologie: Intégration et désintégration de la fonction*, op. cit., pp. 20 e ss. e 184-5). Sobre a história do holismo na psiquiatria alemã, ver Anne Harrington, *Reenchanted Science: Holism in German Culture from Wilhelm II to Hitler* (Princeton: Princeton University Press, 1999.]

Monakow, o ser humano é fusão com a natureza, na medida em que a *hormè* predomina.

Uma coisa nos liga à doutrina de Monakow: o ser humano é ser humano na medida em que está totalmente voltado ao futuro. Teremos ocasião, numa obra em que vimos trabalhando há algum tempo, de abordar o problema da história sob a perspectiva psicanalítica e ontológica. Mostraremos então que a história consiste na valorização sistemática dos complexos coletivos.[107]

A biologia de C. von Monakow é genética e cronogênica. Para ele, o mundo dos instintos tem prioridade sobre o mundo da orientação: os instintos estão a serviço da *hormè*. A patologia surge da inversão dessa relação. Em caso de dano, entra em jogo a *syneidesis*,[108] que tenta restabelecer a calma. Segundo Monakow, não há apenas uma, mas várias almas. Cada célula é dotada de uma consciência, de um diferencial de consciência. Considera-se que a cada fenômeno vital corresponde uma alma: supera-se a oposição entre alma e corpo. Alma e vida são idênticas.

Com Goldstein, a questão dá um passo gigantesco. Evolução e dissolução, integração e desintegração jacksonianas, *syneidesis* e compensação monakowianas são abandonadas. Para Goldstein, não existe um sintoma local absoluto. A toda manifestação orgânica corresponde uma tonalidade especial, fruto de mecanismos globais. Para ele, o organismo age como um todo. Um afásico não é uma pessoa que não fala mais ou cuja linguagem foi alterada. É uma nova pessoa. A afasia é o processo dominante, mas é preciso levar em conta o processo em segundo plano da pessoa afásica.

Esses dados foram desenvolvidos na França por Ajuriaguerra e Hécaen no estudo crítico que fizeram sobre a posi-

---

107 [Assunto de que trata em parte o capítulo 6 de *Pele negra, máscaras brancas*.]
108 [Para Monakow, a *syneidesis* é a inteligência vital que permite ao cérebro recuperar suas funções ou ao menos se adaptar a uma perturbação neurológica (*diaschisis* em seu vocabulário).]

ção doutrinária de Henri Ey.[109] Atribuindo demasiada importância ao sintoma, H. Ey falseou o problema. Não se deve de modo algum valorizar o sintoma. Guillain e Barré mostraram, por exemplo, que um paciente em posição dorsal pode apresentar um reflexo plantar em extensão: o mesmo paciente apresenta esse reflexo em flexão quando colocado em decúbito ventral, com as pernas flexionadas sobre a coxa. Isso quer dizer que o sintoma deve ser desprovido de fixidez. A vida que, para Ey, se encontrava em estado indiferenciado assume para Goldstein um valor ordenador.[110] Cannon, em *Sagesse du corps* [Sabedoria do corpo],[111] nos mostrou as lutas por vezes abruptas travadas pelo organismo para a manutenção da saúde. Goldstein se aproxima um pouco disso por conta de

---

109 [J. de Ajuriaguerra e H. Hécaen, "Dissolution générale et dissolution locale des fonctions nerveuses", em Henri Ey, *Les Rapports de la neurologie et de la psychiatrie: Rapport présenté lors des débats des 14 et 15 septembre 1943*, op. cit. (nova edição: 1998, pp. 15-95).]
110 [Ajuriaguerra e Hécaen citaram o fenômeno de Guillain-Barré (pp. 84 e ss.). Fanon reproduz a descrição que fizeram. Eles acrescentaram: "Os simples reflexos osteotendinosos variam conforme a atenção esteja fixa ou relaxada, e excitações externas podem modificá-los. Os estudos de Goldstein e de Weizsäcker mostraram que, se o reflexo não é uma abstração, tampouco é uma realidade física, mas sim biológica, é uma forma de resposta obtida em condições experimentais. Todo estudo experimental é feito apoiando-se no isolamento de determinadas regiões com vistas a uma simplificação. Entretanto, o estudo fisiológico não impede Magnus de dizer que 'a medula espinhal é diferente a cada momento, ela é o reflexo da situação e da atividade de diversas partes do corpo e do seu conjunto'. A fisiologia evidenciou, no nível do córtex, a variabilidade das respostas, a instabilidade de pontos corticais diante de uma excitação de acordo com seu estado no momento da excitação". Ajuriaguerra e Hécaen já haviam se distanciado em relação ao gestaltismo por ocasião da publicação de seu relato. Essa influência gestaltista se encontra na crítica feita por Merleau-Ponty ao behaviorismo em *A estrutura do comportamento* (op. cit.), que Fanon cita a seguir aqui.]
111 [Walter Bradford Cannon, *A sabedoria do corpo*, trad. Jaime Regalo Pereira. São Paulo: Companhia Editora Nacional, 1946.]

sua noção de vigilância, que, aliás, herdou de Head.[112] Para ele, a energia nervosa é constante. Tão logo uma função é afetada, as outras vêm socorrê-la. Os estudos sobre a correção espontânea dos hemianópticos são bastante reveladores.[113]

Ajuriaguerra e Hécaen contestam a realidade de funções elementares e de funções de síntese. Eles lembram que não se devem confundir lesão e função: "Se discutirmos no plano lesional, haveria apenas diferenças quantitativas entre os distúrbios ditos elementares e os distúrbios das

---

112 [Maurice Merleau-Ponty assinala a utilidade da teoria da vigilância do neurologista britânico Henry Head (1861–1940), para a compreensão das "insuficiências reflexas nas infecções, na fadiga, na hipnose" (*A estrutura do comportamento*, op. cit., p. 23.)]

113 [A hemianopsia ou hemiopia é a perda ou redução da visão numa das metades do campo visual em um dos olhos ou em ambos.] "Se determinamos, pela medida do perímetro de visão, os setores retinianos que permanecem capazes de provocar sensações luminosas nos sujeitos que sofrem de hemiopia, constatamos que eles dispõem apenas de duas semirretinas e que, consequentemente, era esperado que seu campo visual correspondesse à metade, direita ou esquerda segundo o caso, de um campo visual normal, com uma zona de visão nítida periférica. Na realidade, não é assim; o sujeito tem a impressão de ver mal, mas não de estar reduzido a meio campo visual. Isso ocorre porque o organismo se adaptou à situação criada pela doença, reorganizando o funcionamento do olho. Os globos oculares se movimentaram para apresentar às excitações luminosas, quer venham da direita, quer da esquerda, uma parte intacta da retina; em outros termos, o setor retiniano conservado, em vez de permanecer configurado, como antes da doença, para a recepção dos raios luminosos vindos de uma metade do campo, instalou-se na órbita em posição central. [...] Se nos limitarmos às concepções clássicas que relacionam as funções perceptivas de cada ponto da retina à sua estrutura anatômica, e, por exemplo, à proporção de cones e de bastonetes nela presentes, a reorganização funcional na hemiopia não será compreensível. Isso será possível apenas se as propriedades de cada ponto retiniano lhe forem atribuídas, não por dispositivos locais preestabelecidos, mas por um processo de distribuição flexível, comparável à repartição das forças numa gota de óleo em suspensão na água" (M. Merleau-Ponty, *A estrutura do comportamento*, op. cit., pp. 58-60.]

funções energéticas. [...] Por que atribuiríamos valores distintos a esses processos que somente se distinguem por uma extensão lesional mais ampla?".[114] Não existe oposição entre fenômeno elementar e aparelho de síntese: "É o organismo em sua organização que lhes confere um valor mais ou menos importante".[115]

Para Ey, o ponto focal é o neurológico, e o global é o psiquiátrico. Hécaen e Ajuriaguerra, por outro lado, esforçam-se para provar que o distúrbio neurológico é um distúrbio global. Eis aqui alguns dos inúmeros casos relatados pelos autores.

Obs. I. Uma jovem de 28 anos desenvolveu uma hemiplegia decorrente de um tumor cerebral. Ela nega sua menstruação, não reconhece as roupas manchadas de sangue como suas, ignora de onde vêm as manchas nos lençóis. Nenhum outro distúrbio mental; ulteriormente, desenvolveu ideias de negação: todo o seu corpo estaria apodrecido e, mais tarde, declarou que seu corpo teria desaparecido inteiramente.

Obs. II. Uma mulher de 33 anos desenvolveu uma hemiplegia esquerda: ela também nega sua menstruação, comporta-se de maneira pueril e só fala de si mesma na terceira pessoa.

Eis a primeira posição de Ey. Quanto ao problema da psicogênese das psiconeuroses, qual viria a ser a atitude dos gestaltistas? O estado mental, dirão eles, é capaz, por si só, de revelar ou de criar algias e parestesias. Sem defender que uma nevralgia trigeminal possa ser puramente psicogênica, Wexberg[116] admite que um estado psíquico especial pode, em razão de sua presença, completar a série de condições necessárias à eclosão dessa algia facial; e isso, considera ele, por intermédio do sistema neurovegetativo. Deparamos aqui

---

114 J. Ajuriaguerra e H. Hécaen, "Dissolution générale et dissolution locale des fonctions nerveuses", op. cit., p. 89.]
115 [Ibid., pp. 91-92.]
116 [Erwin Wexberg (1889–1957), psiquiatra americano de origem austríaca, aluno e discípulo de Alfred Adler, foi um dos teóricos da escola chamada de "psicologia individual". Também neurologista, interessou-se igualmente pelos distúrbios neurológicos periódicos e pela medicina psicossomática.]

com as conclusões do prof. Dechaume, que escreveu recentemente: "É no mínimo paradoxal que o principal instrumento disso não seja o sistema cerebroespinhal, considerado o da vida relacional. É, na verdade, o sistema neurovegetativo, o da vida animal, encarregado pelos antigos autores de fazer as vísceras se entenderem entre si, que assegura a unidade da pessoa humana".[117]

A dor, acrescentam Ajuriaguerra e Hécaen, é um fato psíquico. É um todo. Ela somente tem significado em função do indivíduo que a sofre. Como não pensar no belo livro do prof. Leriche sobre a dor e, sobretudo, em suas obras mais recentes, *Chirurgie, discipline de la connaissance* [Cirurgia, a disciplina do conhecimento] e *Philosophie de la chirurgie* [Filosofia da cirurgia]?[118] Além disso, essa noção de totalidade foi acolhida pelo cirurgião da dor, ao afirmar: "Para nós, o paciente continua a ser uma marionete em que cada cordão produz um movimento específico, quando, na verdade, nos atos da vida, tudo está no todo".[119]

Para os gestaltistas, o neurológico e o psiquiátrico caminham de mãos dadas. Há um intrincamento entre distúrbio neurológico e distúrbio psiquiátrico. A repercussão do fato neurológico não é "limitada"; já não se trata de mera auréola, mas sim de uma reviravolta da personalidade; o que temos é um indivíduo profundamente alterado em seu ego.

Por fim, Ajuriaguerra e Hécaen cometeram, a nosso ver, uma grave extrapolação: partindo de pesquisas fenomenológicas, quiseram praticar a clínica. Concordamos com Ey: "O que define [o mais precisamente] a posição deles me parece ser menos a preocupação explícita em conceber o fenômeno neurológico como um distúrbio global do que a tendência real a 'reduzir' o distúrbio psiquiátrico ao distúrbio neuro-

---

[117] *Traité de médecine*, v. 16, p. 1075 [A. Lemierre et al. (eds.), *Traité de médecine*, v. 16, op. cit., pp. 1063-75].
[118] [René Leriche, *La Chirurgie de la douleur*. Paris: Masson e Cie., 1940; *La Chirurgie, discipline de la connaissance*. Nice: La Diane Française, 1949; *La Philosophie de la chirurgie*. Paris: Flammarion, 1951.]
[119] [Id., *La Chirurgie, discipline de la connaissance*, op. cit., p. 337.]

lógico".[120] Uma vez que Ajuriaguerra e Hécaen alicerçam sua doutrina no esquema corporal e em suas alterações,[121] eles deixam de lado a vertente propriamente psicogênica da questão. Antes de concluir este breve apanhado, gostaríamos de falar de outro teórico, J. Lacan, que, em pouquíssimos arti-

---

120 [H. Ey, *Les Rapports de la neurologie et de la psychiatrie*, op. cit., p. 100. Ey descreveu assim sua contra-argumentação em relação a Ajuriaguerra e a Hécaen: "Ela se resume, portanto, a apresentar a distinção que proponho [entre neurologia e psiquiatria] como a expressão de uma diferença natural entre duas modalidades da patologia cerebral. Uma sendo heterogênea em relação à outra no seguinte sentido: 1) porque os fenômenos neurológicos não 'passam', em si mesmos ou por si mesmos, por meio de mero aumento de intensidade, a ser distúrbios mentais e porque aqueles se apresentam em contraste relativo com estes; 2) porque os distúrbios mentais, apesar de frequentemente 'conter' síndromes neurológicas, não se 'reduzem' a elas. É, pois, bastante evidente que, por mais que o distúrbio mental possa envolver o distúrbio neurológico, o distúrbio neurológico não é capaz de envolver o distúrbio mental" (ibid., p. 116). Essa distinção está claramente no centro da tese de Fanon. Ao fim dessa extensa comparação de pontos de vista capazes de explicar o crucial problema da doença de Friedreich, uma escolha foi feita em favor da perspectiva fenomenológica de Ey contra o mecanicismo materialista. Encontraremos o eco dessa escolha no pensamento fanoniano sobre história e política, atribuindo, afinal, um crédito bastante escasso ao marxismo em sua teoria da libertação.]

121 [Numa seção dedicada a "Troubles du schéma corporel et états de dépersonalisation" (J. Ajuriaguerra e H. Hécaen, "Dissolution générale et dissolution locale des fonctions nerveuses", op. cit., pp. 63-71), Ajuriaguerra e Hécaen se mostraram prudentes e descreveram uma causalidade complexa nas relações entre os distúrbios psicóticos e os do esquema corporal e da consciência do próprio corpo. Sabemos da importância da noção de esquema corporal na análise da "experiência vivida do negro" em *Pele negra, máscaras brancas*, mas a relação causal ali presente é mais complexa, pois, por mais que provoque um impacto negativo no esquema corporal, essa despersonalização é ela mesma induzida pela constrição sócio-histórica imposta a um ser reduzido à faticidade de uma cor de pele.]

gos, realizou um esforço genuinamente vigoroso [para solucionar?] o problema da psicogênese dos distúrbios mentais.[122]

A POSIÇÃO DE JACQUES LACAN

> *Assim, longe de a loucura ser um fato contingente das fragilidades de seu organismo, ela é a virtualidade permanente de uma falha aberta em sua essência. Longe de ser para a liberdade "um insulto", ela é sua mais fiel companheira e acompanha seu movimento como uma sombra. E o ser do homem não apenas não pode ser compreendido sem a loucura, como não seria o ser do homem se não trouxesse em si a loucura como limite de sua liberdade. [...] Um organismo débil, uma imaginação desordenada e conflitos que ultrapassam as forças não bastam [para fazer um louco].*
>
> JACQUES LACAN, "A causalidade essencial da loucura", 1946.[123]

---

122 [Após esse inventário de todas as perspectivas, optando, depois de muita hesitação, em favor de Ey, surge, enfim, a perspectiva de Lacan, que poderia voltar a pôr em questão a distinção entre psiquiatria e neurologia, não mais por conta da redução do psíquico ao neurológico, e sim por meio da rejeição da organogênese da doença mental e, consequentemente, da inscrição do patológico no fulcro mesmo do psíquico.]
123 [Esse texto foi extraído do primeiro relato apresentado por Lacan ao terceiro colóquio organizado por Henri Ey em Bonneval, em 1946.

Existem poucos homens tão contestados quanto Jacques Lacan. Poderíamos dizer, parodiando a expressão, que entre os psiquiatras existem os partidários e os adversários de Lacan. Seria ainda necessário acrescentar que os adversários são, de longe, os mais numerosos... O que não parece incomodar em nada o "lógico da loucura".[124] Apesar de semantica-

---

O primeiro colóquio, sobre "A história natural da loucura", havia ocorrido em 1942 e o segundo, sobre "Neurologia e psiquiatria", em 1943. O formato era o mesmo: introdução de Henri Ey, apresentação de um extenso relato crítico por um debatedor, seguida de uma resposta de Ey e de uma discussão aberta. Nos dias 28, 29 e 30 de setembro de 1946, três relatos se sucederam como reação à introdução de Ey sobre "Os limites da psiquiatria e o problema da psicogênese": 1) Jacques Lacan, "Formulações sobre a causalidade psíquica"; 2) Julien Rouart, "Existem doenças mentais de origem psíquica?"; 3) S. Follin e L. Bonnafé, "Sobre a psicogênese". A citação reproduzida aqui por Fanon vem da segunda parte do relato de Lacan, intitulada "La Causalité essentielle de la folie" (L. Bonnafé et al., *Le Problème de la psychogenèse des névroses et des psychoses*, op. cit., p. 42). A questão da psicogênese (por oposição à organogênese) das doenças mentais é crucial para Fanon, pois, se a loucura é uma patologia da liberdade e se sua gênese é psíquica, então a alienação está no coração da essência humana. Ele resolverá a questão mais tarde pela via de uma sociogênese da doença mental.] "A causalidade essencial da loucura", de Lacan, é a segunda parte de "Formulações sobre a causalidade psíquica", em *Escritos* (trad. Vera Ribeiro. Rio de Janeiro: Zahar, 1998, pp. 163-79, 177). [N.T.]

124 [Relembrando seus anos de estudo com Lacan, Ey assinala em sua resposta: "Eu vivia aquele momento em que, incertos, buscamos a nós mesmos e estava prestes a me lançar de corpo inteiro a uma aventura metafísica, ao longo da qual viria a encontrar, por trás de Heidegger e Husserl, Hegel, e, para além de Hegel, a lógica da loucura. Esse caminho, que foi talvez o que ele [Lacan] escolheu, eu deliberadamente optei por não trilhar. E foi rumo a uma *história natural da loucura* que me dirigi, recusando ignorar o 'naturalismo', o 'somatismo', o 'medicalismo' e o 'racionalismo', que, subentendidos no mecanicismo que eu me propunha combater, ainda assim o suplantam e permitem escapar ao seu nefasto abraço" (L. Bonnafé et al., *Le Problème de la psychogenèse des névroses et des psychoses*, op. cit., p. 55).]

mente inaceitável, essa combinação expressa certa realidade. Pessoalmente, se tivéssemos que definir a posição de Lacan, diríamos que consiste numa defesa obstinada dos direitos nobiliárquicos da loucura.

No afã de determinar o lugar do pensamento lacaniano, pareceu-nos interessante coligir de saída as ideias que orientam sua tese.[125] Dois elementos se revelam importantes na análise que Lacan faz da personalidade. São eles: a) as relações de compreensão que ele herdou de Jaspers; b) a intencionalidade.

---

125 [J. Lacan, *Da psicose paranoica em suas relações com a personalidade*, op. cit., pp. 28 e ss. Lacan introduz, assim, o objeto de sua tese: "É *psicogênico* um sintoma – físico ou mental – cujas causas se exprimem em função dos mecanismos complexos da personalidade, cuja manifestação os reflete e cujo tratamento pode depender deles. Esse é o caso:
– quando o evento causal só é determinante em função da história vivida do sujeito, de sua concepção sobre si mesmo e de sua situação vital com relação à sociedade;
– quando o sintoma reflete em sua forma um evento ou um estado da história psíquica, quando exprime os conteúdos possíveis da imaginação, do desejo ou da vontade do sujeito, quando possui um valor demonstrativo que visa a outra pessoa;
– quando o tratamento pode depender de uma modificação da situação vital correspondente, quer essa modificação se produza nos próprios fatos, quer na reação afetiva do sujeito com relação a eles, quer na representação objetiva que deles possui.

O sintoma de que se trata não deixa de repousar em bases orgânicas, sempre fisiológicas, na maioria das vezes patológicas, às vezes em lesões notáveis.

Outra coisa, no entanto, é estudar sua causalidade orgânica, lesional ou funcional, e sua causalidade psicogênica".

"Um delírio, com efeito, não é um objeto da mesma natureza que uma lesão física, que um ponto doloroso ou um distúrbio motor. Ele traduz um distúrbio eletivo das condutas mais elevadas do doente: de suas atitudes mentais, de seus juízos, de seu comportamento social. Além do mais, o delírio não exprime esse distúrbio diretamente; ele o significa num *simbolismo* social. Esse simbolismo não é unívoco e deve ser interpretado" (ibid., pp. 34-35, 97.) O caráter relacional ou social desses parâmetros é crucial para Fanon.]

a) *As relações de compreensão*. Critérios da análise psicológica e psicopatológica, [elas] representam a medida comum dos sentimentos e dos atos humanos passíveis de serem percebidos por referência a uma interpretação participacionista.

b) *A intencionalidade*. Traduzindo-se em fenômenos intencionais, ela revela em cada uma de suas manifestações o desenvolvimento pessoal.

O que é importante na tese de Lacan é a subsunção das características que ele implica em sua definição: a) desenvolvimento biográfico e as relações de compreensão que nele são lidas (*Erlebnis*); b) uma concepção de si mesmo (ideal do eu); certa tensão das relações sociais (eu-outro). Veremos que Lacan se manteve fiel a esse quadro geral.

Parece-nos que todo o valor do trabalho de Lacan reside na definição que ele oferece para o desejo. Ele o converte num ciclo do comportamento que se caracteriza por certas oscilações orgânicas gerais, ditas afetivas, por uma agitação motora mais ou menos dirigida e por fantasmas cuja intencionalidade objetiva será mais ou menos adequada conforme o caso.

Quando uma experiência vital dada, ativa ou sofrida, determinou o equilíbrio afetivo, o repouso motor e o esvanecimento dos fantasmas, dizemos, por definição, que o desejo foi saciado e que essa experiência foi o fim e o objeto do desejo. Na análise detalhada que ele faz do caso Aimé[e], fica evidente que a psicose é concebida por Lacan como um ciclo do comportamento, de sorte que não se trata de fazer um estudo sintomático da psicose como Kraepelin e Bleuler, mas sim de apreender, com base nas relações de compreensão de Jaspers, o mecanismo ordenador do desejo e de sua saciação.

Acreditamos detectar no pensamento de Lacan a influência da obra de Paulhan, *Socialisation des tendances* [Socialização das tendências], que ele, porém, não chega a citar.[126] De fato, a experiência vital em que se reconhece o fim do desejo

---

126 [Frédéric Paulhan, *Les Transformations sociales des sentiments*. Paris: Flammarion, 1920. Primeira parte: "Organisation, spiritualisa-

é essencialmente social em sua origem, em seu exercício e em seu sentido. "Reconhecer, portanto, nos sintomas mórbidos, um ou vários *ciclos de comportamento* que, por anômalos que sejam, manifestam uma tendência concreta que se pode definir em *relações de compreensão*, tal é o ponto de vista que trazemos ao estudo das psicoses."[127]

Falamos há pouco da ênfase considerável que Lacan dava ao ponto de vista social. Ele o exprime, com efeito, nas três funções que reconhece na personalidade, sob os atributos da compreensibilidade do desenvolvimento, do idealismo da concepção de si mesmo, enfim, como a própria função da tensão social da personalidade, onde os dois primeiros atributos do fenômeno se engendram de fato.[128]

Na base de sua doutrina, Lacan situa um postulado: o determinismo psicogenético. Esse postulado possibilita a ciência da personalidade, que tem por objeto o estudo genético das funções intencionais em que se integram as relações humanas de ordem social. É o que ele chama de fenomenologia da personalidade.[129]

Aplicando seu método à psicose paranoica de autopunição, Lacan revela seu valor de fenômeno da personalidade pelo desenvolvimento coerente do delírio com a história vivida do sujeito, pelo caráter de manifestação ao mesmo tempo consciente (delírio) e inconsciente (tendências autopunitivas do Ideal do Eu), pela dependência das tensões psíquicas próprias às relações sociais (tensões traduzidas imediatamente tanto nos fenômenos [e][130] conteúdos do delírio como em sua etiologia e seu desenlace reacional).

---

tion et socialisation des tendances". Em sua tese, Lacan cita outros textos de F. Paulhan.]
127 [J. Lacan, *Da psicose paranoica em suas relações com a personalidade*, op. cit., p. 319.]
128 [Ibid., p. 320.]
129 [Ibid., p. 322.]
130 [Essa sentença parafraseia um parágrafo da p. 323 do livro de Lacan. Em lugar de "fenômenos", Lacan escreveu "sintomas".]

Em paralelo a essa revelação fenomenológica da psicose, podemos distinguir com Lacan três subcaracteres, que, ademais, são muito importantes: 1) uma significação humanamente compreensível; 2) virtualidades de progresso dialético, em que a cura é a catarse; cura que representa para o sujeito a libertação de uma concepção de si mesmo e do mundo, cuja ilusão se devia a pulsões afetivas desconhecidas, e essa libertação se realiza em um choque com a realidade – cabendo notar que a catarse espontânea não é inteiramente consciente; 3) sua abertura à participação social.

A categoria social da realidade humana, à qual pessoalmente atribuímos tanta importância, prendeu a atenção de Lacan, que recuperou as descobertas da etnossociologia da projeção, ilustrada por Mauss e Lévy-Bruhl,[131] e descreveu o fenômeno da delegação ou atribuição (*mandatement*). Certas imagens, diz ele,[132] (vedetes de cinema, jornal e esportes) representam as necessidades de êxtase espetacular e de comunhão moral próprias à personalidade humana; elas seriam capazes de suprir os ritos orgiásticos ou universalistas, religiosos ou puramente sociais, que as exprimiram até então.

Depois de afastar de uma vez por todas a noção de constituição, segundo ele absolutamente mítica, Lacan aborda o ponto de vista limitador de seu trabalho. O delírio se torna o equivalente intencional de uma pulsão agressiva insuficientemente socializada. Mas o que é interessante descobrir é a *tendência concreta* subjacente ao fenômeno intencional que é o delírio. Fazendo menção a Jaspers,[133] Lacan distingue: a) o delírio que se manifesta como o desenvolvimento de uma personalidade; b) o delírio que se apresenta como um processo psíquico irruptivo, que transtorna e remaneja a personalidade. Somente o exame da continuidade genética e estrutural da personalidade elucidará em que casos de delírio se trata de um processo psíquico, e não de um desenvolvimento,

---

131 [Ibid., p. 292.]
132 [Ibid., p. 324.]
133 [Ibid., pp. 342-43.]

isto é, em que casos se deve reconhecer a manifestação intencional de uma pulsão que não é de origem infantil, mas de aquisição recente e exógena, e de tal ordem que, de fato, certas afecções, como a encefalite letárgica, fazem-nos conceber sua existência ao nos demonstrar seu fenômeno primitivo.

Depois de rejeitar a solução paralelista de Taine para a personalidade, Lacan propôs uma definição do delírio: "A expressão, sob as formas da linguagem forjadas pelas relações compreensíveis de um grupo, de tendências concretas cujo insuficiente conformismo às necessidades do grupo é desconhecido pelo sujeito".[134] Veremos que esse fenômeno de desconhecimento subjaz ao edifício lacaniano. Na tese crítica ao organodinamismo, Lacan levanta esta questão: a originalidade do nosso objeto (a loucura) será uma questão de prática social ou de razão científica?[135] É nos dois planos que Lacan buscará uma resposta.

Ey, em sua análise estrutural da loucura, havia encontrado o delírio, vendo-o como a consequência de um défi-

---

134 ["Essa concepção permite, ao contrário, dar a fórmula mais geral, do conhecimento delirante, se se define o delírio como a expressão, sob as formas da *linguagem* forjadas pelas relações compreensíveis de um grupo, de tendências concretas, cujo insuficiente conformismo às necessidades do grupo é desconhecido pelo sujeito.

Essa última definição do delírio permite conceber, de um lado, as afinidades observadas pelos psicólogos entre as formas do pensamento delirante, e as formas primitivas do pensamento, de outro, a diferença radical que as separa pelo único fato de que umas estão em harmonia com as concepções do grupo e as outras, não" (ibid., pp. 346 e ss.) Esse texto é importante para compreender o modo como Fanon acabará por refutar a etnopsiquiatria da escola de Argel, fundada na ideia de *constituição* psíquica.]

135 ["Para falar em termos concretos, não há nada que distinga o alienado dos outros enfermos, além do fato de que é recolhido a um hospício enquanto os outros são hospitalizados? Ou, então, será a originalidade de nosso objeto uma questão de prática social – ou de razão científica" (L. Bonnafé et al., *Le Problème de la psychogenèse des névroses et des psychoses*, op. cit., p. 25).]

cit ou perda de controle (*loss of control* para os ingleses).[136] Existe uma "intuição delirante" (Dublineau)[137] a partir da qual se constitui verdadeiramente a crença delirante. Para Lacan, a crença delirante é desconhecimento. Nesse nível, situa-se, a nosso ver, a inversão lógica da atitude científica de Lacan. Ao abordar o valor humano da loucura,[138] ele passa do plano da causalidade para o da motivação. Partindo do conhecimento e da crença, Lacan considera a loucura de uma perspectiva intersubjetivista. "A loucura", ele diz, "é inteiramente vivida no registro do sentido. E [...] seu escopo metafísico se revela no fato de que o fenômeno da loucura não é separável do problema da significação para o ser em geral, isto é, da linguagem para o ser humano."[139]

Gostaríamos de ter consagrado longas páginas à teoria lacaniana da linguagem,[140] mas correríamos o risco de nos afastar demais de nosso propósito. A despeito disso, refletindo bem, devemos reconhecer que todo fenômeno delirante é, em última instância, um fenômeno manifesto, isto é, dito. Assim, a melhor maneira de analisar um delírio ou um processo psíquico anormal ainda é se colocar diante da explicitação desse delírio.

Um paralelo entre Ey e Lacan dificilmente é realizável pela simples razão de que este último deseja, acima de tudo, produzir uma lógica do fato delirante. "A loucura", diz Lacan,

---

136 [H. Ey, *Études Psychiatriques*, op. cit., v. 1, t. 1, "Étude n. 7", p. 170.]
137 [René Targowla e Jean Dublineau, *L'Intuition délirante*. Paris: Norbert Maloine, 1931.]
138 Um psiquiatra lionês, sr. Balvet, também deparou com esse problema. Ressaltemos, aliás, que ambos os argumentos estão longe de se mostrarem congruentes. [Paul Balvet, "La Valeur humaine de la folie". *Esprit*, n. 137, set. 1947.]
139 [L. Bonnafé et al., *Le Problème de la psychogenèse des névroses et des psychoses*, op. cit., p. 34.]
140 [O texto de Lacan prossegue com uma reflexão a respeito da linguagem.]

"não é mais nem menos que uma *estase* do ser."[141] O louco, diante da desordem do mundo (que é desordem de sua própria consciência, transitivismo), quer impor a lei do seu coração. Desse modo, restam duas soluções possíveis: ele rompe o círculo por meio de violência praticada contra o mundo exterior ou ataca a si mesmo pela via da repercussão social.

Essa é a fórmula geral da loucura. Ela se aplica a "qualquer uma dessas fases pelas quais se consuma mais ou menos em cada destino o desenvolvimento dialético do ser humano, e ela sempre se realiza como uma *estase* do ser".[142] A lei do coração que o louco quer impor é o preço da liberdade. O louco já não é a pessoa alienada, mas aquela que aceitou inventariar todos os abismos que a liberdade oferece. Ey, fazendo do delírio o efeito contingente de uma falta de controle, de um déficit, passa ao largo do problema e, correlativamente, de sua solução. O assassino passional não é um deficitário, visto que é considerado responsável. Existe uma significação para o ato que a medicina legal explicita em seu exercício. Em vista disso, o déficit não é fenomenologicamente aceitável.

Concluindo, gostaríamos de retomar as grandes linhas da psicogênese tal como a concebe Lacan. Fazendo-se valer

---

141 [L. Bonnafé et al., *Le Problème de la psychogenèse des névroses et des psychoses*, op. cit., p. 39.] Levinas, numa perspectiva ontológica, reconhece que a inautenticidade se imiscui na existência sob a roupagem de um êxtase do ser. Emmanuel Levinas, *Da existência ao existente*, trad. Paul Albert Simon e Ligia Maria de Castro Simon. Campinas: Papirus, 1998, pp. 98 e ss.]

142 ["Tal é a fórmula geral da loucura que encontramos em Hegel, pois não acreditem que eu esteja inovando, por mais que tenha acreditado que precisava tomar o cuidado de apresentá-la a vocês de uma forma figurativa. Digo: fórmula geral da loucura, no sentido em que se pode vê-la aplicada de um modo específico a qualquer uma dessas fases pelas quais se consuma mais ou menos em cada destino o desenvolvimento dialético do ser humano, e que essa loucura sempre se realiza nisso como uma *estase* do ser; numa identificação ideal que caracteriza esse ponto de um destino específico" (L. Bonnafé et al., *Le Problème de la psychogenèse des névroses et des psychoses*, op. cit., p. 39).]

de uma atitude junguiana não explicitada, Lacan extrapola o conceito de imago, assumindo o fenômeno projecional, que Lévy-Bruhl apresentou como indicador de uma mentalidade primitiva, como a pedra angular de seu sistema. Ele associa a consciência infeliz à consciência mágica. Interiormente, portanto, Lacan parece ser o ponto de encontro entre Hegel e Lévy-Bruhl.

Para Jung, a imagem era a projeção no objeto de um estado conflitual subjetivo ou a segunda vertente de um ideal, ao passo que para Lacan ela se torna o semelhante em sua generalidade humana para o adulto e em sua inebriada ingenuidade para a criança. Com sua fase do espelho, o autor embasa a história da vida psíquica. Duas instâncias ali se encontram: o Ego primordial, ontologicamente instável, e o complexo existencial engajado numa luta em meio à qual Freud havia nitidamente vislumbrado o instinto de morte. "No limiar desse desenvolvimento, portanto, eis aí ligados o Eu primordial, como essencialmente alienado, e o sacrifício, como essencialmente suicida".[143] Assim, diz Lacan: "Há uma discordância essencial no âmago da realidade humana. E, até mesmo quando as condições orgânicas da intoxicação se fazem prevalentes, seria necessário um consentimento da liberdade. O fato de que a loucura se manifesta no homem somente após a 'idade da razão' confirma a intuição pascaliana de que 'uma criança não é um homem'".[144]

---

143 [Ibid., p. 50.] Cf. Jacques Lacan, *Escritos*, op. cit., p. 188. [N.T.]
144 [Fanon parafraseia aqui o texto que acompanha a citação anterior: "Assim, essa discordância primordial entre o Eu e o ser seria a nota fundamental que iria repercutir em toda uma gama harmônica através das fases da história psíquica, cuja função seria resolvê-la, desenvolvendo-a.

Toda resolução dessa discordância por uma coincidência ilusória da realidade com o ideal repercutiria até as profundezas do nó imaginário da agressão suicida narcísica.

Ademais, essa miragem das aparências em que as condições orgânicas da intoxicação, por exemplo, podem desempenhar seu papel exige o inapreensível consentimento da liberdade, como se

O que se deve concluir a partir dessas poucas considerações? E, aliás, deve-se concluir [alguma coisa]? Não seria melhor deixar aberta uma discussão que questiona os próprios limites da liberdade, isto é, da responsabilidade do ser humano? Para encerrar, gostaríamos de falar da nova tendência das ciências humanas: a medicina psicossomática.[145]

Essa ciência, a reboque da ubiquidade fundamental que existe no seio do sistema nervoso e convencida de que o simpático representa de fato a verdadeira fronteira, isto é, a linha de ação efetiva do orgânico e do funcional, propõe superar a oposição distúrbios lesionais × distúrbios funcionais, em favor de uma perspectiva unitária da pessoa enferma. Os defensores dessa teoria se baseiam em dados anatomofisiológicos e, sobretudo, fisiopatológicos.

"O *dano funcional* é uma perturbação transitória, uma modificação anatômica temporária, detectável por meio de técnicas histoquímicas, reversível, passível de *restitutio ad integrum*, mas igualmente capaz, por sua repetição e por inúmeras transições, de acarretar a lesão. A *lesão orgânica* é a alteração definitiva, em constante evolução, não raro irreversível e mantendo-se a si própria numa espécie de círculo vicioso. A perturbação funcional é passível de levar à lesão; não é a doença de um órgão, e sim de todo o organismo: é a unidade mórbida na unidade somática." Partindo desses elementos básicos, chega-se a estas constatações: "1) As doenças viscerais mais localizadas podem ter repercussão psíquica;

---

evidencia no fato de a loucura só se manifestar no homem depois da 'idade da razão', aqui se confirmando a intuição pascaliana de que 'uma criança não é um homem'".]

145 [Talvez fosse de esperar que Fanon abordasse esse assunto, uma vez que se trata da especialidade de seu orientador na tese de exercício. Nem por isso deixa de ser válido que esse interesse pela articulação entre o funcional e o orgânico seja uma constante em sua obra, o que se evidencia em *Pele negra, máscaras brancas* e em *Os condenados da terra*, que contém uma seção sobre "perturbações psicossomáticas" (trad. José Laurênio de Melo. Rio de Janeiro: Civilização Brasileira, 1968, pp. 249-52).]

2) as doenças mentais podem ter repercussão e produzir manifestações viscerais ou somáticas; 3) causas psíquicas podem, afinal, por si sós, desencadear e fomentar as enfermidades viscerais mais autênticas".[146]

É possível entrever as implicações de tais fatos, no entanto os autores explicitam ao máximo seu posicionamento. Da úlcera gástrica de origem psíquica às impotências de base emocional, passando pelas esquizofrenias diencefálicas, a progressão é contínua. Um dos interesses incontestáveis dessa nova orientação da medicina reside no fato de que ela se volta decididamente para o próprio cerne do conflito humano. Desenvolvendo ao extremo as conclusões junguianas, essa corrente é a prova da possibilidade de uma medicina da pessoa.

Seria possível censurar nessa doutrina seu caráter esotérico. Da mesma forma que na psicanálise, o colóquio "singular" arrisca assumir o aspecto de confissão. Mas, afinal, uma consulta não é invariavelmente uma confissão? Não é, afinal, uma súplica, como dizia o prof. P. Savy?[147] E o alívio que a medicina oferece para uma dor ulcerosa, com a prescrição de bismuto, é diferente daquele oferecido às consciências desgrenhadas e perplexas como só a nossa civilização é capaz de produzir, reforçando as próprias bases da síntese psíquica?

Não se deve de modo nenhum crer que se trata de uma psicanálise modificada. Os autores se colocam em absoluta oposição aos psicanalistas. Ao trabalho de dissecção analítica eles contrapõem o trabalho mais estético da síntese.[148] A

---

146 [J. Dechaume, "Affections du sympathique", em A. Lemierre et al. (eds.), *Traité de médecine*, v. 16, op. cit., pp. 1070-71.]
147 [A biblioteca de Fanon, como a de grande parte dos estudantes de medicina de sua época, continha duas obras de Paul Savy: *Précis de pratique médicale* (Paris: Doin e Cie., 1942) e *Traité de thérapeutique clinique* (Paris: Masson, 1948).]
148 [No final de seu artigo, Dechaume cita um artigo de 1946 de Hécaen e Duchêne sobre a medicina psicossomática:
"A medicina psicossomática se revela, pois, dizem Hécaen e Duchêne, 'não como a aplicação pura e simples da psiquiatria ou da

psicanálise é uma visão pessimista do ser humano. A medicina da pessoa se apresenta como escolha deliberada pelo otimismo em face da realidade humana.

Conclusões

1) Os distúrbios mentais na heredodegeneração espinocerebelar descritos são, por ordem de frequência, os seguintes: a) retardo mental sob todas as suas formas; b) distúrbios do caráter com perversões instintivas; c) determinados delírios, especialmente de perseguição. Apresentamos aqui um caso de delírio de possessão com estrutura histérica. Não nos foi possível encontrar outros semelhantes na bibliografia.

2) O único problema aqui levantado foi o das relações entre o distúrbio neurológico e o distúrbio psiquiátrico, sem que a solução tenha sido oferecida. Mas, na verdade, este trabalho colocou em questão a hipótese do mecanismo ou do dinamismo na neurologia.

3) Três hipóteses foram enunciadas por Saquet: a) as lesões cerebelomedulares são a causa de distúrbios mentais; b) há mera coincidência entre as duas ordens de fenômenos; c) existe nos pacientes uma predisposição evidente e as lesões do córtex cerebral resultam de um processo associado.

O estudo dessa observação permite duas conclusões. Os distúrbios demenciais, o retardo mental e a imaturação psi-

---

psicanálise à medicina geral, mas como uma síntese original, capaz de reconhecer a causalidade múltipla dos fenômenos mórbidos. Ela representa um esforço em apreender o indivíduo em sua totalidade biológica e não negligenciar no ato terapêutico nenhum dos fatores em causa'" (loc. cit., p. 1072). A orientação da "medicina da pessoa" de Dechaume é, em última instância, cristã. Quando Fanon voltou à questão da medicina psicossomática no importante capítulo 5 de *Os condenados da terra*, "Guerra colonial e perturbações mentais" (Série D: Perturbações psicossomáticas), afirmou ter adotado o ponto de vista dos psiquiatras soviéticos para se desvencilhar do risco de "idealismo" inerente à concepção psicossomática.]

cológica que são observados na heredodegenaração espinocerebelar estão relacionados com as lesões anatômicas difusas desse grupo clínico. Por outro lado, os delírios sistematizados, as manifestações histéricas e os comportamentos neuróticos devem ser considerados condutas reacionais de um ego em ruptura de relações intersociais.[149] Todavia, numa perspectiva organodinamista, seria preciso levar em conta os distúrbios da sensibilidade proprioceptiva capazes de, no decorrer das experiências delirantes,[150] orientar o delírio na direção de uma ou outra estrutura.

Bibliografia[151]

ADANO, E. *Maladie de Friedreich*. Tese. Buenos Aires, 1940.
BAGH, K. V. "Friedreich's Disease with Progressive Dementia: A Typical Case". *Annals of Internal Medicine*, pp. 241-53, 1946.
BARÚ. "Sur la Maladie de Friedreich". *Archives uruguayennes de médecine*, v. 10, Chirurgie et spécialités, 1937.
BENON, R. e G. LERAT. "Hérédo-ataxie cérébelleuse et délire". *Gazette Médicale de Nantes*, 1 jun. 1920.[152]

---

149 [Essa conclusão supõe o papel do corpo vivo no desenvolvimento psíquico e dá início a uma reflexão sobre a relação entre destruição do esquema corporal e misticismo, tema retomado em vários textos. Ela aparecerá na análise do impacto do olhar racista e da reificação das culturas locais. Ver Jean Khalfa, "Fanon, *corps perdu*" (*Les Temps Modernes*, n. 635-36, nov.-dez. 2005/jan. 2006)]
150 Lacan diria "momentos fecundos". ["Moments féconds du délire", em L. Bonnafé et al., *Le Problème de la psychogenèse des névroses et des psychoses*, op. cit., p. 37.] Ver J. Lacan, *Escritos*, op. cit., 170. [N. T.]
151 Para uma bibliografia completa da doença de Friedreich e do grupo de heredodegeneração espinocerebelar, ver a tese de Pierre Mollaret (Paris, 1929). [Reproduzimos aqui a bibliografia da tese, completando e corrigindo alguns erros de impressão.]
152 [Não encontramos vestígio do texto com essa referência. Mas ele está em *L'Encéphale* (v. 15, pp. 565-72, 1920), como indicado no corpo da tese.]

BIRKMAYER, W. e H. LENZ. "Friedreich's Ataxia in Patient with Dementia Præcox Case". *Wiener Klinische Wochenschrift*, v. 52, pp. 667-69, 14 jul. 1939.

BLEULER, M. e H. WALDER. "Mental Disorders in Friedreich's Ataxia and Their Classification among Basic Forms of Mental Diseases" ["Die geistigen Störungen bei der hereditären Friedreich'schen Ataxie und ihre Einordnung in die Auffassung von Grundformen seelischen Krankseins"]. *Schweizer Archiv für Neurologie und Psychiatrie*, v. 58, pp. 44-59, 1946.

BOGAERT, L. van. "Les Atrophie cérébelleuses avec troubles mentaux". *Compte rendu du 32ᵉ Congrès des Médecins Aliénistes et Neurologues*, Anvers, pp. 277-86, 1928.

___. "Les Maladies systématisées", em André Lemierre et al. (eds.). *Traité de médecine*, v. 16. Paris: Masson et Cie., 1947.

BOGAERT, L. van e I. BERTRAND. "Une Variété d'atrophie olivo-pontine à évolution subaigüe avec trouble démentiels". *Revue Neurologique*, v. 1, p. 165, 1929.

BOGAERT, L. van e P. BORREMANS. "Cortical Cerebellar Atrophy with Beginning of Axial Sclerosis and Involvement of Central Grey Nuclei, Mental Disorders and Symmetric Lipomatosis". *Journal Belge de Neurologie et de Psychiatrie*, v. 47, pp. 249-67, maio 1947.

BOGAERT, L. van e M. MOREAU. "Combinaison de l'amyotrophie de Charcot-Marie-Tooth et de la maladie de Friedreich chez plusieurs membres de la même famille". *L'Encéphale*, v. 34, pp. 312-20, 1939.

BONNUS, G. *Contribution à l'étude de la maladie de Friedreich à début tardif.* Tese. Paris, 1898.

CLAUDE, H. "À Propos de l'Atrophie cérébelleuse dans la démence précoce". *L'Encéphale*, v. 1, p. 361, 1909.

COMBES, P. *Maladie de Friedreich: Essai historique anatomo-clinique et physiologique.* Tese. Montpellier, 1902.

DARRE, H.; P. MOLLARET e M. LANDOWSKI. "La Maladie de Roussy-Lévy n'est-elle qu'une forme fruste ou une forme abortive de la maladie de Friedreich?" *Revue Neurologique*, dez. 1933.

DAVIES, D. L. "Psychiatric Changes Associated with Friedreich's Ataxia". *Journal of Neurology, Neurosurgery and Psychiatry*, v. 12, pp. 246-50, ago. 1949.

DE SMEDT, E.; A. DE WULF; J. DYCKMANS e BOGAERT, L. van. "Quatre Cas de maladie de Friedreich avec troubles mentaux dont trois dans la même famille". *Journal Belge de Neurologie et de Psychiatrie*, v. 37, p. 155, 1937.

DE VRIES, E. "Two Cases of Congenital Cerebellar Ataxia and Mental Weakness So Called Imbecillitas Cérébello-atactical". *Nederlands Tijdschrift voor Geneeskunde*, v. 67, p. 849, 1923.

DEL CAÑIZO, A.; D'ORS J. H. e ÁLVAREZ SALA J. L. "Contribución al estudio de la enfermedad de Friedreich". *Archivos de Neurobiologia*, v. 13, n. 4-6, pp. 1025-52, 1933.

DUFOUR, H. "Démence précoce simple: Ensemble de signes associés à des troubles cérébelleux, démence précoce de type cérébelleux". *L'Encéphale*, v. 1, pp. 155-58, 1909.

DUPRÉ, J. e E. LOGRE. "Maladie de Friedreich et débilité mentale avec perversions instinctives". *L'Encéphale*, v. 2, pp. 557-59, 1913.

EY, H. *Études Psychiatriques*, v. 1, 2 e 3. Paris: Desclée de Brouwer, 1950.

EY, H.; L. BONNAFÉ; S. FOLLIN; J. LACAN e J. ROUART. *Le Problème de la psychogenèse des névroses et des psychoses* [1946]. Paris: Desclée de Brouwer, 1950.

EY, H.; J. de AJURIAGUERRA e H. HÉCAEN. *Les Rapports de la neurologie et de la psychiatrie*. Paris: Hermann et Cie., 1947.

FOUQUE, P. *Maladies mentales familiales*. Tese. Paris, 1899.

GAREISO, A. e B. VIJNOVSKY. "Developmental Stages of Friedreich's Disease in Three Brothers and Sister: Aetiology, Symptomatology, Diagnosis, Prognosis, Therapy and Evolution". *Archivos Argentinos de Pediatría*, v. 23, pp. 363-69, maio 1945.

GÖTZE, W. "Neural Muscular Strophy and Heredo-ataxia as Manifestations of Same Disease, with Marked Vegetative Disorders and Mental Changes" ["Neurale Muskelatrophie und Heredoataxie als Erscheinungsformen einer einheitlichen Erkrankung"]. *Archiv für Psychiatrie*, v. 113, pp. 550-73, 1941.

GUILLAIN, G. "Le Mode de début de la maladie de Friedreich". *Revue Neurologique*, v. 53, p. 248, 1930.

GUIRAUD, P. e J. (de) AJURIAGUERRA. "Aréflexie, pieds creux, amyotrophie accentuée signe d'Argyll et troubles mentaux". *Annales Médico-psychologiques*, v. 92, n. 1, pp. 229-34, 1934.

GUIRAUD, P. e M. DEROMBIES. "Un Cas de maladie familiale de Roussy-Lévy avec troubles mentaux". *Annales Médico-psychologiques*, v. 92, n. 1, pp. 224-29, 1934.

HILLER, F. "A Study of Speech Disorders in Friedreich's Ataxia". *Archives of Neurology and Psychiatry*, v. 22, pp. 75-90, 1929.

KLEIN, D. "Recherches familiales, corporelles et psychopathologiques dans une famille de Friedreich" ["Familienkundliche, körperliche und psychopathologische Untersuchungen über eine Friedreich-Familie"]. *Schweizer Archiv für Neurologie und Psychiatrie*, v. 39, pp. 89-116 e 320-29, 1937.

KNOEPFEL, H. K. e J. MACKEN. "Le Syndrome psycho-organique dans les hérédo-ataxies". *Journal Belge de Neurologie et de Psychiatrie*, v. 47, pp. 314-23, maio 1947.

LHERMITE, J. e M. KLIPPEL. "Anatomie pathologique de la démence précoce". *L'Encéphale*, v. 2, p. 656, 1908.

___. "De l'Atrophie du cervelet dans la démence précoce". *L'Encéphale*, v. 1, p. 154-61, 1909.

LLOYD, J. H. "Friedreich's Ataxia in Two Coloured Boys Brothers". *Journal of Nervous and Mental Disease*, v. 51, p. 537, 1920.

LONG, E. "Débilité mentale et maladie de Friedreich". *L'Encéphale*, v. 2, p. 486, 1912.

MAERE, M. e G. MUYLE. "Un Syndrome d'ataxie cérébelleuse progressive avec oligophrénie chez deux jeunes israélites polonais". *Journal Belge de Neurologie et de Psychiatrie*, v. 38, p. 96-108, 1938.

MOLLARET, P. *La Maladie de Friedreich: Étude physio-clinique.* Tese. Paris, 1929.

MONAKOW, C. von e R. MOURGUE. *Introduction biologique à l'étude de la neurologie et de la psychopathologie.* Paris: Felix Alcan, 1928.

NOLAN, M. J. "Three Cases of Friedreich's Ataxia Associated with Genitous Idiocy". *Dublin Journal of Medical Science*, v. 99, p. 369, 1895.

PAULIAN, D. e M. TUDOR. "Clinical Study of Two Cases of Friedreich's Disease". *Bucaresti Med.*, v. 11, pp. 21-24, abr. 1939.

PELLIZI, G. B. "Paraplégie spasmodique familiale et démence précoce". *Rivista Sperimentale di Freniatria*, v. 31, n. 1, p. 1, 1906.

PERSCH, R. "Heredo-degenerative Schizophrenia with Combined Systematic Disease (Friedreich's Ataxia and Progressive Muscular Dystrophy): Case" ["Heredodegenerative Schizophrenie bei kombinierter Systemerkrankung". *Psychiatria et Neurologia. Wochenschrift*, n. 40, pp. 311-13, jul. 1939].

PIENKOWSKI, M. "Syndrome d'ataxie cérébelleuse précoce proche de l'hérédo-ataxie cérébelleuse de Pierre-Marie". *Revue Neurologique*, v. 2, n. 2, pp. 246-47, 1932.

REFSUM, S. "Heredopathia Atactica Polyneuritiformis: A Familial Syndrome Not Hitherto Described. A Contribution to Clinical Study of Hereditary Diseases of Nervous System". *Acta Psychiatrica et Neurologica*, v. 38, p. 1303, 1946.

SAQUET. *Des Troubles mentaux dans la maladie de Friedreich et dans l'hérédo-ataxie cérébelleuse*. Tese. Paris, 1919.

SCRIPTURE, E. W. "Studies in Speech Neurology". *Journal of Neurology and Psychopathology*, v. 11, n. 42, pp. 156-62, 1930.

TADDEI, G. "Le forme di passaggio tra atassia ereditaria di Friedreich et eredo atassia cerebellare di Parie". *Rivista Critica di Clinica Medica*, v. 22, pp. 169-78, 1921.

TRELLES, J. O. "À Propos d'un Cas anatomo-clinique de maladie de Friedreich avec troubles mentaux: Les lésions cérébelleuses dans la maladie de Friedreich, les atrophies cérébelleuses avec troubles mentaux". *Annales Médico-psychologiques*, v. 2, pp. 760-86, 1934.

VALENTE, A. "Transitional Form between Friedreich's Disease and Cerebellar Heredo-ataxia: Progressive Muscular Dystrophy with Congenital Abnormality of Heart". *Revista de Neurologia e Psychiatria de São Paulo*, n. 4, pp. 63-74, abr.-jun. 1938. [Referência original: VALENTE, A. "Forma de transição entre a doença de Friedreich e a heredo-ataxia cerebellar: Associação de uma dystrophia muscular progressiva e de um vício congênito do coração".]

VINCELET, J. *Étude sur l'anatomie pathologique de la malade de Friedreich*. Tese. Paris, 1900.

WINCKLER, C. e J. W. JACOBI. "Appréciations sur l'état mental d'un patient atteint d'ataxie héréditaire". *Psychiatrische en Neurologische Bladen*, v. 2, p. 36, 1898.

ÍNDICE ONOMÁSTICO

Abbas, Ferhat **286**
Abély, Paul **328-29**
Abély, Xavier **328-29**
Achille, Louis-Thomas **287**
Adler, Alfred **315, 364**
Ajuriaguerra, Julian de **32, 34, 36, 153, 327, 329, 350, 352-53, 364, 366-68**
Al-Suyouti, Jalal Eddin **210-12, 215**
Anders, Günther **38**
Arendt, Hannah **8**
Arieff, Alex J. **309**
Arrii, Come **46, 233**
Asselah, Slimane **53, 62, 91, 138, 225, 282**
Astwazaturow, Michail **305**
Aubin, Henri **221**
Auscher, Ernest **301**
Azoulay, Jacques **42-45, 50, 89, 171-77, 194, 209, 211, 228**

Babinski, Joseph **344, 347, 354-55**
Bachelard, Gaston **32-33**
Bagh (von), Konrad **309, 382**
Ballet, Gilbert **305**
Balvet, Paul **33, 249, 345, 376**

Barbi **110-11**
Barré, Jean Alexandre **157, 364**
Baruk, Henri **234, 333**
Bastide, Roger **12**
Bayle, Antoine Laurent **31**
Beauvoir, Simone de **13**
Ben Salem, Lilia **268-69**
Beley, André **43**
Benon, Raoul **306, 334, 336, 338**
Bergmann, Emmanuel **306**
Bergson, Henri **48, 242, 334**
Beringer, Klaus **131**
Bernanos, Georges **347**
Bernard, Paul **355**
Berque, Jacques **271**
Bertrand, Ivan **383**
Bichat, Xavier **313**
Bino **156**
Birkmayer, Walter **306**
Blanchard, M. **167**
Bleuler, Manfred **309-10, 339, 372, 383**
Blöchlinger, Kurt Arthur **310**
Blocq, Paul-Oscar **302**
Blondel, Charles **212**
Bogaert (van), Ludo **306-07, 322, 383-84**

Boissier, Jacques R. 144-45
Boittelle, Georges 54
Boittelle-Lentulo, Claudine 54
Bonnafé, Lucien 26, 32, 90, 354, 358, 361, 370, 375-77, 382
Bonnus, Gaston 383
Borremans, Pierre 383
Bouchaud, Jean-Baptiste 304-05
Bouquerel, J. 161
Bourguiba, Habib 269
Bourret, J. 297
Brisset, Charles 355
Brousse, Auguste 302
Brown, Sanger 303-04
Bueltzingsloewen, Isabelle von 41
Bucy, Paul C. 156
Bullard, Alice 252
Buñuel, Luis 263

Camilleri, Carmel 270
Canguilhem, Georges 32
Cañizo, Augustin del 384
Cannon, Walter Bradford 364
Capécia, Mayotte 286
Carbonel, Frédéric 210
Carothers, John Colin 233, 235, 287-88
Cerletti, Ugo 110, 114
Césaire, Aimé 287
Charcot, Jean-Martin 303
Chaulet, Claudine 272
Chaulet, Pierre 232, 272
Cherki, Alice 23, 43, 48, 232, 273, 274
Christy, Henri 119
Claude, Henri 31, 232, 352

Clérambault, Gaëtan de 134
Cocteau, Jean 191
Colette, Sidonie-Gabrielle 191
Collomb, Henri 252
Combes, Philippe 383
Connelly, Marc 284
Cossa, Paul 114
Courbon, Paul 307
Courmont, Frédéric 303
Courteline, Georges 191
Cuisenier, Jean 270
Cuvier, Georges 279

Damaye, Henri 194
Dana, Richard H. 254
Darre, H. 383
Dassary, J. de 325
Daumézon, Georges 34, 112, 114-15
Davies, D. L. 310, 383
Dechambre, Amédée 137
Dechaume, Jean 297, 301, 311, 367, 380-81
Delay, Jean 125
Deleuze, Gilles 362
Delmas-Marsalet, Paul 38, 114
Deniker, Pierre 125
Dennery, Claude 232
Dequeker, Jean 220
Dermenghem, Émile 250
Derombies, Madeleine 35, 307, 329, 331, 333, 385
Desparmet, Joseph 210, 212
Despinoy, Maurice 27, 33, 39, 119, 142
Dide, Maurice 306
Djeghloul, Abdelkader 269
Doray, Bernard 233

Dostoiévski, Fiódor **48**
Doutté, Edmond **250**
Dublineau, Jean **376**
Duchêne, Hardy **380**
Dufour, Henri **384**
Dupré, J. **311, 384**
Dyckmans, J. **384**

Egedy, Elemér **307**
El-Koutoubi, Mustapha Tadj **210**
Eliade, Mircea **215**
Ey, Henry **26, 28, 32-34, 36-38, 41, 54, 88, 92, 129, 136, 139, 181, 312-15, 348-50, 364, 366-70, 375-77**

Fanon, Joby **49, 297, 299**
Faranda, Laura **212**
Faucret, M. **167**
Faustino, Deivison Mendes (Deivison Nkosi) **14, 17**
Ferenczi, Sandor **94, 99**
Fernandel (Fernand Constandin) **189**
Fernandes, Florestan **12**
Fiessinger, Noel **311**
Flatau, Germanus **305**
Foerster, O. **156**
Foix, Charles **326**
Follin, Sven **26, 32, 354, 370**
Fontaine, René **157**
Fornazari, Sandro Kobol **298**
Foucault, Michel **33, 52**
Fouque, P. **312, 384**
France, Mireille Fanon--Mendès **56**
Frenkel, Henri **306**

Freud, Sigmund **15-16, 24, 317, 354-55, 360, 378**
Friedreich, Nikolaus **299, 302, 311**
Froment **153**
Fuchs, Wilhelm **316**

Gallais, Pierre **234, 288**
Gallavardin, Pierre **118**
Gareiso, Aquiles **384**
Gelb, Adhemar **316, 360-61**
Gennes, Lucien de **311**
Geronimi, Charles **22, 27, 44, 257-58, 275**
Geyer, Horst **307**
Gilles de la Tourette, Georges **302**
Girard, P. **297**
Goldenberg **111**
Goldstein, H. **136**
Goldstein, Kurt **36, 304, 316, 350-51, 360-64**
Gordon, Lewis **14**
Götze, Wasja **309**
Granai, Georges **270-71**
Greenfield, Joseph Godwin **154-55, 157**
Griaule, Marcel **333**
Groethuysen, Bernard **298**
Gruhle, Hans Walter **124**
Guattari, Félix **41, 362**
Guera, Alfredo **252**
Guillain, Georges **315, 364, 384**
Guillaume, Paul **91**
Guilleman, P. **167**
Guimarães, Antonio Sérgio Alfredo **12**

Guiraud, Paul 34-36, 307, 315, 327, 329, 331, 333-34
Gurvitch, Georges 89, 270
Gusdorf, Georges 50, 183

Harrington, Anne 362
Hartenberg, Paul 349
Hazard, René 144, 145
Head, Henry 365
Hécaen, Henri 32, 333-34, 352-53, 363-68, 380
Hegel, Georg Wilhelm Friedrich 10, 370, 377-78
Heidegger, Martin 370
Hempel 306
Hiller, Friedrich 306
Himes, Chester 284
Hitler, Adolf 286-87, 362
Hobbes, Thomas 48, 243
Hoskins, R. G. 136
Huet, Ernest 302
Hughlings Jackson, John 352
Husserl, Edmund 135, 370

Ianni, Octavio 12

Jacobi, J. W. 386
Janet, Pierre 139, 359
Jaspers, Karl 28, 298, 349, 371-72, 374
Jeanson, Deborah 8
Jervis, Giovanni 155, 157
Jonesco 156
Jung, Carl 317, 341, 344, 378

Kaplan, Leo A. 309
Keighley, William 284
Klein, D. 308, 385

Klein, Melanie 94
Klimes, Karl 307
Klippel, Maurice 385
Knoepfel, Hans Konrad 310, 339, 342, 385
Koechlin, Philippe 115
Kraepelin, Emil 372
Kretschmer, Ernst 47, 354-55

Laborit, Henri 125
Lacan, Jacques 26, 32-33, 36-38, 88, 249, 280, 350, 354, 361, 368-378, 382
Lacaton, Raymond 46, 220, 236
Lacoste, Robert 272
Lacouture, Jean 286
Ladsous, Jacques 220
Lamarck, Jean-Baptiste de 279
Lamsens, J. 306
Landowski, M. 383
Lasnet, Alexandre 221
Lavoine 161, 167
Le Guillant, Louis 53, 90, 139-40, 282-83
Lemierre, André 311, 367, 380, 383
Lenormant, Charles 311
Lenz, Heimlich 383
Lerat, Georges 306, 334, 336, 338
Leriche, René 367
Leroi-Gourhan, André 50-51, 184, 196
Levinas, Emmanuel 377
Lévy, Gabrielle 299
Lévy-Bruhl, Lucien 40, 147, 159, 212, 374, 378

Lewin, Kurt 91
Lhermitte, Jean 326, 333
Lloyd, James Hendrie 386
Logre, E. 311, 384
Londe, Albert 303
Longuet, Adam 302
López-Ibor, Juan José 161
Ludwig, Bernard John 159
Luxemburgo, Rosa 289

Maamouri, Mahmoud 273
Macey, David 23, 28, 33
Macken, Jos 310, 339, 342
Maere, M. 308, 385
Magnus, Rudolph 155, 364
Malebranche, Nicolas 314
Mandouze, André 232
Manuellan, Marie-Jeanne 27
Maomé (profeta) 201, 213, 286
Marchand, Léon 153
Mariano, Luis 174
Marie, Pierre 299-300, 304
Marinesco 156
Mars, Louise 307
Martinotti, G. 114
Maspero, François 22-23
Mauss, Marcel 51, 89-90, 183, 374
Mayer-Gross, Willy 167
Mayo, Charles Horace 126
McFarland, R. A. 136
McMillan, Duncan 61
Meléndez, Germán 298
Merleau-Ponty, Maurice 26, 28, 33, 37, 130, 133-35, 189, 274, 298, 333, 362, 364-65
Micucci, M. 220
Milliet, Sérgio 12

Minkowski, Eugène 334
Mollaret, Pierre 35, 300-01, 306, 311, 382
Monakow, Constantin von 25, 36, 312-13, 316, 350-51, 360-63
Moniz, Egaz 110
Moreau de Tours, Jacques--Joseph 31
Moreau, M. 31
Moreno, Jacob L. 83
Morsier, Georges de 114
Mouille, Paule 144, 145
Moura, Clóvis 12, 130
Mourgue, Raoul 156, 312-13, 316, 334, 350-51, 360-62
Murard, Numa 45
Murray, Henry A. 254
Musso, G. 302
Muyle 308

Nabert, Jean 48, 241
Nacht, Sacha 354-55
Naviau 161, 167
Nietzsche, Friedrich 34, 36, 298-99
Nolan, M. J. 305
Nonne, Max 303-04
Nyssen, René 306

Oliveira, Geraldo Campos de 13
Ombredane, André 252
Oppenheim, Hermann 153
Oury, Jean 41, 103

Pagniez, Philippe 311
Parchappe, Maximien 41, 124, 137-38
Pascal, Blaise 379-79

Pascal, Paul 146
Paulhan, Frédéric 372-73
Paulian, D. 385
Paumelle, Philippe 41, 138, 181, 224
Pavlov, Ivan Petrovich 29
Pellizi, Giovanni Battista 305
Perrault, Marcel 160
Persch, Reinhold 308, 386
Piaget, Jean 172, 183, 279
Pienkowski, M. 386
Piton, Jean 308-09
Poirier, Jean 51, 184, 196
Pommé 307
Porot, Antoine 42, 46-48, 211, 221, 233-34, 256, 287, 290
Postel, Jacques 24, 31, 33
Pritzche 303

Queiroz, Ivo Pereira de 14
Quétel, Claude 31

Racamier, Paul-Claude 167
Ramée, F. 220
Rank, Otto 279
Ravina, André 311
Raymond, Fulgence 305
Razanajao, Claudine 24, 33
Reboul, Henri 221
Refsum, Sigvald 386
Régis, Emmanuel 221
Requet, André 115
Rossi, Tino 189
Rouart, Julien 26, 32, 352, 370
Rougemont, J. de 298
Rousseau, Jean-Jacques 243
Roussy, Gustave 34, 299, 307

Sakel, Manfred 38
Sanchez, François 44, 51, 209, 245, 228
Saquet, René 299, 302, 306, 311-12, 381
Sargant, William 110
Sartre, Jean-Paul 8, 11, 13, 48, 55, 91, 135, 237, 241, 257, 298
Savy, Paul 311, 380
Schilder, Paul 133
Schneider, Kurt 131, 161, 310, 349
Schou, Mogens 146
Schwalbe, Marcus Walter 152
Scripture, Edward Wheeler 386
Sebag, Paul 271
Seeligmüller, Adolf 302
Selye, Hans 114
Silva, Mário Augusto Medeiros da 13, 14
Sivadon, Paul 34
Sjögren, Torsten 309
Smedt, E. de 384
Soca, François-Vincent 302
Sourdoire, J. 142
Stálin, Josef 139
Stengel, Erwin 110
Stertz, Georg 305
Sutter, Jean 46-48, 229, 234, 287

Taddei, G. 386
Taïeb, Suzanne 211-12
Talairach, J. 158
Targowla, René 376
Thévenard, André 153, 156
Thomas, André 305
Tibério, Wilson 13

Tiffeneau, Robert 308-09
Tosquellas, Jacques 27
Tosquelles, François 33-34, 39, 41, 53, 91, 102-03, 109, 114, 118, 129, 139, 261, 264, 274
Tournaux, P. 158
Trelles, Julio-Oscar 306-07, 325
Trénel, Marc 325-27
Tudor, M. 385

Ueberschlag, Henri 54
Uexküll, Jacob von 161

Valente, A. 386
Valéry, Paul 262
Vincelet, Jules 305, 311
Vogt, Heinrich 305
Vries, E. de 306, 384

Walder, Hedwig 309-10, 383
Wallon, Henri 37
Weizsäcker, Viktor von 161, 362
Wexberg, Erwin 366
Wimmer, August 148, 154, 156, 158
Winckler, C.
Wynter, Sylvia 14-15
Wuld, A. de 384

Zador, Jules 152, 157
Zenner, Walter 39, 125
Ziehen, Theodor 152
Zwoboda, André 191

SOBRE O AUTOR

Frantz Fanon nasceu em Fort-de-France, capital da então colônia francesa Martinica, em 1925. Em 1941, teve aulas no Lycée Schœlcher com o poeta e crítico da colonização europeia Aimé Césaire. Em 1944, deixou a colônia para lutar na Segunda Guerra Mundial ao lado das Forças Francesas Livres. Após a guerra, em 1946, mudou-se para Paris, onde fez cursos de biologia, física e química. Entre 1949 e 1951, estudou psiquiatria no hospital Le Vinatier, em Bron, e ingressou em medicina na Universidade de Lyon. Em 1951, estagiou no hospital Saint-Ylie, em Dole. Em 1952, participou do programa de residência em psiquiatria do Hospital de Saint-Alban sob a supervisão de François Tosquelles. Em 1953, aceitou uma oferta para coordenar o maior hospital psiquiátrico da Argélia, o Blida-Joinville, em Argel. Em 1954, com o começo da Revolução Argelina por independência da França, Fanon passou a tratar de combatentes de ambos os lados do conflito. Em 1956, demitiu-se do hospital e expôs na "Carta ao Ministro Residente" sua ruptura com a política colonial francesa. No ano seguinte foi expulso da Argélia e se mudou para a Tunísia. Passou a trabalhar como psiquiatra no Hospital de La Manouba e, posteriormente, no Hospital Geral Charles-Nicolle. No mesmo ano, juntou-se à luta por independência da Frente de Libertação Nacional (FLN). Prestou serviço médico aos revolucionários, treinou equipes médicas, palestrou e escreveu a respeito da revolução – inclusive para a revista *Les Temps Modernes*, editada por Jean-Paul Sartre. Em 1959, representou a FLN no Segundo Congresso de Escritores e Artistas Negros em Roma, incentivando o que chamou de "literatura de combate". No mesmo ano, sofreu uma tentativa de assassinato por parte da Le Main Rouge, organização terrorista do serviço secreto francês que atuava na Argélia. Em 1960 foi diagnosticado com leucemia. No ano seguinte, escreveu *Os condenados da terra* em seis semanas e viajou a Bethesda, nos Estados Unidos, para se tratar do câncer no Instituto Nacional de Saúde, mas faleceu dois meses depois. A pedido da FLN, foi enterrado na Argélia, que conquistou sua independência em 1962.

OBRAS SELECIONADAS

Peau noire, masques blancs. Paris: Éditions du Seuil, 1952. [Ed. bras.: *Pele negra, máscaras brancas*, trad. Sebastião Nascimento e Raquel Camargo. São Paulo: Ubu Editora, 2020.]
L'An v de la révolution algérienne. Paris: François Maspero, 1959
Les Damnés de la terre. Paris: François Maspero, 1961. [Ed. bras.: Os condenados da Terra, trad. José Laurênio de Melo. Rio de Janeiro: Civilização Brasileira, 1968.]
Pour la Révolution Africaine. Paris: François Maspero, 1964.
Œuvres. Paris: La Découverte, 2011.
Écrits sur l'aliénation et la liberté, Jean Khalfa e Robert J. C. Young (orgs.). Paris: La Découverte, 2015.

COLEÇÃO EXPLOSANTE

COORDENAÇÃO Vladimir Safatle

Em um momento no qual revoluções se faziam sentir nos campos da política, das artes, da clínica e da filosofia, André Breton nos lembrava como havia convulsões que tinham a força de fazer desabar nossas categorias e limites, de produzir junções que indicavam novos mundos a habitar: "A beleza convulsiva será erótico-velada, explosante-fixa, mágico-circunstancial, ou não existirá". Tal lembrança nunca perderá sua atualidade. A coleção Explosante reúne livros que procuram as convulsões criadoras. Ela trafega em vários campos de saber e experiência, trazendo autores conhecidos e novos, nacionais e estrangeiros, sempre com o horizonte de que Explosante é o verdadeiro nome do nosso tempo de agora.

TÍTULOS

Petrogrado, Xangai, Alain Badiou
Chamamento ao povo brasileiro, Carlos Marighella
Alienação e liberdade, Frantz Fanon
A sociedade ingovernável, Grégoire Chamayou
Guerras e Capital, Éric Alliez e Maurizio Lazzarato
Governar os mortos, Fábio Luís Franco
A vontade das coisas, Monique David-Ménard
A revolução desarmada, Salvador Allende
Uma história da psicanálise popular, Florent Gabarron-Garcia
A revolução molecular, Félix Guattari
Fazer da doença uma arma, SPK
O mito do desenvolvimento econômico, Celso Furtado

Seleção realizada por Vladimir Safatle com base na segunda parte do livro *Écrits sur l'aliénation et la liberté*, organizado por Jean Khalfa e Robert J. C. Young, intitulada "Écrits psychiatriques".

Título original: *Écrits sur l'aliénation et la liberté*
© Editions La Découverte, Paris, 2015
© Ubu Editora, 2020

[CAPA] © Robin Hammond, 2012. A imagem da capa faz parte da série *Condemned* [Condenados], do fotojornalista Robin Hammond, que retrata a saúde mental em países da África – esta em particular foi tirada em Mogadíscio, capital da Somália. A série recebeu o prêmio W. Eugene Smith de fotografia e foi publicada em livro em 2013 pela FotoEvidence.

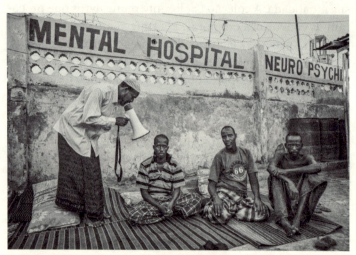

[P. 3] Frantz Fanon subindo uma passarela de navio junto com o jornalista Rheda Malek. Fundo Frantz Fanon/Imec.
[P. 57] Frantz Fanon ao centro com sua equipe diante do Hospital de Blida-Joinville. Fundo Frantz Fanon/Imec.

COORDENAÇÃO EDITORIAL Florencia Ferrari
EDIÇÃO Maria Emília Bender
ASSISTENTES EDITORIAIS Isabela Sanches e Júlia Knaipp
PREPARAÇÃO Cacilda Guerra
REVISÃO Rita de Cássia Sam e Cláudia Cantarin
DESIGN Elaine Ramos
ASSISTENTE DE DESIGN Livia Takemura
PRODUÇÃO GRÁFICA Marina Ambrasas
COMERCIAL Luciana Mazolini
ASSISTENTE COMERCIAL Anna Fournier
GESTÃO SITE / CIRCUITO UBU Beatriz Lourenção
CRIAÇÃO DE CONTEÚDO / CIRCUITO UBU Maria Chiaretti
ASSISTENTE DE COMUNICAÇÃO Júlia França

Nesta edição, respeitou-se o novo
Acordo Ortográfico da Língua Portuguesa.

4ª reimpressão, 2ª edição, 2024.

Dados Internacionais de Catalogação na Publicação (CIP)
Elaborado por Vagner Rodolfo da Silva – CRB-8/9410

Fanon, Frantz [1925–1961]
　Alienação e liberdade: escritos psiquiátricos / Frantz Fanon;
título original: *Écrits sur l'aliénation et la liberté*; traduzido
por Sebastião Nascimento; prefácio de Renato Noguera;
introdução e notas de Jean Khalfa. Inclui índice. São Paulo:
Ubu Editora, 2020. / 400 pp. ISBN 978 85 7126 050 4

---

1. Filosofia. 2. Psicanálise. 3. Psiquiatria. 4. Alienação. 5.
Liberdade. 6. Escritos. I. Nascimento, Sebastião. II. Titulo.

2020–736　　　　　　　　CDD 150.195　CDU 159.964.

Índice para catálogo sistemático:
1. Filosofia: Psicanálise 150.1953
2. Filosofia : Psicanálise 159.964.2

UBU EDITORA
Largo do Arouche 161 sobreloja 2
01219 011 São Paulo SP
ubueditora.com.br
professor@ubueditora.com.br
/ubueditora

Cet ouvrage, publié dans le cadre du Programme d'Aide à la Publication année 2019 Carlos Drummond de Andrade de l'Ambassade de France au Brésil, bénéficie du soutien du Ministère de l'Europe et des Affaires étrangères.

Este livro, publicado no âmbito do Programa de Apoio à Publicação ano 2019 Carlos Drummond de Andrade da Embaixada da França no Brasil, contou com o apoio do Ministério Francês da Europa e das Relações Exteriores.

TIPOGRAFIA Sharp Grotesk e Arnhem
PAPEL Pólen bold 70 g/m²
IMPRESSÃO Margraf